AF493770

COURS
D'ÉTUDE PHARMACEUTIQUE.

TOME SECOND.

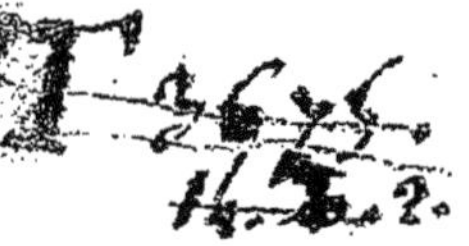

COURS
D'ÉTUDE PHARMACEUTIQUE.

PAR B. LAGRANGE,

PHARMACIEN DE PARIS ET OFFICIER DE SANTÉ DES ARMÉES DE LA RÉPUBLIQUE.

TOME SECOND.

MATIERE MÉDICALE.

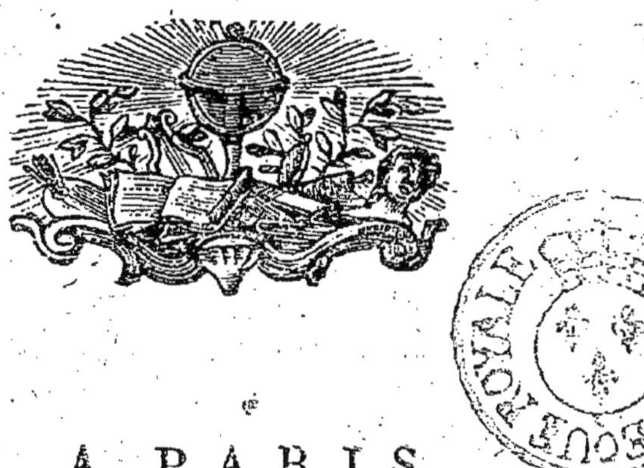

A PARIS,

CHEZ H. J. JANSEN ET Ce, IMPRIMEURS-LIBRAIRES, PLACE DU MUSÉUM.

TROISIÈME ANNÉE DE LA RÉPUBLIQUE FRANÇOISE, UNE ET INDIVISIBLE.

INTRODUCTION.

Ceux qui ont écrit sur la matière médicale, ont pris beaucoup de peine pour disposer la multitude des remèdes dont elle est composée sous des divisions et des subdivisions conformes aux vertus médiciales que chaque médicament possède, ou est réputé posséder. Voila ce que Lewis nous a dit. Ce plan paroît spécieux, ajoute-t-il, et ne peut être exécuté avec fruit sans que l'on ait sur la nature et les opérations des médicamens des connoissances beaucoup plus étendues que celles que nous avons jusqu'à ce jour.

Pénétré de cette vérité, et persuadé qu'il étoit impossible de trouver un plan dont les médicamens fussent distribués relativement aux effets qu'on en attend en médecine, je me suis déterminé à ranger les médicamens suivant la place que leur nom latin leur donne dans l'ordre alphabétique ; mais voulant faciliter et perfectionner la connoissance de la matière médicale, je l'ai divisée en trois règnes : dans le premier, le règne minéral : on trouvera six chapitres ; 1°. les terres ; 2°. les sels naturels et artificiels ; 3°. les pierres et mines précieuses ; 4°. les pierres précieuses ; 5°. les métaux, minéraux et fards ; 6°. les substances marines. Le second nous fournit huit chapitres : 1°. les plantes ; 2°. les fruits ; 3°. les écorces ; 4°. les bois ; 5°. les gommes et résines ; 6°. les résines liquides, ainsi que les baumes naturels ; 7°. les sucs épaissis et concrets ; 8°. les champignons et les mousses. Le troisième, le règne animal, comprend les animaux entiers, leurs parties, et tout ce qui en sort, comme leur poil, leurs ongles, leurs cornes, leur chair, leurs os, leur lait, leur sang, et leurs excrémens. Ce plan m'a paru simple. Quant aux propriétés, ou vertus attribuées aux médicamens simples, j'ai eu soin de rejetter celles qui sont fabuleuses, quoiqu'on les trouve répétées dans la plupart des livres qui traitent de la matière médicale, tant anciens que modernes. Je ne leur ai assigné que les vertus qui ont été confirmées par une expérience réitérée, ou que l'on a droit d'en attendre, en jugeant par les qualités sensibles du médicament ou par la ressemblance de goût et d'odeur qu'il a avec d'autres substances dont la vertu est généralement reconnue.

COURS
D'ÉTUDE PHARMACEUTIQUE.

RÈGNE MINÉRAL.

SECTION PREMIÈRE.

CHAPITRE PREMIER.

Des Terres.

La terre est un corps dur, simple, friable au feu, et immiscible à l'eau, à l'esprit de vin et aux huiles. Il est facile de reconnoître la terre dans le règne végétal et animal; cela n'est pas de même dans les métaux. L'eau distillée laisse une terre qui, étant dépouillée de toute espèce de salure, est très-simple et très-subtile; on l'appelle terre vierge. Les terres végétales pures ne ressemblent pas aux terres animales; ce qui prouve que la terre des végétaux en passant dans les animaux y souffrent quelque élaboration. C'est une grande question de savoir s'il n'y a qu'une espèce de terre, ou s'il y en a plusieurs. M. Kunkel a le premier commencé à examiner cette question. M. Pott a fait aussi des recherches très étendues sur cette matière. L'on ne peut rien décider encore d'après leurs expériences.

L'opinion des Chymistes modernes est tout-à-fait contraire à ces principes; ils ne réconnoissent comme vraies matières terreuses que celles qui sont parfaitement insipides, insolubles et fusibles, et ils distinguent celles qui jouissent de ces propriétés, par les phénomènes chymiques qu'elles présentent. Ils n'admettent donc que deux espèces de terres pures et tout aussi simples et tout aussi élémentaires l'une que l'autre. Dans la quatrième partie, article terre, on trouvera les détails nécessaires pour constater ces assertions.

La terre entre dans la composition des corps, leur donne la solidité, la consistance, et la fixité; cela est vrai dans les trois règnes; il y a cependant des corps très-solides qui contiennent très-peu de terre, et beaucoup d'eau et d'air.

Les chaux métalliques se montrent sous la forme d'une terre vitrifiable par elle-même; il y en a cependant qui en fournissent une qui ne l'est que lorsqu'on y joint un fondant. Becker admettoit trois sortes de terres dans les métaux : une terre vitrifiable, la même que celle dont je viens de parler; une terre colorante, parce qu'elle donne la couleur aux métaux, c'est le phlogistique de

Sthaal, et une terre mercurielle dont l'existence n'est pas si bien prouvée. Il prétend qu'elle se trouve dans le sel marin, et qu'elle donne aux métaux la malléabilité. Il y a lieu de présumer que les deux terres qu'il a faites du phlogistique sont des modifications du même principe ; car les effets qu'il attribue à sa terre colorante et à sa terre mercurielle, sont les mêmes que ceux du phlogistique. Les terres qui ne sont pas vitrifiables par elles-mêmes, le sont en y ajoutant de l'alkali fixe. La porcelaine n'est qu'une terre unie à différens sables, ou à différentes matières vitrifiables.

La terre calcaire minérale se reconnoît, parce qu'elle se convertit au feu, et sans qu'il soit besoin d'y rien ajouter, en une substance acre, caustique, que l'on nomme chaux ; cette terre se trouve sous différentes formes dans le règne minéral : la terre calcaire, fine ou en petites particules ; cette même terre calcaire, mais endurcie, et formant des masses de pierre qu'on appelle pierre à chaux ; les marbres durs, les spaths ou spars transparens ; la matière terreuse contenue dans certaines eaux, et qui, venant à se séparer d'elles, tapissent les parois de grottes où elle est suspendue aux voûtes ainsi que dans d'autres souterrains, à travers desquels elle transsude, et prend différentes formes, comme les glaçons qui pendent au bord des toits en hiver. Cette matière reçoit différens noms suivant les formes sous lesquelles on la trouve. Quoique plusieurs de ces corps ayent été fortement recommandés, comme des médicamens propres à remplir diverses indications particulières, ils ne sont cependant réellement que de la terre calcaire sous différentes formes. Il suffit de les mettre en poudre pour leur ôter les seuls caractères superficiels, au moyen desquels on les distingue les uns des autres quand ils sont en masse. Entre les terres calcaires, la chaux proprement dite, est une des plus pures, aussi lui donne-t-on la préférence sur les autres. Tous les corps terreux que nous venons de nommer se changent au feu en chaux vive; lorsque, dans cet état, on les met dans de l'eau, il y en a une partie qui s'y dissout, et cette eau se trouve avoir acquis les vertus astringentes et le lithontriptique que l'on a attribuées mal à propos à quelques unes des terres calcaires dans leur état naturel.

Les terres calcaires sont changées par le feu en chaux vive, comme les terres minérales. On met dans la classe des terres calcaires animales, les écailles d'huîtres, et toutes les écailles ou coquilles des animaux de mer qui ont été soumises aux épreuves chymiques; on remarque seulement quelque différence dans la force de la chaux produite par ces divers corps marins.

Les terres d'os et de corne, ne se réduisent pas entièrement en chaux vive; ces espèces de terres se dissolvent plus difficilement dans les acides qu'aucune des précédentes. Elles se trouvent mêlées dans ces corps avec une certaine quantité de matière gélatineuse, que l'on peut en séparer en les faisant bouillir dans de l'eau, ou mieux encore en les brûlant dans des vaisseaux ouverts. On peut encore retirer, quoique difficilement, la terre des os ainsi que de la corne, par le moyen des acides; au lieu qu'il est facile d'extraire la terre pure, soit des végétaux, soit des parties molles des animaux, seulement en les brûlant.

Des terres qui se dissolvent avec facilité dans l'acide vitriolique ainsi que dans les autres acides, et qui donnent, lorsqu'on les mêle avec quelqu'acide, des substances salines sous une forme concrete, dissolubles dans l'eau.

MAGNÉSIE BLANCHE. Cette terre étant unie à l'acide vitriolique, compose une liqueur purgative, amère. On n'a point encore trouvé de magnésie blanche native ou naturelle dans un état pur. Elle se retire des eaux minérales purgatives, et de leurs sels, ainsi que de la liqueur amère qui reste après que l'on a retiré de l'eau de mer du sel marin cristallisé, et de l'eau qui reste après que l'on a retiré, par la cristallisation, le nitre de la lessive des plâtras, que l'on nomme eau mère du nitre. Les cendres des végétaux semblent être à peu-près la même espèce de terre.

Terre alumineuse. Cette terre étant unie à l'acide vitriolique, compose une liqueur très-astringente. On ne trouve pas cette terre native dans un état de pureté. Elle se retire de l'alun, qui n'est autre chose qu'une combinaison de terre d'alun avec l'acide vitriolique ; on peut également obtenir de l'alun, en faisant bouillir des terres bolaires et des terres glaises avec l'acide vitriolique.

Des terres qui étant tenues en digestion dans des acides, soit à froid, soit à une chaleur modérée, ne s'y dissolvent point du tout.

Terre argilleuse, Argille. Cette terre devient dure, ou acquiert une dureté supérieure à celle de son état naturel, quand elle éprouve l'action du feu. Ce genre de terre est composé de plusieurs espèces, qui diffèrent les unes des autres par quelques propriétés particulières à chacune: par exemple, la glaise pure étant humectée avec de l'eau, devient une substance très-visqueuse, qui s'étend fort difficilement dans une plus grande quantité du même fluide, et qui s'en sépare ensuite peu à peu en se précipitant au fond. Les terres bolaires sont moins visqueuses, mais elles se mêlent mieux, avec l'eau. Les ocres ont peu de la viscosité des terres précédentes ; il y en a même qui n'en ont point du-tout, et communément elles sont chargées d'une chaux jaune, ou d'une chaux rouge de la couleur de rouille du fer.

Terre cristalline. Cette terre est naturellement dure, au point de produire des étincelles quand elle est frappée avec du fer ; elle devient friable lorsqu'elle éprouve un feu violent. De ce genre sont les pierres à fusil, les diverses espèces de cristal, etc ; qui ne paroissent être qu'une seule et même terre, dont toute la différence consiste dans le plus où moins de pureté, de dureté et de transparence de chacun de ces corps.

Terre gypseuse. Quand cette terre éprouve un dégré de feu modéré elle se change en une poudre molle, qui, s'unissant avec l'eau, forme une masse un peu visqueuse et gluante, tandis qu'elle est humide; mais qui seche promptement, et pour lors devient dure. Lorsque cette poudre éprouve une grande chaleur, elle perd la propriété précédente, mais le feu ne lui occasionne aucune autre altération. De ce genre sont les sélénites transparentes, les masses pierreuses, fibreuses, qu'on nomme mal-à-propos talc d'Angleterre, et le gypse en grains, ou la pierre à plâtre des environs de Paris. Quoique ces substances ayent été régardées, en général, comme de pures terres d'une espèce différente des autres, des expériences de tout genre prouvent cependant qu'elles ne sont autre chose que des combinaisons diverses d'une terre minérale calcaire avec l'acide vitriolique.

TERRE TALQUEUSE. Cette terre reçoit à peine quelque altération en étant soumise à un feu violent. Les masses de terre talqueuse sont, en général, d'un tissu fibreux ou feuilleté, plus ou moins transparentes, luisantes ou brillantes, douces et onctueuses au toucher, trop flexibles et élastiques pour se pulvériser aisément, et molles au point de se couper avec un couteau. Par ces propriétés les terres gypseuses ressemblent beaucoup aux terres talqueuses; mais le feu découvre une différence essentielle entre ces deux genres de terre. Une chaleur même foible réduit la matière gypseuse en poudre, au lieu que le feu le plus fort ne produit sur la substance talqueuse aucune autre altération que de diminuer un peu sa flexibilité, sa molesse, son brillant et son onctuosité.

BOLUS ALBA, *Bol blanc*, ressemblant beaucoup à une terre argilleuse. Ce bol est astringent et dessicatif; on s'en sert pour l'extérieur et jamais intérieurement.

BOLUS ARMENA, *vel* ARMENIACA, *Bol d'Arménie.* Ce bol est d'un rouge clair mêlé de jaune. De tous les bols il est le plus dur et le plus compacte ; il n'est pas aussi doux au toucher, ni aussi luisant que les autres ; il a, au contraire, la surface rude et poudreuse ; mêlé avec les acides, il ne fait aucune effervescence.

On attribue à ce bol la vertu astringente ; on s'en sert avec succès dans les diarrhées bilieuses ; on doit le donner en très petite dose.

Bolus rubra vulgaris, *Bol rouge ordinaire.* Ce bol nous vient de Bohême : il est d'une couleur jaune avec une teinte de rouge ; les acides n'ont point d'action sur ce bol.

Creta alba, *Craye blanche.* C'est une terre pure, alkaline, qui se dissout entièrement dans le vinaigre et dans les acides mêmes légers. La dissolution faite, il ne reste à ces acides aucune marque sensible de leur première acidité. Cette terre est un des absorbans les plus utiles. La vertu astringente que quelques-uns lui ont attribuée est sans fondement, à moins qu'on ne dise qu'elle dépend du mélange de cette substance terreuse avec un acide quelconque ; et, en effet, en saturant la craye de cet acide on compose un corps salin concret, qui donne des marques d'astriction.

Lac lunae, Marga saxatilis, Agaricus mineralis. *Lait de lune,* ou *Agaric minéral.* Cette espèce de terre blanche, légère, qui se trouve dans les carrières et cavernes de la Suisse et de la Hongrie, entre les fentes des rochers, est une substance anti-acide ou absorbante, dont on fait rarement usage aujourd'hui, parce qu'on a d'autres médicamens qui ont la même vertu, et qu'on peut employer avec plus de sécurité.

LITHOMARGA MEDULLA SAXORUM, *Moëlle de pierre*. C'est une substance solide, de couleur grise et d'un liant gras; elle a une saveur et une vertu astringentes.

OCHRA, *Ochre, Ocre*. C'est une mine de fer molle, friable, de couleur jaune, et qu'on trouve dans différentes parties de l'Angleterre. Elle sert plus pour la peinture que pour la médecine.

RUBRICA FABRILIS, SINOPIS VETERUM, *Craye rouge*. C'est une espèce de terre ferrugineuse, plus dure que le bol, et fort astringente. Lorsqu'elle est fondue elle prend la nature et la forme du fer poli. Elle est peu en usage en médecine; mêlée avec le miel rosat on peut s'en servir pour les aphtes.

TERRA JAPONICA, *vide* SUCCI CONDENSATI.

TERRA LEMNIA, *Terre lemnienne*. C'est une terre d'un rouge pâle; elle bouillonne légèrement avec les acides.

TERRA SILESIACA, *Terre de Silesie*. Elle est d'une couleur jaune tirant sur le brun; les acides n'ont sur elle aucun effet sensible.

Ces terres, ainsi que quelques autres, dont on forme de petites masses de différentes figures et grosseurs, et sur lesquelles on imprime certaines marques particulières au pays d'ou elles viennent, sont ce qu'on nomme des terres sigillées.

La vraie terre de Lemnos et les vrais bols d'Armenie se trouvent rarement dans les boutiques.

Souvent on leur substitue les bols les plus grossiers, ou la terre glaise blanche colorée avec de l'ochre ; on pourra reconnoître le vrai bol par la manière uniforme dont il se précipite dans l'eau, sans qu'il se fasse de séparation des parties qui le composent : les vrais bols jaunes retiennent leur couleur dans le feu, ou bien cette couleur devient plus foncée ; au lieu que la couleur des bols factices y devient rouge.

On recommande ces terres comme astringentes, sudorifiques, alexipharmaques, et on prétend que ce sont d'excellens remèdes dans les diarrhées, les dissenteries, les hémorrhagies, et dans les maladies malignes et pestilentielles. Il est vraisemblable que ces terres peuvent avoir quelque efficacité dans les diarrhées, et autres maladies des premières voies, causées par des humeurs acrimonieuses trop fluides ou trop tenues ; mais il ne paroît pas que les vertus qu'on leur attribue contre d'autres maux soient suffisamment prouvées.

CHAPITRE II.

Des Sels naturels et artificiels.

On entend par minéral toutes les espèces de fossiles, ou substances mixtes qui se forment et qui croissent, à leur manière, dans les entrailles de la terre. Leur tissu, et leur mécanisme sont si simples que jusqu'ici nos yeux, même aidés des meilleurs microscopes, n'ont pu y appercevoir ni vaisseaux, ni liqueurs, mais une substance compacte et toujours la même; on n'y remarque pas non plus cet être distinct de la matière qui est le principe de la vie des animaux et des végétaux. Ce principe vivifiant est distinct de la matière parce qu'on ne connoît pas d'être matériel capale de se donner le mouvement à lui-même: le feu cet être si agile, ne se meut qu'en conséquence des unions qu'il contracte; s'il étoit mobile par lui-même il seroit incoërcible, et rien ne sauroit le fixer. On vient cependant à bout tous les jours de le combiner avec des matières dans lesquelles il est dans un parfait repos.

Les substances minérales sont en grand nombre et forment des classes et des genres particuliers: telles sont les terres dont nous venons de parler, les sels, les pierres, les métaux et les demi-métaux.

Les sels que l'on trouve dans les entrailles de la terre sont le sel marin, le sel gemme, qui est un sel marin tout formé dans la terre, et que l'on retire de certaines mines de Pologne et d'Espagne ; le salpêtre, quoique ce sel n'ait rien de commun avec les minéraux ; les vitriols qu'on tire de plusieurs pyrites : il y en a de blancs, de bleus et de verts ; l'alun qui est une espèce de vitriol blanc, dont la base est une substance pierreuse ou terreuse, au lieu que les autres vitriols ont une base métallique ; le sel ammoniac fossile qu'on reçoit de la Lybie, (c'est celui que les anciens appelloient *Cyrenaïque*) ; le borax qu'on nous apporte d'Asie et que tous les naturalistes placent parmi les fossiles, quoiqu'on en ignore l'origine.

ALUMEN CRUDUM VULGARE, ALBUM, GLACIALE, *Alun blanc*. Ce sel, d'un rouge blanc ou pâle, a un goût stiptique et âpre, accompagné d'une saveur doucâtre, dégoûtante, et qui donne des envies de vomir ; il se dissout dans environ quatorze fois son poids d'eau ; et quand on fait évaporer cette solution comme il convient, il reprend une forme concrete, et se met en cristaux à demi transparens et d'une figure octogone. On trouve dans le commerce trois espèces d'alun : l'alun de glace ou de roche qui se prépare en France, en Angleterre, en Italie et en Flandre ; l'alun de Smyrne qui se prépare aux environs de la ville de ce nom. L'alun de glace ou de roche, est ainsi nommé, parce qu'il est tiré de matières minérales, et qu'il est ordinairement cristalisé en grosses masses nettes et transparentes, semblables à de l'eau glacée : on le tire des pyrites et de plusieurs terres pyriteuses et alumineuses. L'alun de Rome et celui de Smyrne se tirent de pierres dures ; l'alun de Rome est meilleur que l'alun de roche, celui de Rome ne contenant pas un atôme de matière métallique ou vitriolique.

L'alun, considéré comme médicament, est un très-puissant astringent, étant donné intérieurement, ou employé à l'extérieur pour arrêter les hémorrhagies et les écoulemens immodérés du sang et des autres humeurs du corps ; mais il ne faut jamais en faire usage, quand il y a quelque humeur qu'il est dangereux de retenir dans le corps, et ne commencer que par de très petites doses.

ALUMEN ROMANUM, RUPEUM, RUBRUM, *Alun romain*, *Alun de roche.*

ALUMEN SACHARINUM, *Alun de sucre.* J'en parlerai à l'article des compositions.

BORAX, BORAX VENETA, CHRYSOCOLLA, *Borax de Vénise.* Le borax est une substance saline qui vient des Indes orientales en grosses masses, composées en partie d'assez grands cristaux, mais principalement de petits cristaux. Il y en a de blancs et de verds : ils sont unis par une substance grasse jaune, entremêlée de sable, de petites pierres, et d'autres matières étrangères. Les cristaux les plus purs étant exposés au feu, se fondent en une espèce de verre, qui est néanmoins soluble dans l'eau.

L'expérience n'a pas encore établi d'une manière suffisante les vertus médicinales du borax ; donné en dose d'un gros ou de deux scrupules, il est, dit-on, diurétique, emménagogue et propre à faciliter l'accouchement.

Cineres clavellati, Sal alkali vulgare, *Potasse*, *Vedasse*, *Cendre gravellée*. Le marc et la lie des vins et des vinaigres étant bien égouttés et desséchés, on les fait brûler, ce qui les reduit en une cendre très-abondante, en sel alkali ; ensuite on les fait calciner à un dégré de chaleur qui est capable de fondre le sel, mais trop foible pour vitrifier la terre des cendres : voilà ce qu'on appelle cendre gravellée.

La potasse que l'on emploie en France est de deux espèces : la potasse en terre et la potasse en chaudron. La potasse en chaudron est la plus pure et la meilleure, on doit la préférer pour les usages de la médecine. On la fait aux environs de Sar-libre, avec de gros arbres, vieux et très-durs ; des hêtres par préférence.

On prépare en Allemagne un sel plus pur et plus blanc, connu sous le nom de cendre de perles : on le retire des cendres de bois par le moyen de l'eau, qui en detrempant ces cendres se charge de tout leur sel ; ensuite on le fait paroitre sous une forme seche par évaporation.

NITRUM, SALPETRAE, *Nitre ou Salpêtre*. Ce sel tire son origine du règne animal, végétal et minéral. Il se trouve cristalisé sur des terres et des pierres, dans les Indes orientales ; ou bien on l'obtient en Europe, en soumettant à certains procédés des matières animales et végétales, putrifiées ensemble, exposées durant long-tems à l'action de l'air, sans lequel il ne se forme point de nitre, et auxquelles on ajoute de la chaux et des cendres. Ce sel factice est très-usité en médecine ; il est diurétique, rafraichissant, il éteint la soif, et diminue l'ardeur fébrile et le trop rapide mouvement du sang. Je parlerai à l'article des compositions des procédés qu'on suit pour retirer le nitre des plâtres nitreux.

SAL ANGLICANUM LAXATIVUM, EBSHAMENSE, *Sel d'Epson*, ou *Sel purgatif amer*.

On retire ce sel de la liqueur saline qui reste après la cristallisation du sel commun. On

On l'a préparé d'abord pour substituer au sel des eaux d'Epson, et aux eaux minérales purgatives : il n'en diffère pas beaucoup, tant par ses qualités que par ses vertus. On le trouve ordinairement en petits cristaux, qui ressemblent à la neige.

Le sel cathartique est un bon purgatif, dont l'action est modérée et suffisante, sans danger ni incommodité.

SAL ARMONICUM, AMMONIACUM, *Sel ammoniac*. Ce sel est composé d'acide marin uni à un alkali volatil On le prépare en Egypte, en sublimant la suie des excremens des animaux. On l'apporte en gros gâteaux ronds, convexes d'un côté, concaves de l'autre, et quelquefois aussi de figure conique. Quand on les casse, ils paroissent composés de filets ou stries transversales. Les meilleurs sont presque toujours transparens, sans couleur et sans aucunes impuretés visibles; les plus communs sont d'un gris jaunâtre, et quelquefois noir à l'extérieur, suivant que la matière est plus ou moins pure. Ce sel a un goût âcre et pénétrant; il se dissout dans le double de son poids d'eau, ou dans un peu moins.

Le sel ammoniac pur est un sel neutre parfait, capable d'attenuer les humeurs visqueuses, et de favoriser la transpiration ou l'écoulement des urines, selon l'état où se trouve le malade, ou la manière dont il se conduit pendant l'opératiou du remède. Ce sel est aussi regardé comme un excellent fébrifuge, et un grand remède dans la guérison des fievres intermittentes. Il est sans contredit un excellent apéritif, et il paroît qu'il passe jusque dans les vaisseaux les plus déliés ;

SAL EGRANUM, *Sel purgatif d'Eger*. On le tire de certaines liqueurs un peu acides ; il doit être blanc et bien cristallisé ; on le prescrit dans les eaux minérales à la dose de deux gros jusqu'à six.

SAL GEMMAE, *Sel gemme ou fossile*. Ce sel se trouve dans plusieurs parties du monde, mais en plus grande abondance dans certaines mines profondes d'une étendue prodigieuse, situées près de Cracovie, en Pologne ; on en trouve aussi en Angleterre et particulièrement dans la province de Chestershire. Il est ordinairement très-dur, quelquefois d'un blanc de neige opaque, quelquefois bleu, rouge, verd, et d'autres couleurs. Il paroît parfaitement transparent et sans couleur lorsqu'il est pur.

SAL MARINUS, *Sel marin*. Ce sel se tire de l'eau de mer et des sources salines ; il arrête la fermentation, et empêche la putréfaction des substances animales et végétales. On prétend qu'il a le même effet sur les alimens dans l'estomac.

Sal sedlizense, *Sel purgatif de Sedliz.* On le tire de l'eau minérale de Sedliz, en Bohême: il faut le choisir blanc et cristallisé en petites éguilles ; il a la même propriéte que le sel d'Epson, mais on le prend à une moindre dose.

Soda hispanica *Soude, Soude en pierre.* Herbe annuelle qui croît naturellement dans les contrées méridionales de l'Europe près la mer. On en retire par combustion un sel alkali : la meilleure soude est celle qui nous est apportée d'Alicante.

Vitriolum album, *Vitriol blanc, ou de zinc.* On le trouve dans les mines de Goslar, quelquefois en morceaux transparens, mais communément sous la forme d'efflorescences blanches, que l'on dissout dans de l'eau, et qu'on réunit en grosses masses par évaporation et cristallisation : il s'emploie à l'extérieur comme ophtalmique. Il est souvent la base des collyres.

Vitriolum coeruleum de cypro dictum, *Vitriol de Chypre ou de cuivre.* La plus grande partie du vitriol bleu que l'on trouve aujourd'hui dans le commerce, est artificiel, à ce que l'on prétend, et se prépare par l'union du cuivre avec l'acide vitriolique. Ce sel est extrêmement âcre, austère et soulève l'estomac : c'est un émétique trop violent pour qu'on puisse l'administrer avec sécurité. Il s'emploie principalement à l'extérieur comme caustique ou escharrotique, et pour arrêter les hémorrhagies ; ce qu'il fait en coagulant le sang, et en resserrant les orifices des vaisseaux.

VITRIOLUM VIRIDE, ROMANUM, HUNGARICUM, ANGLICUM, *Vitriol verd, Vitriol martial.* On prépare ce vitriol en grande quantité à Deptfort, en dissolvant du fer dans la liqueur acide qui découle de certaines pyrites sulphureuses, exposées pendant quelque tems à l'air. Lorsqu'il est pur, il ressemble, pour la qualité, au sel de Mars des pharmacies.

VITRIOLUM VULGARE, *Vitriol d'Allemagne.* C'est un composé de fer et de cuivre : on le prépare en grande quantité à Goslar ; il doit être sec et cristallisé ; il est d'usage pour les teintures.

Chapitre III.

Des Terres ordinaires et Mines précieuses.

Les pierres sont des corps durs, non ductiles, fragiles, fixes au feu et qui ne s'y fondent pas ou très-difficilement. On les divise en plusieurs espèces; car toutes les pierres sont opaques ou transparentes. Les pierres opaques peuvent se subdiviser en deux ordres: en pierres opaques communes, telles que la pierre à plâtre, le talc, etc; on peut encore ranger dans ce même ordre les marbres, qui sont en très-grand nombre; et les pierres opaques précieuses, comme le porphyre, le caillou d'Egypte, la turquoise.

AEtites, aquilae lapis, *Pierre d'aigle.* C'est une pierre odinairement ronde ou ovale, de la grandeur d'une grosse noix, et quelquefois d'un petit œuf de poule, de couleur grise ou obscure, creuse au milieu, et renfermant une espèce de noyau pierreux, qui fait du bruit quand on la secoue: on appelle ce noyau *Callimus*

Il y a quatre sortes de pierres d'aigle: la première est naturellement ovale, raboteuse, brune; la seconde est un peu plus petite, couverte d'ocre comme la marcassite de fer, et semble être formée par couches : ces deux espèces se tirent des fondrières du Cap Saint-Vincent, en Portugal, et des montagnes proche de Trévoux.

La troisième est raboteuse, et semble composée de débris de petits cailloux luisans de différentes grosseurs et couleurs ; celle-ci et la suivante sont des géodes.

La quatrième est d'un blanc cendré, et renferme dans son creux de l'argile ou bien de la marne ; elle nous vient d'Allemagne. Elle est astringente étant prise intérieurement

Les pierres transparentes sont le diamant, le rubis, l'émeraude, le saphir, le grenat, l'hyacinthe, etc, dont je parlerai dans le chapitre suivant.

ALABASTRUM, ALABASTRITES, *Albâtre*. C'est une espèce de marbre qui n'a pas reçu une coction parfaite. Il est propre pour amollir les duretés et pour les résoudre ; il appaise les douleurs de l'estomac, étant appliqué dessus ; il absorbe, comme alkali, l'âcreté qui tombe sur les gencives dans le scorbut ; il raffermit les dents, en les nettoyant.

ALUMEN PLUMOSUM, PLUMEUM, SHISTUS, SEU TRICHITES, *Alun de plume*. Cet alun se trouve en Egypte, en Macédoine aux îles de Sardaigne et de Milo ; son origine vient d'une liqueur blanche, laiteuse et alumineuse de la terre, qui se trouvant naturellement amassée en certains lieux commodes et bien disposés, s'y coagule peu à peu, s'y cristallise, et s'y élève de manière qu'elle paroît plutôt une végétation qu'une cristallisation. Le véritable alun de plume se fond dans la bouche et a un goût doux et astringent; c'est là le véritable, mais il est très-rare. Celui qui porte communément ce nom est une espèce d'amiante.

ALUMEN SCISSILE, LAPIS SPECULARIS, *Pierre spéculaire* ou *Miroir d'âne*. C'est un gypse, ou une pierre à plâtre tendre, cristalline, et luisante presque comme le cristal, facile à couper, et se réduisant en feuilles à peu près comme le talc, de couleur blanche comme du verre. On en trouve dans les carrières aux environs de Paris, comme à Montmartre, à Passy. On la calcine et l'on en fait du plâtre; elle est propre pour arrêter le sang, pour les hernies; on ne l'emploie qu'extérieurement. Elle dessèche les dartres.

ASBESTUS, AMIANTUS, *Amiante*. C'est une pierre grisâtre, filandreuse et talqueuse, que l'on a souvent confondue avec l'alun de plume.

On trouve de l'amiante dans la vallée de Campan, aux Pyrénées : il y croît en manière de plante sur des marbriers jusqu'à la hauteur d'environ deux pieds ; cette matière est blanche, luisante, argentine.

On emploie l'amiante dans quelques remèdes, elle resiste au venin et guérit la galle.

Armenius lapis, *Pierre arménienne*. C'est une pierre de différentes figures et grosseurs, mais qui est ordinairement inégale, raboteuse, grosse comme une noisette, de couleurs mêlées, bleue, verte, blanche, luisante : on la tirait autrefois d'Arménie ; mais à présent on en trouve en Allemagne, comme dans le comté de Tyrol. Elle diffère du *Lapis lazuli* en ce qu'elle est verdâtre, moins bleue, plus chargée de gangue ou d'impuretés, et en ce qu'elle naît dans les mines d'argent ; au lieu que le *Lapis lazuli* se trouve dans les mines d'or. La pierre arménienne est d'usage dans la peinture ; appliquée extérieurement elle est détersive et dessicative ; intérieurement elle purge la mélancolie, et l'on s'en sert pour l'épilepsie.

Bezoardicus fossilis, *Bézoard minéral*. C'est une pierre qui a des écailles, pleine d'une couleur blanche, ou d'un gris-cendré, de différente grosseur. On l'appelle bézoard, tant à cause de sa ressemblance avec le bézoard animal, que de ses vertus On la trouve en Sicile, en Italie, en Espagne : cette pierre, qui resiste au venin, est bonne dans les fièvres malignes : on la prend en poudre depuis douze grains jusqu'à un gros.

BUFONITES, BUFONIUS LAPIS, BETRACHITES, BRONTIAS, CHELONITES, *Crapaudine.* Il y a deux sortes de cette espèce de pierre, dont la première sorte est ronde en sa circonférence, concave d'un côté, convexe de l'autre, large d'environ un demi pouce en sa base, fort polie, tantôt d'un gris brun, tantôt noire, tantôt blanche, tantôt verte et quelquefois de différentes couleurs.

La seconde sorte a le plus souvent un pouce de long sur quatre ou cinq lignes de large. Elle est arrondie par les deux bouts, creuse, en gouttière ou manière d'auge, et voutée au-dessus, polie comme la ronde, d'un gris brun, et marbrée de quelques taches roussâtres.

On trouve l'une et l'autre sorte dans les montagnes et dans les champs où elles sont produites, par des poissons pétrifiés et fossiles.

CALAMINARIS LAPIS, *Pierre calaminaire*, qu'on appelle aussi *Cadmie fossile.* Ce minéral se trouve en très-grande quantité en Angleterre, en Allemagne, et dans d'autres pays, soit dans des mines séparées, soit mêlé avec des mines de différens métaux. Il est ordinairement d'une couleur tirant sur le gris, le brun, le jaune, ou d'un rouge pâle, et fort dur. Cette pierre s'emploie dans les collyres contre les fluxions âcres des yeux, pour dessécher les ulcères opiniâtres et cicatriser les excoriations.

CALX, LAPIS CALCARIUS, *Pierre à chaux.* Cette pierre étant calcinée, s'appelle chaux vive. Les craies, les marbres et toutes les terres minérales qui se dissolvent dans les acides, deviennent de la chaux vive quand on les brûle; avec cette différence seulement, que plus la pierre est compacte, et plus la chaux est forte.

Toutes ces chaux sont très acrimonieuses et corrosives, quand elles sont nouvellement brûlées. On les emploie dans cet état comme dépilatoires, en les appliquant sur la peau avec les précautions nécessaires; elles servent aussi à augmenter laforcedes sels alkalis fixes, soit comme caustiques, soit pour les mettre en état de dissoudre plus facilement.

L'eau de chaux est un remède excellent dans la foiblesse et le relâchement des viscères en général, spécialement dans les vaisseaux uterins et seminaux. Il faut avoir grand soin de ne pas faire prendre ce médicament en trop grande quantité aux personnes qui ont un tempérammment chaud et bilieux.

CRYSTALLUS MONTANA, *Cristal.* C'est une pierre blanche, claire, luisante, transparente, produite par la congélation d'une eau très limpide, chargée d'une matière pierreuse qu'elle a intimement dissoute; on en trouve de différentes figures et grosseurs aux lieux souterrains, creux, aquatiques. Les grains de sable sont aussi de petits cristaux, qu'on apperçoit aisément en les regardant avec un microscope.

Le cristal est astringent et propre pour arrêter le cours de ventre.

Haematites, *Hématite*. C'est une belle mine de fer, striée, extrêmement dure, d'un rouge foncé, ou jaunâtre. On la trouve ou avec les mines de fer et avec des mines d'autres métaux, ou seule, tant en Suéde qu'en Allemagne et en Espagne; celle de ce dernier pays passe pour la meilleure.

La vertu médecinale de cette pierre, ne diffère pas de celle de la limaille d'acier et du saffran de Mars; M. Géoffroy lui attribue la propriété de guérir les ulcères des poumons.

Lazuli lapis, *Pierre d'azur*. C'est un fossile pesant et compacte, d'un bleu opaque, qu'on trouve dans les pays orientaux et dans quelques contrées d'Allemagne. C'est un violent émétique qui ne s'emploie aujourd'hui que très-rarement.

Magnes lapis, *Pierre d'aimant*. C'est une pierre minérale compacte, dure, médiocrement pesante, de couleur noire ou brune, ou d'un bleu obscur, que l'on trouve dans des mines de fer et de cuivre. L'aimant le plus estimé est celui qui attire et qui soutient un plus grand poids de fer: on l'arme dans du fer, pour lui donner plus de force. On l'apporte d'Italie, de Suéde, et d'Allemagne. Sa vertu est astringente; elle arréte le sang. On ne s'en sert qu extérieurement.

OSTEOCOLLA, OSTEOCOLLUM, LAPIS OSSIFRAGUS, MAROCHIUS, OSTEITES, *Ostéocole.* C'est un fossile qui se trouve en Europe dans les terrains sabloneux: il se sépare, depuis la surface de la terre en diverses branches, ce qui le fait ressembler à une souche ou à une racine.

L'ostéocole est blanchâtre, raboteux à sa surface, et souvent creux et rempli d'une matière ligneuse.

PUMEX, *Pierre ponce.* Elle doit être poreuse, spongieuse, d'un goût salé marécageux, remplie de petites aiguilles. On la trouve en Sicile, vers le Mont-Vésuve d'où elle est sortie, en Allemagne, au confluant de la Moselle et du Rhin. Elle est alkaline, détersive, dessicative, et sert aussi pour les maladies d'yeux et pour nettoyer les dents.

Sélénite, C'est un gypse, ou une pierre à plâtre tendre, cristalline luisante, facile à couper, et se réduisant en feuilles comme le talc. On en trouve beaucoup dans les carrières près Paris : elle est bonne pour arrêter le sang, pour les hernies, et pour les dartres.

Silex, *Caillou.* C'est une espèce de pierre plus dure que le marbre venant dans beaucoup de lieux, comme dans les mines, sur les montagnes, dans les terres avec le sable, dans les rivières.

Smyris, *Emery.* C'est une espèce de marcassite, ou de pierre fort dure, ferrugineuse, noire. On doit la choisir, nette et haute en couleur.

Spongiarum lapis, *Pierre d'éponge.* C'est une plante marine pierreuse, ou une pierre grosse environ comme une amande, légère fort porreuse, spongieuse, friable, de couleur cendrée ou blanchâtre ; elle se trouve dans les grosses éponges.

On l'estime pour les vers, pour briser la pierre du rein et de la vessie, pour dissoudre les glandes, pour la goutte.

Talcum, Stella terrae, *Talc.* C'est une espèce de pierre, ou de matière minérale, belle, blanche, lisse, luisante, transparente, se séparant par feuilles ou par écailles, incombustible. Il y en a de deux espèces: l'une appellée talc de Vénise, l'autre talc de Moscovie.

Le talc de Vénise se trouve dans plusieurs carrières proche de Vénise, en Allemagne, aux Alpes et aux Pyrénées. Il est pesant, écailleux, graisseux au toucher, quoiqu'il soit sec, de couleur argentine tirant sur le verdâtre, un peu transparent.

Il est employé dans les cosmétiques pour embellir la peau.

Le talc de Moscovie est dur, luisant, doux au toucher, transparent, et quelquefois rougâtre. il naît dans des carrières en Moscovie, en Perse. On s'en sert pour faire des lanternes.

Chapitre IV.

Des Pierres précieuses.

Adamas, *Diamant.* C'est la pierre précieuse qui est estimée la plus dure de toutes les pierres : il en vient des Indes, de la Macédoine, d'Arabie; mais le diamant le plus recherché pour sa beauté, c'est celui qu'on apporte des Indes, et qui naît à Golconde, dans les états du Grand-Mogol: il est entourré de sable dans la mine; sa grosseur est celle de l'amande d'une aveline, de couleur blanche. Il n'est point d'usage en médecine.

CHYSOLITHUS, TOPASIUS, CHRYSOPASIUS, *Topaze.* C'est une pierre précieuse diaphane, de couleur verdâtre, mêlé d'un peu de jaune, jettant des rayons dorés et verdâtres; il y en a de deux espèces, savoir l'orientale, et l'occidentale. La première est la plus dure, la plus belle, et la plus estimée. On l'apporte d'Arabie, d'Ethyopie, des environs de la mer rouge.

La seconde espèce, ou l'occidentale, naît en Bohême: elle est plus grosse que l'orientale, mais moins belle que celle-ci.

GRANATUS, *Grenat.* C'est une pierre précieuse, rouge et resplendissante comme du feu, ressemblante au rubis, mais d'une couleur plus obscure. On tire le grenat d'Espagne, de Bohême, de Silésie.

HYACINTHUS, *Hyacinthe.* Pierre dont il y en a de beaucoup d'espèces. L'hyacinthe orientale est préférée à celle qui naît en Silesie et en Bohême, ce qu'on peut reconnoître par sa grosseur, par sa beauté et sa dureté; car celle d'orient n'excède pas la grosseur d'un pois.

Toute la vertu de cette pierre consiste en ce qu'étant alkaline, elle adoucit les acides du corps, elle arrête les hémorrhagies. Sa couleur doit être d'un rouge tirant tant soit peu sur le jaune, et resplendissante.

Sapphirus, *Saphir.* C'est une belle pierre précieuse brillante, diaphane, de couleur bleue, tirant sur le blanc, ou d'une couleur d'eau comme celle du diamant, on l'appelle saphir mâle, aqueux; il est moins recherché que le saphir bleu. Les saphirs femelles sont d'une couleur bleue foncée; ils sont les plus estimés, et principalement ceux qui viennent des Indes orientales, de Calicut, de Pegu, de Bisnagar, de Ceylan.

Smaragdus, Prasinus, *Emeraude.* C'est une pierre verte, diaphane, luisante, mais médiocrement dure; il y en a de deux espèces; l'une orientale et l'autre occidentale.

La première est la plus dure, la plus belle, et la plus estimée; elle est apportée des Indes orientales.

La seconde peut être distinguée en deux espèces, en péruvienne, et en européenne. La péruvienne est d'une couleur verte fort belle et fort agréable.

L'européenne est la moins dure, et la moins estimée de toutes: elle naît en Chypre en Bretagne, en Auvergne.

On doit choisir les émeraudes orientales grosses à peu-près comme des noisettes, pures, transparentes, nettes, luisantes, d'une belle couleur verte rayonnante.

Les émeraudes sont propres pour arrêter les cours de ventre et les hémorrhagies, pour

adoucir

adoucir les humeurs trop âcres, étant broyées fort fin et prises intérieurement.

Chapitre V.

Des Métaux, des Minéraux et des Fards.

Les métaux sont des substances opaques, malléables, fusibles au feu, et qui reprennent leur consistance à mesure quil se refroidissent, etc. On en compte six qu'on distingue en métaux parfaits et en métaux imparfaits. Les métaux parfaits sont l'or et l'argent; les métaux imparfaits sont le fer, le cuivre, l'étain, le plomb. Le mercure à été rangé parmi les métaux quoiqu'il n'en ait pas les qualités essentielles, la solidité et la malléabilité, car il est fluide. C'est d'ailleurs le plus pesant de tous les métaux après l'or, et il se volatilise au feu.

Les caractères les plus frappans des métaux, substances qui de toutes celles du règne minéral approchent le plus des terres, sont leur propriété de réfléchir la lumière, ou le brillant métallique particulier à ces corps, leur opacité parfaite et leur grande pesanteur. Le plus brillant de tous les métaux est six fois plus pesant qu'un égal volume d'eau, et le plus pesant a neuf fois le poids d'un égal volume d'eau. Tous les métaux se fondent, se liquifient dans le feu,

L'or et l'argent ne reçoivent aucune altération dans leur composition ni diminution de volume, quelque tems qu'on les tienne en fusion au moyen du feu; quant aux autres métaux, s'ils ont le contact de l'air, ils se convertissent par degrés, mais avec plus ou moins de facilité, en une poudre ou substance friable que l'on nomme chaūx, qui n'a point de brillant métalique et qui est beaucoup plus légère, à volume égal, que le métal même. Ce changement dans les propriétés sensibles, est, en général, accompagné d'une altération considérable dans leurs vertus médecinales; par exemple, le mercure que l'on prend intérieurement comme remède dans son état de crudité ou naturel, et dont les parties ne sont pas séparées par quelque corps interposé, paroît être sans action, sans vertu; mais quand il est calciné par le feu, il devient un émétique et un purgatif violent, même étant donné en petite dose. Lorsqu'on le fait prendre à une dose encore moindre, il a des vertus altérantes ou propres à corriger par degrés les vices des solides et des fluides; ce qui le rend très-utile dans les maladies chroniques. Le feu produit l'effet contraire dans le regule d'antimoine; car, quand il est réduit en chaux par ce moyen, il passe d'un violent degré d'activité ou de violence à un état d'inaction.

Les chaux du mercure et de l'arsenic s'élevent à un degré de chaleur au dessus de celui de l'ignition. Les chaux de plomb et de bismuth exposées à une chaleur qui les rende rouges ou blanchâtres, se changent en un verre transparent; les autres chaux, ou ne sont point du tout vitrescibles, c'est-à-dire, propres à devenir du verre, ou du-moins elles ne se vitrifient qu'à un dégré de feu extémement violent. Les chaux et les verres métalliques recouvrent et leur forme métallique et leurs qualités, quand on y ajoute, selon les principes de l'art, quelque espèce de substance inflammable qui ne contient pas d'acide minéral.

Toutes les substances métalliques se dissolvent dans les acides; quelques-unes ne se dissolvent que dans certains acides, par exemple, le plomb et l'argent dans l'acide nitreux; d'autres ne se dissolvent que dans des mélanges de divers acides, comme l'or dans un mélange d'acide nitreux et d'acide de sel marin; d'autres enfin, sont dissolubles dans tous les acides, comme le cuivre et le zinc. Il y en a qui se dissolvent également dans les liqueurs alkalines, comme le cuivre; d'autres dans les huiles tirées par expression, tel est le plomb. Lorsqu'on tient les métaux en fusion avec une composition de soufre et de sel alkali fixe, tous, excepté le zinc, sont dissolubles dans l'eau.

Toutes les substances métalliques qui sont dissoutes dans des liqueurs salines, ont de puissans effets sur le corps humain, quoique plusieurs d'entre-elles paroissent sans action quand elles sont dans leur état de pureté. Elles sont d'autant plus actives, qu'il se trouve une plus grande quantité d'acide combiné avec elles ; par exemple, le plomb cru ou dans son état naturel, n'a aucun effet sensible sur les corps, mais uni à une petite quantité d'acide végétal, sous la forme de céruse, il fait voir un peu de stipticité ou d'astriction et de malignité ; propriétés qu'il aquiert à un haut degré, et qu'il exerce avec violence, lorsqu'il est uni à une assez grande quantité du même acide pour former ce qu'on nomme sel ou sucre de saturne. La même chose arrive au mercure : ce métal étant uni avec une certaine quantité d'acide marin, forme de sublimé corrosif. Ce composé est de la plus grande activité, mais lorsqu'on lui ôte une partie assez considérable de son acide, il devient un médicament dont l'action est fort modérée, et qu'on appelle mercure-doux.

ANTIMONIUM CRUDUM, STIBIUM; *Antimoine.* L'antimoine est un minéral pesant et fragile, composé de filets longs et luisans semblables à des éguilles entremélées d'une substance de couleur de plomb foncée, sans aucun goût ni odeur particulier. Il y en a des mines en Allemagne et en France, on le trouve aussi en Angleterre.

On reconnoit qu'un antimoine est bon, lorsqu'il est pesant, que ses parties sont compactes, serrées, que les pains ne sont point spongieux, que ses éguilles sont fortes, et qu'il s'évapore très-facilement dès qu'il éprouve un feu violent.

Ce métal, quand on le prend à petite dose dans sa pureté naturelle, opère avec beaucoup de violence comme purgatif, et comme émétique; lorsqu'il est combiné avec le soufre, ainsi qu'il se trouve dans le minéral cru, il n'agit point avec autant de violence; quand il est dépourvu du principe inflammable qui lui est commun avec toutes les substances parfaitement métalliques, il se convertit en une chaux dénuée de toute efficacité.

Argentum, *Argent*. Les Arabes et quelques modernes ont attribué un grand nombre de vertus à l'argent, dans son état naturel ou cru. Cependant quand on le fait prendre de cette manière, il ne produit aucun effet sur le corps humain; mais ce métal étant combiné avec une petite quantité d'acide nitreux, devient un puissant hydragogue, qui, à la vérité, n'est pas toujours sûr; si on l'unit avec une plus grande quantité d'acide, il devient un fort caustique. L'acide nitreux est le seul qui dissolve parfaitement ce métal ; lorsqu'on ajoute à cette solution une petite portion d'acide marin, ou d'une substance qui en contient, la liqueur devient laiteuse, et l'argent se précipite sous la forme d'une chaux blanche : c'est là un moyen de découvrir l'acide marin dans les eaux.

L'argent est un métal fort compact, pesant, dur, blanc, poli, resplendissant, et fort ductile sous le marteau : on le tire de plusieurs mines d'Europe ; mais la plus grande quantité vient de l'Amérique, comme de Rio della Platta, au Pérou : on le trouve souvent embarassé dans des pierres blanches, cristallines et mélangé avec de l'or, du cuivre, et du plomb.

ARGENTUM VIVUM, HYDRARGYRUS, MERCURIUS VIVUS, *Argent vif* ou *Mercure.* Le mercure est un fluide minéral opaque, de la couleur de l'argent : lorsqu'il est fondu, on le prendroit pour de l'étain ou pour du plomb : il est plus pesant que tous les fluides, et que la plupart des substances métalliques. Il ne se glace qu'à un dégré de froid excessif ; dans le feu il devient entièrement volatil. Ce minéral se trouve dans la terre sous une forme fluide ; on le tire de certaines mines par des procédés convenables. Les mines riches connues, sont en Hongrie, en Espagne, mais surtout dans l'Amérique méridionale, d'où nous vient la plus grande quantité de ce minéral.

Arsenicum album, *Arsenic blanc.* Il y a une plus ou moins grande quantité d'arsenic dans la plupart des mines, particulièrement dans celles d'étain, de bismuth, dans les pyrites blanches et dans le minéral qu'on nomme cobalt. La plus grande partie de l'arsenic qui est dans le commerce, se retire du cobalt par une espèce de sublimation. L'arsenic s'élève d'abord sous la forme d'une poudre grise, laquelle étant soumise à la sublimation une seconde fois et avec plus de soin, forme des masses solides, tansparentes ; et c'est-là l'arsenic blanc qui est dans le commerce.

Arsenicum citrinum sive flavum, *Arsenic jaune* L'arsenic sublimé avec un dixième de son poids de soufre, s'unit avec lui et forme une masse jaune, un peu transparente: c'est l'arsenic jaune qu'on trouve dans le commerce. En doublant la quantité de soufre, le composé devient plus opaque, plus compact, et d'un rouge foncé, semblable à celui du cinabre ; avec cette différence que l'arsenic étant réduit en poudre, celle-ci est moins rouge que n'est l'arsenic en masse ; au lieu que le cinabre en poudre est plus rouge que celui qui est en masse. Cet arsenic avec double dose de soufre, forme l'*Arsenicum rubrum*, l'arsenic rouge du commerce.

On rencontre dans la terre des mélanges naturels d'arsenic et de soufre, semblables aux préparations précédentes. L'arsenic rouge fossile est le sandaracha des Grecs, le réalgar et le risigal des Arabes. Le rouge et le jaune s'appellent zarnich, lorsque leur texture est douce au toucher et uniforme; lorsqu'ils sont composés de petites écailles ou de feuillets, on les nomme *orpius*, *orpimeus*: c'est à ces derniers seulement que les Grecs ont donné le nom d'arsenic.

Aurum, *Or*. Ce sont les Arabes qui, dit-on, ont introduit en médecine l'usage interne de l'or, qu'ils regardoient comme un des meilleurs cordiaux, et très-propre à fortifier les nerfs; mais il est à présumer qu'il n'y a personne à présent qui attende de ce métal des effets salutaires, puisquil n'est susceptible d'aucune altération dans le corps humain. Toutes les teintures et tous les ors potables qu'on a faits jusqu'à présent, ne sont autre chose que des dissolutions de l'or dans l'eau régale, que l'on étend ensuite dans de l'esprit de vin ou d'autres liqueurs, et qui sont plus capables de nuire que de faire du bien.

Cerusa, *Céruse*. C'est du plomb rongé par les acides végétaux, qui le changent en une chaux blanche. On mêle quelquefois la céruse avec du blanc d'Espagne ; mais lorsque le blanc d'Espagne y est en grande quantité, la fraude se découvre en faisant attention à la légéreté spécifique du composé. La céruse que l'on nomme plomb en lames, n'est pas sujet à cette fraude.

CHALYBIS LIMATURA, *Limaille d'Acier.* C'est un fer rendu plus dur, plus compacte et qui prend mieux le poli que le fer, après qu'il a été trempé. Pour le faire, on stratifie le fer avec des ongles d'animaux dans des fourneaux faits exprès proche des mines ; on y met le feu ; et quand le métal est amoli ou presque fondu, on le trempe dans de l'eau froide, afin que ses pores, qui étoient ouverts par l'action du feu, se ferment tout à-coup : on réitère plusieurs fois la calcination et la trempe.

L'acier se fait en plusieurs lieux de France, en Italie, en Piémond, en Hongrie ; mais le meilleur se prépare en Allemagne en une ville appellée Kerment. On l'apporte ordinairement en bile, ou en barre. Il doit être cassant, d'un grain fin, blanc.

La limaille d'acier est bonne pour lever les obstructions, pour la jaunisse, pour les maladies de la rate.

CINNABARIS NATIVA, *Cinabre minéral*, ou *natif*. C'et un minéral fort pesant, rouge qui se trouve en Espagne, en Hongrie, et dans plusieurs autres pays. On en a trouvé en Normandie près Saint-Lo. Le plus estimé est en grosses masses, d'un beau rouge, tant intérieurement qu'extérieurement. La beauté de sa couleur augmente par la pulvérisation. Les expériences chymiques prouvent que ce minéral est composé de mercure et de soufre: de manière que la quantité de mercure est ordinairement six fois plus grande que celle du soufre; plus la couleur du cinabre est belle, plus il contient de mercure.

Plusieurs préfèrent le cinabre natif au cinabre factice; mais cette préférence n'est pas bien fondée; on a même remarqué que le cinabre natif a excité plus d'une fois des nausées, des vomissemens, etc. Il y a lieu de croire qu'ils étoient occasionnés par le mélange de quelques particules arsenicales dont il n'avoit pas été possible de dégager le cinabre par un lavage réitéré. Le cinabre natif lorsqu'il est pur, n'a aucune qualité, ni vertu médicale différente de celle du cinabre factice; comme celui-ci, il est indissoluble dans les liqueurs animales, et il a communément fort peu d'action.

Cuprum, *Cuivre.* Le cuivre est un des métaux imparfaits, de coleur rouge, dur, sonore, élastique, malléable, ayant une odeur et une saveur désagréables et même dangereuses, puisqu'elles viennent des parties de sa terre appellée vert de gris.

On trouve le cuivre vierge en masses, en cubes, en grains, en feuilles et quelquefois en cheveux. Le cuivre se trouve en plusieurs endroits de l'Europe, mais principalement en Suéde, en Dannemarc. On le tire de la mine en morceaux qu'on appelle cuivre vierge, qu'on lave pour les nettoyer superficiellement de la terre qui s'y trouve; ensuite on les fait fondre par de grands feux.

Fell vitri, Recrementum vitri, Sal vitri, Anatron, *Sel de verre*. C'est une écume saline qui se sépare du verre pendant qu'il est en fusion dans les fourneaux des verreries; on retire cette matière, et on la laisse refroidir: on la vendoit autrefois chez les droguistes en gros morceaux compactes et durs comme de la pierre, mais elle a été défendue, depuis quelques années, en France. Ce sel est de la nature du sel gemme, et il ne bouillonne point avec les acides ordinaires; ce qui est étonnant, puisqu'il vient de la soude qui est au puissant alkali. Il faut que dans la fusion violente qu'il a reçue, ses pores se soient en partie fermés; aussi n'est-il pas si aisé à humecter qu'un sel alkali: il petille un peu dans le feu, mais avec moins de force ou de décrépitation que le sel marin.

On doit le choisir, sec, pesant, d'un gris blanchâtre en déhors, blanc en dedans, d'un goût fort salé.

LITHARGIRUM, *Litharge.* C'est une préparation de plomb, qui a ordinairement la forme de petites lames ou écailles luisantes, lisses, d'un jaune tirant sur le rouge. Quand le plomb calciné est poussé avec un feu précipité, il fond en forme d'huile, et se change en litharge aussitôt qu'il est refroidi. La plus grande partie de la litharge qu'on trouve dans les boutiques, provient de la purification de l'argent avec du plomb, et en affinant l'or et l'argent avec le même métal: elle est pâle ou foncée, selon le dégré du feu, et selon les autres circonstances; la première est appellée litharge d'argent, et l'autre litharge d'or.

MARCASITA, BISMUTHUM, *Bismuth, Etain de glace.* C'est un demi-métal, pesant, cassant, semblable en apparence au regule d'antimoine, et au zinc; mais qui en diffère beaucoup par les qualités. Il se dissout fort proptement dans l'acide nitreux, qui n'attaque que légèrement le régule d'antimoine, et il n'est presque point soluble dans l'acide marin, lequel agit sur le zinc avec beaucoup de force. On a recommandé la chaux et les fleurs du bismuth, comme ayant la même propriété que certaines préparations d'antimoine, mais à présent elles ne servent plus que comme cosmetiques.

MINIUM RUBRUM, *Minium*, Plomb rouge, ou plomb calciné jusqu'à devenir rouge; voyez l'article plomb.

OLEUM PETRAE ALBUM, PETROLEUM ALBUM, *Pétrole blanc.* On donne, en général, le nom de pétrole ou d'huile de pétrole, à plusieurs bitumes liquides, ou huiles minérales qui sortent de la terre et des crevasses des rochers. On trouve de ces huiles dans presque toutes les contrés, mais principalement dans les pays très-chauds. La meilleure sorte de pétrole vient du duché de Modène en Italie : il y en a de trois espèces : la plus fine est claire, fluide et transparente, à peu-près comme de l'eau, d'une odeur extrêmement pénétrante, mais qui n'est pas désagréable, et qui ressemble à celle de l'huile d'ambre rectifiée. La seconde est d'un jaune clair : elle est moins fluide et moins pénétrante que la première, elle porte davantage l'odeur de l'huile d'ambre. La troisième sorte, qui est la moins bonne, est d'un rouge noirâtre, plus épaisse et plus désagréable que les deux précédentes. La première ne se trouve que très-rarement dans le commerce : on nous envoie à sa place la seconde, mêlée avec un peu de la troisième et une petite quantité d'une autre huile. Le pétrole s'enflamme très-promptement, et se consume totalement s'il est pur. La distilation le rend plus transparent qu'auparavant, et lui ôte beaucoup de son odeur ; il reste dans le vaisseau une petite quantité de matière jaunâtre : il s'unit avec l'huile essentielle des végétaux, jamais avec l'esprit de vin. La meilleure espèce est assez légère pour nager sur l'esprit de vin le plus rectifié.

La Platine, ou *Or blanc*, tient le second rang dans la classe des métaux parfaits ; elle a été connue pour la première fois en Europe en 1741 ; elle y a toujours été apportée sous la forme de petits grains mêlés de sable noir talqueux et de quelques cristaux colorés et transparens ; on y trouve aussi des paillettes d'or ; ce qui n'est pas étonnant, puisqu'elle vient des mines de ce métal à Pinto et à Santafé.

Il n'y a que trois ans qu'on est parvenu à fondre la platine, de sorte qu'il n'étoit guère possible de déterminer sa densité, qu'on estimoit presqu'égale à celle de l'or ; mais nous avons reconnu qu'elle varioit suivant les différens procédés employés pour fondre quoiqu'elle n'y prit bien certainement aucun alliage ; phénomène intéressant, dont la cause n'est pas encore connue.

Nous devons au citoyen Pelletier, pharmacien de Paris, et chymiste distingué, un travail fort étendu et très-satisfaisant sur le moyen de rendre le platine malléable. Il a même fait faire des balances de ce métal.

Plumbum, *Plomb.* Le plomb est, après l'or, le plus pésant de tous les métaux: il se fond à une chaleur modérée ; lorsqu'on le tient en fusion, il se convertit partie en vapeur, et partie en une chaux cendrée (*plubum ustum*), plomb brûlé. Cette préparation étant exposée à un feu plus violent, de manière qu'une légère flamme voltige sur sa surface, elle devient jaune et ensuite d'un rouge foncé. C'est le minium. Si dans ce procédé on augmente subitement la violence du feu, la chaux en se fondant prend la forme d'une huile, et en se refroidissant elle devient une substance d'une couleur rougeâtre ou jaunâtre qui se nomme litharge. Les préparations du plomb données intérieurement passent pour épaissir les humeurs et diminuer les inflammations.

Le plomb est mou, pliant, noir, luisant, fort froid, ductile sous le marteau. Il naît dans les mines d'Angleterre et de France, en une pierre nommée plomb minéral ou mine de plomb, et appellée *alquifoux* par quelques ouvriers.

Stannum, *Etain.* L'Etain est un métal imparfait d'une couleur qui approche de celle de l'argent, peu tenace, peu élastique très-malléable, faisant un bruit particulier lorsqu'on le plie.

Il est très-douteux qu'il existe de l'étain vierge ou naturel; il est presque toujours minéralisé par l'arsenic et mêlé avec le fer. On trouve cette mine en grandes masses, en cristaux octogones ou polygones, plus ou moins gros, noirs, rougeâtres, bruns et jaunâtres. On distingue l'étain de Cornouaille en Angleterre, et de Mélac, qui nous vient des Indes orientales; on soupçonne qu'il peut y avoir une mine d'étain en Brétagne, et ce que nous appellons macles, sont des espèces de grenats ou cristaux, contenant de l'étain en petite quantité.

Sulphur, *Soufre*. C'est une substance jaune, qui se fond à un léger degré de chaleur, se volatilise en entier si la chaleur est plus forte, et s'enflamme; la flamme en est bleue, accompagnée d'une fumée acide et suffocante. Le soufre se dissout dans les liqueurs alkalines et dans les huiles, mais non pas dans les acides, ni dans l'eau, ni dans les esprits vineux.

La plus grande partie du soufre qu'on trouve dans le commerce, se tire des substances minérales par une espèce de distillation; ou on le compose en unissant l'acide vitriolique avec des matières inflammables. Il y a en Saxe des fabriques de soufre où l'on favorise la formation d'une grande quantité

quantité de soufre fin, en entremêlant des lits ou couches de bois à brûler avec certains minéraux qui abondent en acide vitriolique, mais qui ne contiennent que fort peu, ou même point de soufre, et en mettant le feu à ce bois. On apporte ordinairement le soufre en grosses masses irrégulières, que l'on fait fondre et que l'on verse alors dans des moules cylindriques, en y ajoutant quelque résine grossière, de la farine, ou quelqu'autre substance semblable; de là vient la couleur pâle des rouleaux. Il se trouve assez souvent du soufre natif dans la terre; quelquefois il est en morceaux transparens, verdâtres, ou d'un jaune luisant, mais plus communément en morceaux gris, opaques, qui ont seulement quelques raies jaunes. Ce dernier est ce qu'on nomme soufre vif, *sulphur vivum*; quoique celui qu'on trouve dans le commerce sous ce nom, ne soit autre chose que ce qui reste après la sublimation du soufre. Toutes les espèces de soufre ne diffèrent nullement entr'elles lorsqu'elles sont parfaitement pures; malgré la préférence que quelques personnes donnent au soufre fossile, qui est le moins commun, ce dernier soufre est le moins propre de tous pour les usages de la médecine, étant le plus sujet à contenir des matières étrangères tant métalliques qu'arsenicales.

TUTIA, NIHIL GRISEUM, CADMIA, BOTRYTIS, *Tuthie.* C'est une matière impure qui se sublime durant la fusion du zinc, ou d'une substance argilleuse qui en est imprégnée : elle prend la forme de petits tubes semblables à une écorce d'arbre roulée. La tuthie est assez dure et pesante, de couleur brunâtre, et couverte extérieurement d'un grand nombre de petits points saillans : intérieurement elle est lisse et jaunâtre ; il y en a de morceaux qui sont bleuâtres ; mais cela vient de ce que la chaleur a fait élever jusqu'à eux quelques globules de zinc sous sa forme métallique. La tuthie passe pour un ophtalmique.

VIRIDE ÆRIS, ÆRUGO, AES VIRIDE, *Verd de gris.* Le verd de gris est du cuivre rouge corrodé et réduit en une espèce de rouille d'un très-beau verd par un acide vineux ; on ne se sert que du cuivre de Suéde, parce qu'il donne un verd de gris plus beau et en plus grande quantité. Cette matière, qui est d'un grand usage dans la peinture, se fabrique à Montpellier ; les vins de Languedoc étant spiritueux, sont plus propres que beaucoup d'autres pour transformer le cuivre en verd de gris.

ZINCHUM, *Zinch.* Le zinch est un demi-métal, pesant, d'une couleur semblable au plomb, et intérieurement d'un blanc qui tire sur le bleu. Il est assez difficile à rompre : c'est le plus ductile de tous les demi-métaux, il est inflammable et volatil, et se fond assez aisément au feu. Il exige cependant un degré de chaleur plus violent que l'étain et l'antimoine. Il produit en s'allumant une flamme jaunâtre ou verdâtre, et se sublime sous la forme d'une fumée blanche. Lorsqu'on retient ces vapeurs, elles forment des filamens blancs et cotoneux connus sous le nom de fleurs de zinch, on de *Nihilum album.* On nous apporte le zinch d'Allemagne, et surtout de Goslar; il en vient aussi des Indes orientales qu'on nomme *Toutenague*; mais on ne connoît ni la mine qui le produit ni la manière de l'exploiter.

CHAPITRE VI.

Substances Marines.

AMBRA GRISEA, AMBRUM, SEU CINERITIA. *Ambre gris.* C'est une substance bitumineuse d'une couleur grisâtre, ou cendrée, entremélée de petites taches ou veines noires et jaunâtres. On le trouve ordinairement en masses inégales un peu opaques, fort légères, d'un tissu peu solide, friables jusqu'à un certain point comme la cire. Cette substance sous sa forme concrete flotte sur la surface de la mer, et les vagues en jettent sur les côtes, principalement dans la mer des Indes; on en voit de tems en tems dans nos mers, ainsi que dans celle du Nord. On attribue à l'ambre gris la propriété de fortifier le sistême nerveux, d'être cordial, et trés-éficace dans les maladies de la tête.

Asphaltum, Bitumen judaicum, *Bitume de Judée.* C'est un bitume léger, cassant et solide, d'une couleur sombre à l'extérieur, noir et luisant à l'intérieur; il n'a que très-peu de goût et presque point d'odeur, à moins qu'on ne l'échauffe, alors il s'en exhâle une odeur de poix très-forte: on le trouve en grandes quantités en terre dans plusieurs endroits de l'Egypte, et sur la mer morte; mais on ne l'apporte que très-rarement. On emploie à la place du vrai asphalte, d'autres substances bitumineuses qu'on trouve en France, en Allemagne, et en Suisse: celles-ci ont une odeur de poix plus forte, mais du reste elles ressemblent assez au vrai asphalte. Ce bitume est, dit-on, résolutif, discussif, agglutinatif, sudorifique, émollient.

Corallina, Muscus corallinus, marinus, *Coralline*, ou *Mousse marine.* Cette substance, pierreuse, blanchâtre, se trouve sur les rochers, et quelquefois sur les écailles des poissons. C'est une espèce de ruche ou l'habitation d'insectes qu'on nomme polypes. On la vente comme un puissant vermifuge.

CORALLIUM ALBUM, *Corail blanc.*

CORALLIUM RUBRUM, *Corail rouge.* Les coraux sont des productions marines, de la même nature que la coralline dont nous venons de parler, c'est-à-dire, qu'ils sont également l'ouvrage d'insectes. On ne peut les regarder que comme de purs absorbans.

SPONGIA MARINA, *Eponge.* C'est une substance molle, légère, très-poreuse et compressible, que l'eau pénètre promptement. On la trouve attachée aux rochers, particulièrement dans la mer méditerranée, aux environs des îles de l'Archipel.

L'éponge crue est employée quelquefois à servir de tente pour dilater les plaies et les ulcères, à cause de la propriété qu'elle a de se pénétrer d'eau et d'acquérir un plus gros volume.

MARGARITAE, UNIONES, PERLAE OFFICINIS, *Perles.* Ce sont de petites concrétions, d'un blanc transparent, qu'on trouve dans la coquille appellée *concha margaritiferæ*, et dans des huitres, des moûles et autres coquillages. Les perles les plus estimées nous viennent des deux Indes, et sont connues sous les noms de perles orientales, et perles occidentales. Les orientales, qui sont les plus belles, ont une couleur plus brillante que les occidentales ; la couleur de ces dernières étant un peu laiteuse. On en trouve aussi d'une espèce inférieure aux précédentes dans l'océan d'Europe, particulièrement sur les côtes d'Ecosse. Les perles grossières et raboteuses sont celles qu'on employe le plus ordinairement dans la médecine. Leur vertu principale, et l'effet qu'on peut en attendre, est d'absorber les acides des premières voies.

Succinum. Electrum, Carabe, Ambarum, Glessum. *Ambre jaune*, ou *Succin*. C'est une substance solide, cassante, bitumineuse, qu'on trouve dans la terre ou sur les côtes de la mer, principalement sur celles de la Prusse-Polonoise, et de la Pomérani e. Il y a du succin blanc, du jaune et du brun : il est ou opaque, ou fort clair et transparent. Les espèces de succin qui sont opaques et d'une couleur foncée, deviennent plus claires, plus pâles plus transparentes et plus dures, quand on les met en macération dans les huiles par expression et des graisses animales. Le succin que l'on fait bouillir dans de l'eau, ne subit aucune altération sensible ; quand on l'expose à une plus forte chaleur, il se fond en une masse noire, comme il arrive à quelques-uns des bitumes les plus communs ; lorsqu'il brûle, son odeur ressemble à celle qui s'élève des meilleurs charbons de terre ; et distillé, il rend une huile particulière et un sel volatil acidule. Le succin en substance a fort peu de goût et d'odeur ; c'est ce qui a donné lieu à quelques personnes de le regarder comme un simple corps terreux sans vertu. Il passoit autrefois pour un absorbant, et a été employé comme tel ; mais il n'a certainement pas cette propriété, puisqu'aucun acide n'agit sur lui. On le prétend salutaire dans les fleurs blanches, les écoulemens qui suivent les gonorrhées et dans les maladies hystériques. Il se prescrit quelquefois en pareils cas en poudre impalpable, à la dose d'un gros.

RÈGNE VÉGÉTAL.

SECTION II.

CHAPITRE PREMIER.

Les végétaux sont des corps hydrauliques organisés, attachés à la terre par certaines parties que l'on appelle racines, qui sont composées de vaisseaux et de fluides qui y coulent.

Parmi les vaisseaux qu'on a découverts dans les plantes, il y en a qui sont destinés à porter la sève ou le suc nourricier de la plante, d'autres qui la reçoivent des entrailles de la terre ou de l'air, d'autres qui servent à chasser au dehors le superflu de cette nourriture ; il y en a d'autres encore qui ne sont destinés qu'à porter l'air nécessaire à la végétation, et d'autres enfin qui sont remplis d'un suc particulier qui ne se trouve que dans quelques espèces.

Les feuilles des plantes ont des vaisseaux enhalans, et des vaisseaux absorbans ; les premiers servent à la transpiration, et les seconds à pomper l'air. Le principe d'inflammabilité qui s'unit aux huiles et aux résines, est, selon quelques-uns, un véritable suc nourricier.

La sève n'est pas toujours la même dans les plantes : dans leur jeunesse elle est aqueuse et très-fluide ; à mesure qu'elle s'élabore le rapport du principe aqueux aux autres principes diminue, elle varie encore suivant le tems et l'âge. Il y a des plantes qui dans leur premier âge ne contiennent qu'un acide, mais il y en d'autres dans lesquelles on en trouve deux, et quelquefois les trois acides végétaux, lorsqu'elles sont dans un âge plus avancé. Il est donc important de bien connoître ces différences, pour savoir le tems où l'on doit prendre les plantes relativement aux usages auxquels on les destine.

Outre la sève, on trouve dans les plantes différens autres sucs. Les fleurs, par exemple, qui sont destinées à perfectionner l'ouvrage de la génération, contiennent un esprit très-volatil, qui porte l'odeur de la plante; quelquefois cet esprit est dans les organes mêmes de la génération, aussi ces plantes perdent-elles toute leur odeur dès que la fécondation est faite. Les étamines sont chargées d'une poussière que les abeilles recueillent et dont elles composent leur cire. Cette poussière est la partie fécondante du mâle. A la racine des étamines on trouve une rosée mielleuse qui transsude du fond des fleurs : c'est le miel dont les abeilles se nourrissent.

Le suc des semences est de deux espèces : celui qui est dans l'embryon même de la semence est sans odeur et insipide; celui qui est contenu dans les membranes est souvent odorant et savoneux, il contient alors l'huile de la plante et l'esprit volatil de la fleur. Ces liqueurs conservent l'embryon et le défendent contre le froid de l'hiver. Les écorces sont aux arbres ce que la peau est aux animaux: on y trouve des tuyaux particuliers qui charient une huile épaisse en hiver; et fluide en été; il y a aussi des arbres dans lesquels cette huile transsude dans cette saison. Cette huile exposée à l'air perd une partie de son humidité, et devient un baume; lorsqu'elle y reste long tems, elle se desséche et forme une résine.

ABSINTHIUM VULGARE MAJUS. *Grande Absinthe.* Cette plante se cultive dans les jardins. On se sert de ses feuilles et de ses sommités. L'absinthe est un amer aromatique, dont on fait un très-grand usage dans plusieurs maladies de l'estomac, dans les suppressions des règles.

ABSINTHIUM MARINUM ALBUM. *Absinthe marine.* Cette plante vient sur les bords de la mer, et dans les marais salés. On se sert de ses sommités; mais elle est plus en usage en Angleterre qu'en France.

Nous nous servons plus communément en France d'une autre espèce d'absinthe nommée ABSINTHIUM PONTICUM TENUIFOLIUM *Absinthe à feuilles découpées*, ou *petite*

Absinthe. Cette plante se cultive dans les jardins; on la substitue quelquefois à la grande absinthe, mais elle est moins amère.

Acetosa, Oxalidis, Rumex, acetosa pratensis, *Oseille.* Elle croît ordinairement dans les prés, les jardins, etc. On doit la cueillir au printems.

Acori radix, Acorus verus officinis, falso Calamus aromaticus gerardi. *Le vrai Acorus.* On a confondu dans les pharmacopées et dans plusieurs matières médicales, la plante dont nous parlons ici avec le vrai *calamus aromaticus*, qui est une plante très-différente. L'*acorus verus*, ou le vrai acorus dont il s'agit ici, est une racine assez longue, noueuse, roussâtre extérieurement, blanche à l'intérieur, dont la saveur est amère, âcre et aromatique. Il faut la choisir mondée de ses filamens, difficile à rompre. Elle croît dans beaucoup de contrées de l'Europe; plusieurs pharmacopées l'employent sous le nom de *calamus aromaticus.* C'est une substance aromatique amère, que l'on regarde comme stomachique, carminative, hystérique, alexipharmaque, et qui entre dans nombre de préparations officinales. Il vient d'Asie une racine d'acorus qui ne diffère de celle d'Europe, que parce que celle d'Asie est plus mince, mais qui, au reste, a les mêmes qualités et vertus que la précédente ; cependant on doit préférer la première.

Agrimonia folia, *Aigremoine*. Cette plante est très-commune dans les haies et sur les bords des champs cultivés de la plus grande partie de l'Europe. Ses feuilles ont un goût herbacé un peu âcre et âpre, accompagné d'une odeur aromatique. L'aigremoine passe pour apéritive, détersive, propre à fortifier le ton des viscères ; c'est pourquoi on la recommande dans les maladies scorbutiques, la foiblesse et le relâchement des intestins.

Alcea radix majoris, malva silvestris folio canabius, *Racine d'Alcée* ou *Alcéa* ou *Mauve sauvage*. Cette plante, qui croît naturellement en France, en Allemagne, en Angleterre, se distingue assez facilement d'avec la guimauve ordinaire par ses feuilles qui sont découpées. Elle vient dans les haies, et fleurit pendant la plus grande partie de l'été. Les qualités de l'alcée sont les mêmes que celles de la guimauve et de la mauve ; mais elle paroît être moins mucilagineuse que l'une et l'autre.

Allii radix sativi vulgaris, *Ail*. Les racines de l'ail sont bulbeuses, d'une forme ronde régulière, ayant beaucoup de chevelus ou de racines fibreuses à leurs extrémités au talon ; chaque racine est composée de nombre de bulbes plus petites, qu'on nomme gousses d'ail, qui sont enveloppées d'une tunique membraneuse commune, et peuvent se séparer très-facilement les unes des autres. Toutes les parties de cette plante, mais encore plus spécialement sa racine, ont une odeur forte et désagréable, et un goût âcre presque caustique. La racine ou la bulbe appliquée sur la peau, l'enflamme et souvent y forme un ulcère; son odeur est extrêmement pénétrante et se répand au loin. Lorsqu'on l'applique à la plante des pieds, son odeur se répand bientôt par l'haleine; pris intérieurement elle communique son odeur à l'urine, à la matière qui sort du cautère, et s'échappe par les pores de la peau.

Cette plante vivace croît en Sicile, et on la cultive dans la plus grande partie de l'Europe.

Radix Altheae, Bismalvae, Ibisci, *Racine de Guimauve.* Cette plante croît en grande quantité aux environs de Paris, et dans une grande partie de l'Europe. Elle fleurit au mois de Juin; le tems le plus convenable pour la cueillir est dans l'automne. On se sert quelquefois de la racine de guimauve extérieurement pour amolir et faire mûrir les tumeurs dures: on dit qu'elle facilite la sortie des dents quand on la tient sur les gencives qu'elles se préparent à percer; intérieurement elle est anodine et émoliente.

AMARÆ DULCIS, DULC-AMARÆ, SOLANI GLYCY PICRI, VITIS SYLVESTRIS, SOLANI SCANDENTIS, *Racine de dulc-amara*, *Morelle grimpante*, *Vigne de Judée*. Herbe vivace qui croît dans une grande partie de l'Europe, spécialement aux environs de Paris. On recommande les parties de cette plante comme des médicamens propres à dissiper les obstuctions, rendre fluide le sang coagulé, et on dit qu'elles occasionnent communément une évacuation considérable, soit par les sueurs, soit par les urines, ou par les scelles.

ANCHUSE, ALKANNÆ RUBRÆ, *Racine d'Alcanna*, ou *Orcanette*. Cette racine nous est apportée de l'Orient, et d'Italie; elle croît aussi en France. On doit la choisir petite et fibreuse. Elle est fort apéritive, cependant un peu astringente. Son usage ordinaire est de donner une forte couleur de pourpre. On s'en sert fort peu intérieurement.

ANGELICA SATIVÆ, *Racine d'angelique de Bohême*. On donne le nom d'angelique à des plantes qui sont un peu différentes entr'elles. On employe plus fréquemment celle dont la racine est grosse de trois doigts. Elle a beaucoup de fibres; elle est noire, et ridée à l'extérieur, blanche intérieurement, molle, pleine d'un suc âcre, amer, et elle répand une odeur aromatique fort agréable. Sa tige est haute de plus de deux coudées, creuse et branchue; elle a de grandes feuilles semblables à celle de l'ache des marais, mais plus aigues. Ses fleurs sont disposées en ombelles ou en parasols; chacune d'elle a cinq feuilles disposées en rose blanche; le calyce se change en un fruit composé de deux graines oblongues, cannelées, et bordées d'une aile très-mince.

L'angelique passe pour être stomachique, cordiale, sudorifique, vulneraire.

ANISUM INDICUM STELLATUM, BADIAN DICTUM, *Anis des Indes*, ou *étoillée*, ou *Badiane*. L'arbre qui donne ce fruit est appellé *Evonymo affinis Philippinarum insularum*, *Anisum spirans*, *nuculas in capsulis stelliformiter congestis proferens*. Son tronc est gros et branchu, et s'élève à la hauteur de deux brasses; de ses branches sortent des côtes feuillées, longues d'une coudée. Les fleurs, au rapport de Camelli, sont en forme de grappes, de la grandeur de celle du poivre. Cet arbre croît dans la Tartarie, la Chine et les îles Philippines.

On ne se sert en médecine que de la semence, à qui on a donné la propriété de fortifier l'estomac, de dissiper les vents et d'exciter les urines.

ANISUM VULGARE, *Anis*. Plante annuelle ombelifère. Elle croit naturellement en France. Sa racine est menue, ses feuilles inférieures sont arrondies, longues d'un pouce et plus, crenelées et lisses. Ses fleurs sont petites, blanches, en rose, disposées en parasol, et composées de cinq pétales échancrés. Le calice se change en un fruit oblong, ovoïde, formé de deux semences menues, convexes et cannelées, d'un verd grisâtre; d'une odeur et d'une saveur douce et très-suave.

On ne se sert en médecine que de la semence; c'est une des quatre semences chaudes majeures: elle a à peu-près les mêmes propriétés que l'anis des Indes.

ANTHORAE, SIVE ANTITHORAE, *Anthore*. On ne se sert en médecine que de la racine, qui est de la grosseur d'environ un pouce, tubereuse, tantôt arrondie, tantôt oblongue, presque semblable aux racines du souchet, et garnie de fibres; brune en déhors, blanche en dedans, d'un goût amer et qui ressère la gorge.

Cette plante vient en abondance dans les montagnes de la Savoye, de la Suisse et de la ci-devant province de Dauphiné.

On

On dit que la racine d'anthore sert non-seulement contre l'aconit, mais encore contre les autres poisons. Clusius regarde l'usage de cette racine comme suspect, et croit qu'il vaut mieux s'en abstenir.

Apium palustre, *Ache.* Herbe vivace qui croît aux environs de Paris.

Les feuilles de cette plante sont plus larges que celles du persil des jardins, ses fleurs sont en rose, disposées en ombelles à l'extrémité des tiges; elles sont à cinq pétales blancs, disposés en rond et portés sur un calyce qui se change en un fruit arrondi, composé de deux petites graines odorantes, âcres, convexes et cannelées d'un côté, applaties de l'autre.

La racine est une des cinq racines apéritives majeures; les semences qui sont assez aromatiques, ont été employées comme carminatives. On nomme *apium dulce*, ou céleri, une variété de cette plante que l'on doit à la culture: mais elle est plus d'usage comme aliment ou assaisonnement, que comme médicament.

Aquilegia sylvestris, *Ancolie.* Cette plante vient communément dans les bois des environs de Paris. Ce qui en est le plus d'usage dans la médecine ce sont ses feuilles et ses graines.

Ses feuilles sont trois à trois, semblables à celles de la grande chélidoine, cependant un peu plus rondes, découpées, tout au tour, de couleur de verd-de-mer en dessous d'un verd foncé en dessus, avec une légère teinture de bleu ; ses rameaux portent chacun une fleur bleue, ou rougeâtre, irréguliere, composée de plusieurs pétales. Du milieu de la fleur s'élève un pistile accompagné d'étamines, lequel se change en un fruit composé de quatre ou cinq gaînes droites, membraneuses, disposées en manière de tête à une seule cavité, qui souvrent par le haut, et restent fermés vers le bas, remplies de petites graines de la grosseur d'un grain de milet, ovales, en carêne, noires, lisses, renfermant sous une pellicule une petite amande huileuse.

Toute cette plante est apéritive ; elle excite les règles, les urines et les sueurs.

Argentina, potentilla, *Argentine*. Cette plante vient en abondance dans les lieux humides, le long des chemins, sur le bord des rivières.

Sa racine est noirâtre, tantôt simple, tantôt fibreuse ; ses feuilles ressemblent assez à celles de l'aigremoine ; ses fleurs naissent seule à seule de l'aisselle des feuilles qui embrassent les petites tiges par leurs appendices: elles sont portées sur de longs pédicules velus, composées de cinq pétales jaunes.

Le pistile se change en une tête sphérique de trois lignes de diamètre, couverte de plusieurs petites graines arrondies, jaunâtres, semblables à celles du pavot.

On dit que cette plante est rafraichissante, astringente, dessicative, repercussive et fortifiante. On la met parmi les plantes vuélnraires astringentes.

ARISTOLOCHIA LONGA, *Aristoloche longue.* C'est une racine oblongue, ronde de la grosseur du pouce et quelquefois de celle du bras, et de la longueur d'un pied, ridée, brune en déhors, jaunâtre en dedans, d'un goût et d'une odeur semblables à ceux de l'aristoloche ronde, mais moins forts. On l'apporte des ci-devant provinces de Languedoc et Provence.

ARISTOLOCHIA ROTUNDA, *Aristoloche ronde.* C'est une racine tubéreuse, solide, épaisse de trois pouces, arrondie, ridée, garnie de quelques fibres, brune en déhors, jaunâtre en dedans, couverte d'une écorce épaisse: elle est âcre, aromatique, et laisse sur la langue une amertume désagréable. On l'apporte des mêmes pays que la précédente.

ARISTOLOCHIA TENUIS, *Petite Aristoloche.* C'est une racine jaunâtre d'une odeur aromatique, assez agréable, d'un goût âcre et amer. Elle est composée de plusieurs fibres menues, longues, attachées à un tronc commun.

Aristolochia clematitis recta, *Aristoloche clématile, Aristoloche des vignes, ou Saracene*. Sa racine est grêle, droite, fibreuse.

Les vertus médecinales de cette racine sont d'échauffer, d'irriter, d'attenuer les sérosités visqueuses, la pituite épaissie, et de favoriser la secrétion des humeurs en général. Il en croît en abondance dans la ci-devant province de Languedoc, près de Montpellier. On en trouve aussi dans les environs de Paris.

Artemisia vulgaris, *Armoise*. Cette plante croît naturellement dans une grande partie de l'Europe, spécialement aux environs de Paris.

Sa racine est rampante, de la grosseur du doigt, fibreuse, douce et aromatique; ses tiges sont hautes de deux coudées et plus, cylindriques, cannelées, un peu velues, fermes, le plus souvent purpurines, moëlleuses et branchues. Ses feuilles sont nombreuses, placées alternativement, découpées, comme celles de l'absinthe, jusqu'à la côte, d'un verd foncé en dessus, blanchâtres en dessous; par où on la distingue facilement de l'absinthe. Ses fleurs naissent, en grand nombre, au sommet de ses ramaux, disposées en épis : elles sont très-petites, composées de plusieurs fleurons purpurins, découpés en cinq parties, portés chacun sur un embryon, et renfermés dans un calice écailleux. Ses fleurs sont plus nombreuses que dans l'absinthe, plus petites et droites : leur odeur est aromatique.

Les feuilles de l'armoise passent principalement pour anti-histériques et utérines.

ARUM VULGARE NON MACULATUM, *Pied-de-Veau sans tache.* Sa racine est tubereuse, charnue, de la grosseur du pouce, arrondie, mais mal formée, blanche, remplie d'un suc laiteux, garnie de quelques fibres. Ses feuilles sont longues de neuf pouces, presque triangulaires, semblables à une flèche, luisantes et veinées. Sa tige est longue d'environ une coudée, cylindrique, cannelée : elle porte une fleur membraneuse, d'une seule pièce, irrégulière, de la figure d'une oreille d'âne ou de lievre, roulée en manière de gaine, d'un blanc verdâtre, dans laquelle est logé un pistile d'un jaune pâle, à la naissance du quel plusieurs grains, comme ceux des raisins, ou plusieurs baies se trouvent rassemblées en une tête oblongue. Ces baies sont sphériques, couleur de pourpre, molles, pleines de suc; elles renferment une ou deux petites graines un peu dures et arrondies. Toute la plante est d'une saveur fort âcre, et qui brûle la langue.

ARUM MACULATUM VULGARE, *Pied-de-Veau marqué de taches.* Cette plante ne diffère de la précédente que par les taches blanches ou noires dont ses feuilles sont parsemées : elle naît dans les forêts et à l'ombre, le long des chemins et dans les haies, aux environs de Paris.

On ne fait usage en médecine que de la racine. On lui attribue la propriété d'être stomachique, de resoudre la mucosité visqueuse et épaisse attachée dans l'estomac et les intestins. On la vante beaucoup dans l'asthme humoral.

ASARUM, *Cabaret* ou *Oreille d'Homme.* Cette plante croît naturellement dans les endroits tempérés de l'Europe.

Sa racine menue, rampante, fibreuse, brune, âcre, un peu amère, aromatique, cause des nausées, et a l'odeur de la valérianne des jardins. Ses feuilles sont rondes, à oreilles, roides, luisantes, d'un verd foncé, portées sur de longues queues. Ses fleurs sont cachées entre les feuilles près la racine, portées sur un pédicule court et grêle; elles sont à étamines purpurines : leur calice est épais, divisé en trois parties pointues et d'un pourpre foncé. Les graines qui se forment dans la partie postérieure du calice, ressemblent, quant à la figure extérieure, aux grains de raisins, et sont enveloppées d'une tunique brune, sous laquelle se trouve une moëlle blanche et un peu âcre.

Cette plante s'emploie comme sternutatoire; elle est aussi regardée comme purgative et propre à lever les obstructions et fortifier les viscères.

Asparagus sativus, *Asperge*. On ne se sert en médecine que de la racine, laquelle a une saveur amère, mucilagineuse, doucâtre; le fruit a à peu-près le même goût. C'est une des cinq racines apéritves. Le sommet des pousses a un goût plus agréable : cette partie de l'asperge excite l'appetit, mais elle est peu nourrissante : elle donne une forte odeur à l'urine après qu'on en a mangé. C'est la principale raison pourquoi on la dit apéritive.

Atriplex hortentis, *Arroche*, ou *la Bonne-Dame*. Cette plante est annuelle; on la cultive dans les potagers.

Ses feuilles sont rafraichissantes et légèrement laxatives.

Elles tempèrent les humeurs âcres et bileuses qui bouillonnent dans les premières voies et elles adoucissent les ardeurs et les inflamations qui en naissent.

Il y a plusieurs espèces d'arroche, dont trois sont d'usage en médecine : la blanche, la rouge, et la puante. On attribue aux deux premières la même propriété ; l'autre passe pour anti-hystérique : elle chasse les accès hystériques par son odeur. On fait aussi une teinture de ses feuilles dans de l'esprit de vin pour les mêmes maladies.

Bardana, Lappa major, *Bardane*, *Glouteron*. Cette plante croît dans les prés, sur les bords des chemins et dans les terres incultes. Sa racine est épaisse, simple, longue d'un pied, noirâtre en dehors, blanche en dedans, accompagnée de fibres d'une saveur douceâtre, et un peu austère. Ses feuilles sont amples, longues d'un pied et plus, garnies d'oreillettes des deux côtés près de leur queue, pointues à leur extrémité, velues, d'un verd foncé, blanchâtres en dessous. Ses fleurs sont formées en tête et naissent à l'extrémité de petites branches : elles sont composées de plusieurs fleurons purpurins, découpés profondément en cinq quartiers, portées sur un embryon, et soutenues dans un calice composé de plusieurs écailles terminées chacune par un crochet. L'embryon se change en une semence oblongue, applatie, cannelée, noirâtre, garnie d'une aigrette fort courte, elle est d'une saveur un peu amère et acre. La racine de la Bardane passe pour apéritive, diurétique et diaphorétique.

BECCABUNGA, VERONICA AQUATICA, *Beccabunga*. Herbe qui croît sur le bord des eaux vives. Les feuilles du beccabunga ont une saveur herbacée et un peu d'amertume. Elles passent pour détersives, savoneuses, propres à atténuer les humeurs visqueuses sans causer le moindre picottement, ni irritation. On en fait prendre le suc dans les cas de scorbut, où les anti-scorbutiques âcres ne conviennent pas.

On ne se sert en médecine que de ses feuilles.

BETA RUBRA et ALBA, *Poirée rouge et blanche*, *Bette-rave*. Ces plantes sont cultivées dans les jardins, principalement pour l'usage de la table.

Les décoctions des poirées et de la betterave lâchent un peu le ventre, ce qui les a fait mettre parmi les herbes émollientes: elles sont peu nourrissantes et dérangent les estomacts foibles et délicats.

BETONICA PURPUREA, *Bétoine*. Cette plante croît dans les bois et les prairies. Sa racine est de la grosseur du pouce, coudée, fibreuse, chevelue, amère au goût. Ses tiges sont hautes d'une coudée, quadrangulaires, noueuses. Ses feuilles naissent sur les nœuds des tiges deux à deux opposées, ou couchées par terre et sans ordre, portées sur des queues longues d'environ un palme; elles sont oblongues, velues, ridées, d'un verd foncé, dentelées tout au tour et ont une saveur aromatique. Ses fleurs sont en grand nombre, disposées en épis et par anneaux; elles sont d'une seule pièce, en gueule, purpurines, ayant la lèvre supérieure relevée et pliée en gouttière, et l'inférieure divisée en trois parties: leurs étamines qui sont de la même couleur, sortent du milieu de la fleur: leur calice est d'une seule pièce découpée en cinq parties : le pistile est attaché en manière de clou à la partie postérieure de la fleur, et il est comme environné de quatre embryons qui se changent en autant de graines arrondies, brunes et renfermées dans une capsule qui étoit le calice de la fleur.

La betoine est résolutive, apéritive et détersive; elle est surtout céphalique, hépatique, sphénique, diurétique, vulnéraire. On la recommande dans les maladies de la tête.

Bistortae Radix, *Bistorte.* Herbe vivace qui croît dans les prairies un peu humides d'une grande partie de l'Europe.

La racine de bistorte est environ de la grosseur d'un petit doigt, d'un brun noirâtre à l'exterieur et rougeâtre à l'intérieur; elle est le plus souvent recourbée et repliée avec beaucoup de nœuds et de chevelus; la racine de l'espèce de bistorte dont il s'agit ici, n'a pour l'ordinaire qu'un ou deux tours, les autres en ont trois ou davantage.

Toutes les parties de la bistorte ont un goût âpre et austère, particulièrement la racine qui est un des plus forts astringens du règne végétal. On l'employe dans toutes les sortes d'hémorrhagies excessives, dans la peste et les fievres malignes ; cela ne peut venir que de son sel alumineux, ou de son soufre bitumineux qui embarasse et enveloppe les sels âcres de la masse du sang.

Borraginis flores, folia, *Bourrache.* Herbe annuelle qui croît dans une grande partie de l'Europe, spécialement près Paris.

Les feuilles de la bourrache sont nitreuses, rafraichissantes, apéritives, légerement fondantes ; elles s'employent fréquemment dans les bouillons, les tisanes, les apozêmes ; on en donne aussi le suc exprimé, comme joignant aux vertus précédentes, celles d'atténuer les humeurs visqueuses et d'exciter une abondante transpiration. Les fleurs de bourrache passent pour cordiales ; mais comme elles ont très-peu d'odeur et de saveur, il y a lieu de croire qu'elles n'ont pas cette vertu, et n'en possèdent presque point d'autre que celle d'être adoucissantes.

Bryonia alba, *Brione couleuvrée* ou *Vigne blanche.* Cette plante vient communément dans les haies et les forêts, surtout dans les pays tempérés, ou un peu froids On en trouve beaucoup aux environs de Paris.

Les racines de la brione sont très-grosses, égalant quelquefois la cuisse d'un homme : leur odeur lorsqu'elles sont fraiches, est forte et désagréable ; la saveur est très-amère, âcre et mordante. Le suc en est si âcre, qu'au bout de peu de tems il fait venir des ulcères à la peau ; ces mêmes racines dessechées perdent une grande partie de leur acrimonie, et presque toute leur odeur.

La racine de brione est un purgatif fort et irritant. On l'emploie dans l'hydropisie, la passion hystérique, l'asthme, l'épilepsie, le vertige, etc. Un extrait fait avec de l'eau, agit avec moins de violence et de danger que ne fait la racine en substance.

Buglossum, Buglossa, *Buglosse*. Herbe vivace qui croît dans une grande partie de l'Europe, particulièrement aux environs de Paris.

La buglosse a une saveur visqueuse et doucâtre qui excite une sensation de froid : les racines sont plus visqueuses que les feuilles, les fleurs le sont moins que toutes les autres parties. Ces qualités indiquent que la plante est utile dans les maladies bilieuses, accompagnées de chaleur, dans les maladies inflammatoires, dans celles où les humeurs sont âcres et trop atténuées; les fleurs sont du nombre des quatre fleurs cordiales; elles adoucissent et rafraichissent modérément, sans offenser l'estomac.

BUGULAE SIVE CONSOLIDA MEDIAE, FOLIA, *Bugle*. Cette plante se plait dans les prés et à l'ombre.

Les feuilles ont d'abord un goût douçâtre, qui peu à peu devient amer et styptique. On les recommande comme un médicament vulnéraire, et dans tous les cas où il convient d'employer les doux astringens et fortifians.

BURSA PASTORIS, *Le Tabouret* ou *Bourse à berger*. Les feuilles de cette plante sont quelquefois entières, mais le plus souvent découpées profondément sur les côtés pour ainsi dire, comme le pissenlit. On ne se sert en médecine que des feuilles. Cette plante vient partout dans les environs de Paris, le long des chemins, dans les lieux incultes et déserts.

On met cette plante au rang des vulnéraires, des astringentes et raffraichissantes.

CALAMINTHAE FOLIA, *Calament*. Herbe vivace qui croît dans une grande partie de l'Europe, mais sur-tout aux environs de Paris.

Les feuilles ont une saveur chaude et une odeur de pouliot très-forte : comme médicament, elles ne diffèrent de la menthe ordinaire, qu'en ce qu'elles sont plus échauffantes, et d'une odeur moins agréable ; cette dernière qualité fait employer préférablement le calament dans les cas hystériques.

Calcitrapa, *Chausse-trape*, *Chardon étoilé.* Cette plante se trouve aux environs de Paris et dans une grande partie de l'Europe.

Elle est diurétique, vulnéraire et fébrifuge.

Calendulae flores, Caltha vulgaris, *Le Souci.* Herbe annuelle qui croît dans une grande partie de l'Europe, spécialement aux environs de Paris.

Les fleurs du souci sont regardées comme apéritives, atténuantes, cardiaques, et sudorifiques : on les employe principalement contre les suppressions des règles, la jaunisse, et pour faire sortir la petite vérole. Cependant leurs qualités sensibles ne donnent pas lieu de croire qu'elles ayent aucune de ces vertus : elles ont à peine de la saveur, et fort peu d'odeur. Les feuilles visqueuses ont d'abord une saveur douceâtre ; à laquelle succède une saveur savoneuse plus durable, accompagnée de chaleur et de picotement, ce qui semble promettre dans cette plante un médicament stimulant, apéritif et anti-scorbutique.

CAMPHORATA HIRSUTA, *Camphrée*. Cette plante vient communément dans les ci-devant provinces de Languedoc et Provence.

Sa racine est ligneuse sest feuilles sont minces, velues, médiocrement roides, d'une odeur aromatique et qui approche un peu du camphre quand on les frotte entre les doigts; d'une saveur un peu âcre; ses fleurs sont sans pétales, et composées de quatre étamines garnies de sommets de couleur de rose.

Lobel est presque le seul parmi les botanistes qui ait fait mention des vertu s de cette plante. Il lui attribue la vertu astringente et vulnéraire; elle sert aussi dans l'asthme humide, contre l'hydropisie.

CAPILLUS VENERIS, *sive* ADIANTHUM NIGRUM, *Capillaire de Montpellier, le vrai Capillaire*. Cette herbe basse qui est toujours verte, est une de celle qu'on appelle capillaires, à cause de la ténuité de leurs tiges. Elle croît naturellement dans les parties méridionales de l'Europe. Ses feuilles ont une odeur agréable, mais très-foible, et une saveur mucilagineuse mêlée d'âcreté qu'elles communiquent fort promptement à l'eau bouillante. Le capillaire a été très-vanté contre les maladies de poitrine qui proviennent d'une trop grande quantité de fluidité de sucs, et de leur acrimonie, contre les obstructions des viscères, et enfin pour faciliter l'expectoration des phlegmes visqueux; mais il ne paroît pas que l'on ait aujourd'hui grande confiance en cette plante pour remplir de semblbles indications. Il y en a plusieurs espèces.

ADIANTHUM ALBUM

ADIANTHUM AMERICANUM, *vel* CANADENSE OFF. Ce dernier croît dans beaucoup de contrées de l'Amérique, c'est celui de tous qui a la saveur la plus agréable.

CAPPARIS SPINOSA, *Caprier.* Arbrisseau épineux des contrées méridionnales de l'Europe.

L'écorce de la racine est assez épaisse, de couleur de cendre, avec plusieurs lignes saillantes ou inégalités transversales à sa surface : coupée en morceaux et dessechée elle prend la forme de petits tuyaux. Cette écorce a un goût âcre et un peu amer : elle passe pour apéritive et diurétique.

Les boutons des fleurs assaisonnés avec du vinaigre servent pour la table : on leur suppose la vertu de donner de l'appetit, d'aider la digestion, et on les dit particulièrement salutaires comme détersifs et apéritifs dans les obstructions du foie et de la ratte.

CAPRFOLII

CAPRIFOLII, FOLIA ET FLORES, *Chevre-feuille.* Arbrisseau sarmenteux qui croît dans une grande partie de l'Europe, spécialement aux environs de Paris.

La beauté et la bonne odeur des fleurs du chevre-feuille lui ont procuré une place dans les jardins. Les feuilles ont une odeur désagréable ; la saveur des fleurs et des feuilles est âpre et herbacée ; on a dit que ces feuilles et ces fleurs sont diurétiques et apéritives, mais aujourd'hui on en fait fort peu d'usage.

CARDAMOMI MAJORIS, SEMEN, *la graine de paradis, le grand Cardamome.* Plante vivace de Guinée. On n'emploie que les semences.

C'est un fruit desseché, long d'environ un pouce, qui contient sous une peau épaisse deux rangs de petites graines triangulaires, d'une saveur chaude et aromatique.

CARDAMOMI MINORIS, SEMEN, *le petit Cardamome.* Plante vivace des Indes.

Ce cardamome a à peine la moitié de la grosseur du précédent, mais il a la saveur et l'odeur plus fortes. Les graines des deux cardamomes ont une saveur chaude, agréable, piquante et aromatique ; et on les emploie fréquemment en médecine dans les cas où de pareils remèdes sont indiqués.

CARDIACAE, FOLIA, *Agripaume.* Plante qui croît en Europe, spécialement dans les environs de Paris. On ne se sert en médecine que des feuilles.

Les feuilles d'agripaume ont une saveur amère et une odeur assez forte ; ont les dit utiles dans les maladies hystériques, pour fortifier l'estomac et procurer l'écoulement de l'urine.

CARDUI BENEDICTI, FOLIA et SEMEN, *Chardon bénit.* Plante annuelle qui croît dans les contrées méridionales de l'Europe et qui fleurit en Eté. Il n'y a que les feuilles et les graines qui soient d'usage.

Ces feuilles et ces graines ont un goût amer et pénétrant, leur odeur est assez désagréable ; mais elles la perdent en grande partie, quand on les garde longt-ems.

Les vertus du chardon bénit paroissent peu connues dans la pratique actuelle : on se sert quelquefois de la décoction des feuilles dans l'eau pour exciter le vomissement, et d'une forte infusion pour aider l'opération des autres émétiques.

CARLINAE, SEU CHAMAELEONIS ALBI, RADIX, *la Carline* ou *le Caméléon blanc.* Plante vivace qui croît naturellement dans les montagnes d'Allemagne et du midi de l'Europe. On ne se sert que de la racine.

La racine de la carline est environ de la grosseur d'un pouce, roussâtre en déhors, blanchâtre ou jaunâtre en dedans. Sa superficie se trouve comme rongée et percée de quantité de petits trous, ou mangée des vers. Elle a une forte odeur, et un goût âcre, amer et aromatique. On la regarde comme un médicament diaphorétique et sudorifique.

Carthami semen, *le Carthame* ou *le Safran batard*. Plante vivace qui croît naturellement en Egypte, et se cultive en Allemagne pour l'usage des teintures. La semence seule est employée en médecine.

Quand on n'est pas botaniste, on distingue avec peine à l'œil les fleurs de carthame bien conservées d'avec le safran; mais le défaut d'odeur de celles du carthame les fait bientôt découvrir. Les graines sont blanches, lisses, oblongues, à quatre angles, longues de trois lignes, d'un goût visqueux, doucâtre, qui bientôt devient âcre et soulève l'estomac. Ces graines ont été recommandées comme cathartiques : elles opèrent fort lentement, et causent communément des tranchées quand on les donne en substance.

Carvi seu Cari, semen, Cumini pratensis. *Carvi.* Plante bisannuelle qui croît naturellement dans les contrées septentrionales de l'Europe. On ne se sert en médecine que de la semence.

F 2

Les graines de carvi ont une odeur aromatique et un saveur chaude et piquante ; elles sont du nombre des quatre semences chaudes majeures, et on les emploie fort souvent comme stomachiques et carminatives dans les coliques venteuses et autres maladies du même genre.

CARYOPHILLI AROMATICI, *Girofles*. Les cloux de girofles sont les calices des fleurs du *caryophillus aromaticus*. Cet arbre croît dans les îles Moluques, mais surtout dans l'île de Ternate où les Hollandois le cultivent. L'odeur des cloux de girofles est pénétrante et agréable ; leur saveur, quoiqu'agréable aussi, est cependant en même tems âcre, et laisse une impression de chaleur assez vive.

Les cloux de girofles sont très-stimulans ; ils sont unis avec raison au nombre des aromates les plus chauds ; ils sont dessicatifs et fortifians. On ne doit en user qu'avec précaution.

CARYOPHILLI RUBRI, *Oeillet rouge*. C'est une plante vivace des contrées méridionales de l'Europe. Il n'y a que ses pétales qui soient d'usage.

Elles ont la propriété de pousser à la transpiration, d'être cordiales et alexipharmaques.

Caryophillatae, radix, *Benoite.* Plante vivace qui croît naturellement dans la plus grande partie de l'Europe à l'ombre des arbres. On ne se sert que de la racine.

Elle a une saveur chaude, astringente, tirant sur l'amer, et d'une odeur agréable qui ressemble à celle du girofle, pendant l'automne surtout, et lorsqu'elle croît dans des contrées chaudes et des terrains secs. On emploie la benoite comme stomachique.

Caudae equinae, herba, *Préle* ou *Queue de cheval.* Plante vivace qui croît dans les terrains humides d'une grande partie de l'Europe, spécialement aux environs de Paris.

La préle passe pour un puissant astringent.

Centaurii Majoris, *la grande Centaurée.* Son usage est rare. La racine a une saveur austère et un peu âcre, on la regarde comme astringente.

Centaurii minoris, summitates, *petite Centaurée.* Cette plante croît naturellement dans une grande partie de l'Europe. On ne se sert que des sommités.

Cette plante passe pour un médicament amer, apéritif, et sans acrimonie. On en recommande les sommités comme sudorifiques et emménagogues.

Centinodii seu Poligoni, herba, *Renouée*. Herbe vivace.

Cette plante passe pour vulnéraire et astringente, mais sans beaucoup de fondement.

Cepa, *Oignon*. L'usage des oignons est salutaire aux constitutions froides et phlegmatiques, qui ont une surabondance d'humeurs visqueuses; la qualité de cette plante étant propre à donner de l'appetit, à atténuer les humeurs et à favoriser leur expulsion hors du corps.

Ceterach, *Cétérac* ou *la Sauve-vie*. Herbe qui croît dans les contrées méridionales de l'Europe.

Cette plante a une saveur fort herbacée, âpre, et un peu mucilagineuse. On la recommande comme pectorale et pour faciliter l'écoulement des urines.

Chaerophollii, folia, *Cerfeuil*. Cette plante est légèrement diurétique et apéritive. Elle agit sans irriter, et tend à diminuer l'inflammation. On ordonne le suc de cerfeuil à la dose de trois ou quatre onces; continué pendant quelque tems, il fait cesser la suppression des urines. Géoffroy assure qu'il l'a trouvé trés-efficace dans les hydropisies.

Chamaedrios repentis minoris, *Germandrée, petit Chêne.* Herbe qui croît naturellement dans l'Allemagne, la Suisse, la France, et dans les environs de Paris. On se sert en médecine, des feuilles, des sommités et des graines.

Ces feuilles, ces sommités et ces graines ont une odeur àromatique et un goût amer, un peu astringent. On les recommande comme médicamens sudorifiqes et diurétiques, ainsi que pour fortifier l'estomac.

Chamaemeli, folia et Flores, *Camomille romaine.* On ne se sert en médecine que des feuilles et des fleurs.

Elles ont une odeur forte, aromatique, assez gracieuse, et un goût amer désagréable : on les regarde comme stimulantes, carminatives, apéritives et émollientes : on les recommande contre les colliques venteuses, les spasmes et les douleurs des femmes en couche.

Il y en a de plusieurs espèces, mais qui ne sont pas d'usage en médecine.

Chamaepityos sive Ivae artheticae, folia, *Ivette.* Cette plante est visqueuse, d'une odeur aromatique, résineuse, et d'un goût âpre et amer. Elle est apéritive et vulnéraire. Elle croît dans la plus grande partie de l'Europe, spécialement aux environs de Paris.

CHEIRI SEU LEUCOII LUTEI, FLORES, *Giroflier jaune.* Herbe bisannuelle et vivace, qui croît naturellement en France. On ne se sert que des fleurs.

Les fleurs du giroflier ont une odeur agréable, et un goût un peu âcre et amer: on les dit cordiales, anodines, apéritives et emménagogues.

CHELIDONII MAJORIS, FOLIA et RADIX, *Eclaire.* On ne se sert en médecine que des feuilles et de la racine.

L'herbe et la racine contiennent un suc jaune qui a une odeur désagréable, le goût amer et fort âcre, surtout celui de la racine.

Le suc de l'éclaire a été recommandé pour la guérison des maladies des yeux; mais il est top âcre, à moins qu'il ne soit délayé, pour qu'on puisse l'appliquer sans danger à un organe aussi tendre. Cette plante s'administre également à l'intérieur : les vertus qu'on lui attribue sont d'être stimulante apéritive, diurétique et sudorifique.

CHELIDONII MINORIS, FOLIA et RADIX, *petite Eclaire* ou *petite Chélidoine.*

Les racines étant composées de fibres grêles, avec de petites tubercules, dont la ressemblance aux tumeurs des hémorroïdes, a fait juger que cette plante devoit être efficace dans la guérison de ce mal;

cependant on n'y a découvert jusqu'à présent qu'une qualité mucilagineuse.

CHINAE RADIX, *Racine d'Esquine.* Il y a deux sortes d'esquine dans le commerce : l'une vient des Indes orientales, et l'autre des Indes occidentales : elles sont toutes deux garnies de nœuds, longues, d'un rouge pâle, sans aucune odeur, et ont très-peu de goût. L'esquine orientale qui est la plus estimée, est beaucoup plus dure, et d'une couleur plus pâle que l'autre. Il faut la choisir fraiche, ou la moins ancienne qu'il se peut, serrée, pesante, et rendant un suc gras et onctueux quand on la mache. La squine a été inconnue aux anciens, ou ils en faisoient peu de cas : elle paroît avoir été introduite en Europe pour la première fois vers l'année 1538, comme un spécifique contre les maladies vénériennes et cutanées, et a été employée en cette qualité pendant quelque tems ; mais on lui a substitué dans le traitement de ces dernières maladies, des médicamens plus puissans. On lui attribue la vertu de favoriser la secrétion des urines.

CICERIS RUBRI, SEMEN, *Pois chiches rouges.* Herbe annuelle qui croit naturellement dans les contrées méridionales de l'Europe.

Les vertus lithontriptiques et diurétiques qu'on attribue à ces pois, ne sont pas confirmées par l'expérience. C'est un aliment grossier, venteux et de difficile digestion.

CICHORII, FOLIA et RADIX, *Chicorée sauvage.* On ne se sert en médecine que des racines et des feuilles.

La racine de chicorée sauvage a un goût légèrement amer et un peu astringent ; les feuilles sont un peu moins amères ; les racines, les tiges, et les feuilles, rendent un suc laiteux et savoneux quand on les coupe ; cette plante perd par la culture sa couleur verte, son amertume, et on l'emploie alors en salade. Plus la couleur des feuilles est foncée, plus leurs dentelures sont profondes, plus aussi elles sont amères. La chicorée sauvage est un excellent remède détersif, apéritif et atténuant, qui agit sans beaucoup d'irritation, et qui est plus propre à rafraichir le corps qu'à l'échauffer, en même tems quil fortifie les intestins. On a éprouvé que le suc pris en abondance, tient le ventre libre, et que continué pendant quelques semaines, il produit d'excellens effets dans le scorbut et dans d'autres maladies chroniques.

CICUTAE MAJORIS, FOLIA, *Grande Ciguë.* Herbe vivace qui croît naturellement dans les terrains humides et ombragés d'une grande partie de l'Europe.

La grande ciguë s'applique à l'extérieur sur des tumeurs dures et scrophuleuses ; sur les mamelles engorgées, enflées, durcies. Elle est, comme tous les remèdes actifs, un vrai poison, lorsqu'on en prend intérieurement une trop grande quantité ; mais la ciguë prise à petite dose est un puissant fondant et calmant, dont on peut augmenter peu à peu la dose et prendre beaucoup et pendant longtems, sans qu'il en résulte aucun mal.

Cochleariae hortensis, folia, *Cochléaria*. Herbe bisannuelle qui croît naturellement dans les contrées septentrionales de l'Europe sur les bords de la mer.

Le cochléaria est un médicament piquant et stimulant, capable de dissoudre les humeurs visqueuses, de lever les obstructions des viscères, des glandes les plus éloignées du centre de la circulation, et de favoriser les secrétions. Elle est particulièrement estimée dans le traitement du scorbut, et c'est le principal remède qu'on emploie dans le nord contre les affections scorbutiques.

Consolidae majoris seu Symphiti majoris, radix, *Grande Consoude*. Les racines de cette plante sont fort grosses, noires à l'extérieur, blanches en dedans, remplies d'un suc visqueux, gluant, sans aucun goût particulier. Elles ont les mêmes qualités que les racines de guimauve ; mais il y a cette différence entre ces deux plantes, que le mucilage de la racine de la grande consoude est plus épaise.

On emploie cette racine dans les crachemens de sang, dans les dissenteries et dans les pertes.

CONSOLIDA MINIMA, *voyez* BELLIS MINOR.

CONSOLIDA MEDIA, SIVE BUGULA, *Bugle*. Herbe vivace qui croît dans l'Europe méridionale.

Les feuilles ont d'abord un goût douçâtre, qui peu à peu devient amer et styptique. On les recommande comme un médicament vulnéraire, et dans tous les cas où il convient d'employer les doux astringens et fortifians.

Contra-yerva. Le contra-yerva est une racine noueuse, compacte, inégale, chevelue, d'un brun foncé ou rougeâtre à l'extérieur, et d'un blanc pâle ou jaunâtre à l'intérieur : elle appartient à une plante de l'Amérique qui est le *Drakena radix* de Clusius.

Cette racine a une odeur aromatique foible et d'un genre particulier ; sa saveur est un peu astringente, chaude et amère. On sent, lorsqu'on l'a mâchée pendant longtems, une légère âcreté qui n'est pas désagréable.

On convient généralement que cette racine est un diaphorétique actif et salutaire, et qu'on peut l'administrer à des doses beaucoup plus fortes que celles qui sont employées dans la pratique ordinaire.

Coriandri, semen, *Coriandre*. Herbe annuelle qui croît naturellement en Italie et aux environs de Paris. On ne se sert que de la graine.

La graine de coriandre nouvellement cueillie a un goût fort et désagréable, mais qui devient tout-à-fait gracieux quand elle est dessechée : elle est carminative et stomachique.

Costi arabici, radix, *Costus arabique*. Herbe vivace qui croît naturellement aux Indes orientales et occidentales. La racine seule est d'usage.

Elle est environ de la grosseur du doigt, et consiste en une partie ligneuse, jaunâtre renfermée dans une écorce blanchâtre ; la partie ligneuse est très-dure et sans odeur : elle n'a que fort peu de saveur ; l'écorce en est friable ; elle a une saveur chaude, amère, aromatique, et une odeur agréable qui approche de celle de la violette ou de l'iris de Florence. On prétend que cette racine atténue les humeurs visqueuses qu'elle procure l'expectoration, la transpiration, et l'écoulement de l'urine.

CRASSULAE SIVE TELEPHII VULGARIS, FOLIA, *Grassette, Orpin, Reprise.* Cette plante croît dans les lieux sabloneux. Ses feuilles sont épaises, ont une saveur âpre, et sont mucilagineuses : ces dernières qualités l'ont fait recommander comme émolliente et astringente.

CRITHMI, FOLIA, *La Bacile, la Percepierre, le Fenouil de mer.* Herbe vivace qui croît naturellement sur les bords de l'océan d'Europe.

Les feuilles de cette plante ont une odeur qui approche de celle du grand persil, et leur saveur est chaude, amère et désagréable : on les dit stomachiques, apéritives et diurétiques.

CROCUS, CROCUS SATIVUS, *Safran.* On donne le nom de safran à des filamens applatis qui sont la continuation du pistile d'une plante du même nom. Cette plante se cultive dans le Levant, et dans plusieurs pays de l'Europe, particulièrement dans les ci-devant provinces de Guyenne, de Languedoc, dans la Beauce et le Gatinois. Le safran de de cette dernière province est fort estimé, et ne le cède point à celui du Levant. L'odeur du safran est très-pénétrante et fort aromatique; elle porte à la tête et cause même l'ivresse; sa saveur est légèrement âcre, subtile et laisse sur la langue une impression qui lui est particulière, et qu'on ne sauroit décrire.

Le safran est mis au nombre des remèdes calmans, anti-spasmodiques, carminatifs, cordiaux, stomachiques et emménagogues.

Cucurbitae, semen, *Courges*. Cette plante croît naturellement en Amérique. On ne se sert que de ses semences, lesquelles sont du nombre des quatre semences froides majeures. Elles possèdent les vertus générales des substances onctueuses.

Curcuma, longa, *Safran des Indes*. On ne se sert que de la racine.

Le curcuma est intérieurement jaune ou de couleur de safran; cette couleur se communique promptement aux liqueurs dans lesquelles on met infuser le curcuma; son odeur est agréable, mais foible; sa saveur est amère et tant soit peu chaude. Le curcuma passe pour apéritif et emménagogue: il est un remède efficace contre la jaunisse. Il donne à l'urine la couleur de safran.

Cuscuta, *Cuscute* ou *Epithim*. La cuscute est une de ces plantes qu'on appelle parasites, c'est-à-dire, qui croissent sur d'autres plantes. Celle-ci n'a point de feuilles; ce n'est qu'un composé de filamens succulens entrelacés. L'épithim est de deux sortes, savoir le grand épithim, *cuscuta major*.

herbe annuelle qui vient communément sur les bruyères, les genêts, les orties, le lin et d'autres plantes cultivées; et le petit épithim, *epithimum seu Cuscuta minor*, ou l'épithim proprement dit, parce qu'on le trouve sur le thim. On préfère ce dernier pour la médecine; il s'apporte ordinairement de Livourne et de Turquie avec les sommités et les tiges du thim.

L'épithim a une odeur assez forte et un goût âpre un peu piquant. Jusqu'à présent on n'est pas d'accord sur ses vertus: les anciens le rangeoient parmi les purgatifs; mais ceux qui l'ont donné pour purger ont été trompés dans leur attente.

Cyani, flores, *Bluet, Aubifoin*. Les fleurs de bluet ont passé pour un remède très-efficace contre les morsures des animaux venimeux, les maladies contagieuses, les palpitations de cœur et plusieurs autres maladies. On en fait une eau distillée recommandée pour l'inflammation des yeux.

Cymini, semen, *Cumin*. On ne se sert que de sa semence. Cette plante croît naturellement dans l'Ethiopie.

Le cumin est une plante ombellifère, semblable en apparence au fenouil, mais beaucoup plus petite: on nous en apporte les graines de Sicile et de Malthe: elles ont une

une saveur chaude, amère, accompagnée d'une odeur aromatique. Elles passent pour être carminatives.

CYNOGLOSSI, RADIX, *Cynoglosse.* Les racines de cynoglosse ont une odeur rance, désagréable, avec un goût âpre et amer, joint à une douceur visqueuse. Les vertus de cette plante sont très-douteuses. On la dit si narcotique, qu'il seroit dangereux de s'en servir; mais selon d'autres elle n'a nulle vertu de cette nature, et on ne doit la regarder que comme un astringent visqueux.

CYPERI LONGI, RADIX, *Souchet long.* La racine seule est d'usage en médecine.

Cette racine est longue, grêle, tortillée, noueuse, d'un brun foncé tirant sur le noir en déhors, et blanchâtre en dedans. L'odeur en est aromatique, et la saveur chaude et agréable. Le souchet passe pour un bon stomachique, et un excellent carminatif.

DAUCI CRETICI, SEMEN, *Carotte de Candie.* Cette plante croît en Candie et enSuisse.

Les semences ont une saveur chaude, mordante et aromatique assez agréable. Elles sont carminatives et passent pour diurétiques.

DAUCI SILVESTRIS, SEMEN, *Carotte sauvage.* Cette plante croît naturellement aux environs de Paris.

Les semences possèdent les mêmes vertus que celles du *daucus creticus*, mais à un degré plus foible : quelquefois on substitue les dernières, et elles ont été toutes deux remplacées par les semences de la carotte des jardins.

Dentis leonis, herba et radix, *Pissenlit.* La racine, les feuilles et la tige contiennent un suc laiteux et amer ; il y a lieu de croire que ces parties sont apéritives et détersives : on les a données avec beaucoup de succès dans des cas où des médicamens de ce genre étoient indiqués.

Dictamni cretici, folia, *Dictamne de Crète.* Cette plante croît dans l'île de Crète et au Levant.

On a principalement vanté les feuilles du dictamne comme emménagogues, aléxipharmaques et vulnéraires.

Digitalis, folia, *La Digitale.* Les feuilles de cette plante ont été fortement recommandées en topique sur les tumeurs scrophuleuses, et à l'intérieur dans les maladies épileptiques ; mais d'autres auteurs disent qu'elles causent des vomissemens violens, des purgations excessives, et dérangent l'économie animale ; aussi Boerhaave les regardoit-il comme un poison. Leur saveur est très-amère et soulève l'estomac.

Doronici romani, radix, *le Doronic romain*. Herbe vivace de la Suisse et de la Hongrie.

On a beaucoup disputé si cette racine devoit être mise dans la classe des plantes salutaires, ou dans celle des poisons. Lewis observe que dans les cas où on la recommande, il est facile d'employer d'autres plantes qui ne sont pas moins efficaces, et qu'on sait sûrement être incapables de faire du mal. D'où il s'en suit qu'il est plus prudent de se passer de ce médicament.

Doronici germanici, seu Arnica, folia et Radix, *Le Doronic d'Allemagne*, *la Betoine de montage*. Plusieurs auteurs vantent cette plante comme un spécifique pour résoudre ou rendre fluide le sang coagulé.

Dracunculus. *La Serpentine ou Serpentaire, ou l'Arum à plusieurs feuilles*. Herbe vivace des Indes occidentales.

Il n'y a presque point d'autre différence médecinale entre cette plante et l'arum ordinaire, sinon que toutes les parties de la serpentine sont plus piquantes, en quelque façon, et plus acrimonieuses.

Dulc-amarae, herbae et radix, Solanum scandeus, *Morelle grimpante*, *Vigne de Judée*. On se sert en médecine des tiges, des feuilles et des racines.

On recommande les parties de cette plante comme des médicamens propres à dissiper les obstructions, rendre fluide le sang coagulé, et on dit qu'elles occasionnent communément une évacuation considérable, soit par les sueurs, soit par les urines ou par les selles.

EBULI, FOLIA, CORTEX et RADIX, SAMBUCUS HUMILIS, *Yéble*. Les parties de l'yéble qu'on emploie en médecine, ont un goût amer, âpre, qui soulève l'estomac, et une odeur virulente désagréable; elles purgent avec violence : on les emploie dans les hydropisies et dans d'autres cas où les purgatifs sont indiqués.

ELATINES, FOLIA, *Véronique femelle*. Les feuilles de cette plante ont un goût fort amer et un peu âpre. On les regardoit comme un excellent vulnéraire, comme propres à déterger et guérir les vieux ulcères et les cancers. On en a recommandé l'usage interne dans les affections lépreuses et scrophuleuses, ainsi que dans les hydropisies.

ENDIVIAE, RADIX et FOLIA, *Chicorée douce*, *Endive*. On se sert en médecine de la racine, des feuilles et des graines.

Cette plante est un doux rafraichissant et un apéritif à peu près de même nature que la chicorée. On en emploie les semences parmi les quatre semences froides mineures.

ENULAE CAMPANAE, SEU HELENII, RADIX, *Aulnée*. La racine d'aulnée, sur-tout étant dessechée, a une odeur aromatique fort agréable. Quand on la mache, sa saveur semble d'abord visqueuse, tirant un peu sur le rance; mais bientôt on lui trouve une amertume aromatique, qui peu à peu devient très-âcre et piquante. On la recommande principalement contre les asthmes humides et dans les rhumes pour faciliter l'expectoration; lorsqu'on en fait usage à forte dose elle fait uriner et relâche le ventre.

ERIGERI, SEU SENICIONIS, FOLIA, *Seneçon*. On dit communément que le suc du seneçon, ou l'infusion de cette plante dans la bierre, est un émétique doux et sans danger; mais elle ne produit aucun effet de la sorte, à moins qu'on ne prenne une grande quantité de l'une ou de l'autre. On prétend encore que cette herbe pilée en pulpe grossière et appliqué sur le creux de l'estomac, produit des vomissemens. Haller pense que cette opinion est fondée sur des observations peu exactes.

ERUCAE, SEMEN, *Roquette des jardins*. Les graines de roquette ont un goût piquant comme celles de la moutarde, mais plus foible ; elles ont été vantées long-tems comme aphrodisiaques., et il y a apparence qu'elles ont cette vertu à quelque dégré, comme les autres plantes âcres.

Eryngii maritimi, radix, *Panicaut de mer, Eringium maritime*. Herbe qui croit sur le bord de la mer.

Les racines de cette plante sont gréles et très-longues, d'un goût doucâtre et agréable, qui est suivi, si on le mâche pendant quelque tems, d'un léger degré de chaleur acre et aromatique. On les dit diurétiques et apéritives, et elles ont été vantées comme aphrodisiaques. Cependant leurs vertus sont trop foibles pour qu'elles aient droit d'être admises dans la classe des médicamens.

Eryngii vulgaris, radix, *Chardon-roland*. Herbe bisannuelle.

La racine de cette plante est longue, de la grosseur d'un doigt, assez molle, noirâtre en dehors, blanche en dedans ; elle passe pour apéritive et diurétique.

Erysimi, folia, *Tortelle, l'Herbe au chantre, le Vélar*. On dit que les feuilles favorisent et excitent l'expectoration, l'écoulement de l'urine et les sécrétions aqueuses ; qu'elles atténuent et dissolvent les humeurs visqueuses, etc. On prétend qu'elles opérent ces effets par le moyen de leurs principes âcres et irritans ; mais le goût ne leur trouve qu'une douceur herbacée sans la moindre âcretée. Les graines sont très-piquantes et les racines le sont un peu.

Eupatorii cannabini, folia, *Eupatoire bâtard d'Avicenne*. Les feuilles de cette plante ont une odeur âcre et un goût fort amer et piquant : elles sont très-vantées comme propres à fortifier le ton des viscères, et comme apéritives : on assure qu'elles produisent d'excellens effets dans l'hydropisie, la jaunisse, les cachexies et les affections scorbutiques ; on prétend que la racine de cette plante opère comme un puissant cathartique.

Euphrasiae, folia, *Euphraise*. Cette plante est recommandée comme un ophthalmique, prise intérieurement, de même qu'appliquée à l'extérieur.

L'euphraise croît aux lieux incultes, aux bords des chemins et dans les prés.

Fabae, flores et semina, *Fèves de marais*. On a recommandé l'eau distillée des fleurs comme un remède cosmétique. La semence est un aliment, mais elle s'emploie peu en médecine.

Farfara, voyez Tussilago.

Filipendulae, radix, *Filipendule*. Herbe vivace qui croît en Angleterre et en Suisse.

La racine est composée d'un grand nombre de tubercules attachés ensemble par des filets grêles ; son goût est âpre, amer et un peu piquant. Ses propriétés indiquent son efficacité dans les cas où les vaisseaux sont lâches, et où les humeurs ne circulent que lentement. Elle aide, ou elle arrête jusqu'à un certain point, les évacuations naturelles, lorsque leur excès ou défaut provient de cette cause. C'est par cette raison que quelques-uns l'ont recommandée comme astringente dans les dyssenteries, les flux utérins excessifs ; d'autres comme un diurétique et un désobstruant dans les maladies scrophuleuses.

FILICIS MARIS, RADIX, *Fougère mâle.* Herbe vivace qui croît sur le bord des chemins, dans les forêts ombrageuses.

FILICIS FAEMINAE, RADIX, *Fougère femelle.*

FILICIS FLORIDAE, RADIX, *Fougère fleurie.* Herbe qui croît en Italie.

Les racines, qui sont les seules parties de ces plantes qu'on emploie en médecine, étant machées, ont d'abord de la viscosité et une saveur doucâtre qui se change bientôt en un goût amer, un peu astringent et qui soulève l'estomac. On les dit apéritives et anthelmentiques.

FAENICULI DULCIS, SEMEN, *Fenouil doux.*

Faeniculi vulgaris, radix *Fenouil ordinaire.* On cultive l'un et l'autre fenouil aux lieux secs, chauds, principalement à cause de leurs semences. Le fenouil doux est le plus employé en médecine; on l'apporte sec de la ci-devant province de Languedoc.

Les graines des deux espèces de fenouil ont une odeur aromatique et une saveur un peu chaude et piquante: celles du fenouil doux ont une odeur plus agréable et un goût assez doux. Elles sont du nombre des quatre semences chaudes majeures, et on les regarde avec raison comme un excellent reméde carminatif et stomachiqne.

La racine est fort apéritive, et bonne pour purifier le sang.

Les feuilles de fenouil ont beaucoup moins de qualités que ses racines ou que sa graine; elles ont, dit-on, la propriété de fortifier et d'éclaircir la vue, en se bassinant les yeux avec l'eau distillée de cette plante. D'autres regardent cette eau comme stomachique.

Faeni graeci, semen. *Fenu-grec.* On cultive cette plante principalement à Aubervilliers, d'où on nous apporte la semence seche à Paris.

Les graines jaunes et d'une figure rhomboïdale, sont d'une odeur forte et désagréable; elles ont un goût mucilagineux. Leur principal usage est en cataplasme, en fomentions et en clistères émolliens.

FOLIUM INDUM, voyez MALABATHRUM.

FRAGARIAE, FOLIA, *Fraisier.* Cette plante croît aux lieux sombres, dans les bois. Les feuilles de fraisier ainsi que la racine sont apéritives et un peu astringentes.

FRAXINELLAE, SEU DICTAMNI ALBI, RADIX, *Dictamne blanc ou bâtard.* Cette plante croît aux pays chauds, dans les forêts des ci-devant provinces de Provence et Languedoc, en Italie : on nous l'envoye seche.

La racine du dictamne est blanche : son odeur est foible et peu agréable : elle a un goût amer et légèrement piquant qui se conserve long-tems. Cette racine est cordiale, apéritive, et tue les vers.

FRAXINI, SEMEN, *Frêne.* Cet arbre croît aux bords des rivières, vers les prés.

Les graines sont un peu âcres : on les emploie comme apéritives. Elles sont oblongues ou presqu'ovales, applaties, blanches, moëlleuses ; elles meûrisent en automne.

FUMARIAE, FOLIA, *Fumeterre.* Cette plante croît dans les champs, dans les jardins.

Les feuilles de fumeterre sont fort succulentes, d'un goût amer, sans aucune odeur remarquable. Les propriétés médecinales de cette plante consistent à favoriser le ton des viscères, à relâcher légèrment le ventre et à favoriser la secrétion de l'urine et les autres sécrétions naturelles. On la recommande principalement dans les affections mélancoliques, scorbutiques, et les maladies cutanées, ainsi que pour désobstruer les viscères, atténuer les humeurs visqueuses et les faire sortir du corps.

GALANGAE, RADIX, *Galanga*. Cette racine nous est apportée des Indes. Il y en a deux espèces : le *galanga major* : et le *galanga minor*. Le *galanga major* est une racine assez grosse, pesante, couverte d'une écorce rougeâtre, d'un goût piquant âcre et un peu amer. On le cultive à Java et en Chine. Cette première espèce est fort peu en usage en médecine.

Le *galanga minor* est une racine grosse comme le doigt, en morceaux longs environ d'un pouce, garnie de nœuds et de bandes circulaires : elle a une odeur aromatique et une saveur amère, chaude et mordante. Le galanga est un médicament amer, échauffant et stomachique, qui entre dans les infusions amères ; mais l'odeur qu'il leur donne est désagréable.

GALEGAE, FOLIA, *Galega*, *Rue-de-Chevre*. Herbe vivace qui croît naturellement en Italie. On a vanté le galega comme un excellent alexipharmaque, mais ses qualités sensibles n'annoncent aucune vertu pareille ;

son goût est simplement celui des plantes légumineuses : c'est un aliment en Italie.

GALLII, FOLIA, GALIUM LUTEUM, *Gallium, Caille-lait jaune.* Cette plante croît dans les haies et les buissons. Les feuilles du gallium ont une saveur légèrement saline, et une odeur foible qui n'est pas désagréable : leur suc change les infusions végétales bleues en une couleur rougeâtre ; il coagule le lait.

Elle est dessicative et astringente.

GENISTAE, FOLIA, FLORES et SEMEN, *Genêt.* Cet arbrisseau croît dans les champs aux lieux montagneux, dans les jardins, en Espagne, dans les ci-devant provinces de Languedoc et de Provence.

Les feuilles de cet arbrisseau ont un goût amer qui soulève l'estomac ; leurs décoctions purgent par les selles et font uriner ; c'est pourquoi on les recommande dans les hydropisies.

On dit que les fleurs, donnéesen décoction, sont cathartiques, et émétiques é ant prises en substance. Les propriétés des semences ne sont pas mieux déterminées ; il y a des personnes qui disent qu'elles purgent presqu'autant que l'ellébore, à la dose d'un gros et demi.

GENTIANAE, RADIX, *Gentiane.* Cette plante croît par tout, mais principalement sur les montagnes. On nous apporte sa racine seche des Alpes, des Pirénées, et de la ci-devant Bourgogne.

Cette racine est d'un amer vif, et cette qualité la fait employer fréquemment : son goût est moins désagréable que celui de la plupart des autres substances de cette classe.

Elle est atténuante, apéritive, alexipharmaque.

Geranium robertianum, Geranium batrachoides, *Bec-de-grue*, *Herbe-à-Robert*, *Herbe de la Squinancie.* Cette plante croît aux lieux sombres, pierreux, déserts, contre les murailles.

Ses feuilles ont un goût austère, ce qui les a fait recommander comme astringentes.

Gith, *voyez* Nigella.

Gladioli lutei, radix, *Glayeul jaune*, *l'Iris d'eau.* La racine de glayeul jaune est noueuse, rougeâtre, et a une saveur âcre; elle purge vivement lorsqu'elle est récente. Le suc exprimé donné à la quantité de quatre-vingt gouttes par heure ou de deux heures en deux heurs, et augmentée selon le besoin, a causé des évacuations trés-abondantes, après avoir employé inutilement le jalap, la gomme-gutte, etc. Voyez les essais de la société d'Edimbourg, Vol. V. Art. I. Cette racine perd considérablement de sa vertu purgative et de son acrimonie en se dessechant.

GLYCYRRHIZA, LIQUIRITIA, *Réglisse*. Cette plante croît particulièrement aux pays chauds, dans les bois, dans les lieux sablonneux.

La meilleure réglisse est d'un jaune brunâtre; celle qui est d'un beau jaune pâle étant sophistiquée. Ordinairement la bonne réglisse seche a une saveur sucrée et une odeur beaucoup plus agréable que celle de la racine encore récente. C'est presque la seule substance douce qui étanche la soif.

Elle est pectorale, elle adoucit l'âcreté du rhume, et excite l'expectoration. On s'en sert en poudre, en infusion et en décoction.

GRAMINIS CANINI, RADIX, *Chiendent*. Cette plante croît dans les champs, dans les terres labourables et labourées.

Les racines de chiendent ont une saveur douce un peu âpre. Elles sont recommandées principalement dans les boissons apéritives, pour délayer, purifier, et adoucir le sang.

GRATIOLAE, FOLIA, *Gratiole, l'Herbe-à-pauvre-homme*. Cette plante croît dans les prés et dans les marais. Ses feuilles ont un goût amer très-désagréable. Quand on en fait infuser une poignée, lorsqu'elles sont encore nouvelles, elles purgent avec violence. Kramer dit avoir trouvé à la racine de cette plante les mêmes propriétés qu'à l'ipécacuanha.

Elle est incisive, atténuante, apéritive et détersive.

Hederae arboreae, folia, *Lierre*. Le lierre croit partout le long des murailles, dans les jardins, tantôt en arbre, tantôt en arbisseau.

Les feuilles ont un goût âcre, amer. Elles sont détersives, vulnéraires, propres pour faire mourir les poux, les lentes, pour la teigne.

Hederae terrestris, folia, *Lierre terrestre*. Cette plante a une odeur aromatique, et une saveur chaude, tirant sur l'amer. Elle est un médicament actif échauffant, fortifiant, apéritif et détersif.

Helianthemum, *Hélianthème, Herbe d'Or, Hyssope de Garigue*. Cette plante croît dans les bois, aux lieux montagneux.

Ses feuilles sont vulnéraires, propres pour arrêter le cours de ventre et les hémorragies.

Hellebori nigri, radix, *Ellébore noir*. Cette plante croît aux lieux rudes, incultes, montagneux. La racine d'ellébore noir est composée de fibres et chevelus attachés à une tête assez grosse, noire en dehors, blanche en dedans, d'une saveur amère, âcre et d'un odeur forte. Cette racine est regardée aujourd'hui comme un altérant, et on la donne en cette qualité en petite dose, pour atténuer les humeurs visqueuses, exciter et favoriser les excrétions utérines et urinaires, et pour détruire les obstructions invétérées des glandes les plus éloignées du centre de la circulation; il agit souvent comme un puissant emménagogue dans des cas de pléthore, où le fer est inutile ou ne convient pas. L'extrait de la racine fait avec l'eau est une préparation des plus douces, et, en qualité de purgatif, une des plus efficaces qu'il y ait; il opère suffisamment sans causer l'irritation qui accompagne l'action de la resine pure. La teinture qu'on en fait avec l'eau-de-vie contient toute la vertu de l'ellébore, et paroît être une des meilleures préparations qu'il y ait en qualité d'altérant.

HEPATICAE NOBILIS, FOLIA, *Hépatique.* Cette plante croît aux lieux ombrageux, humides, pierreux.

Les feuilles de cette plante sont rafraichissantes, et légèrement astringentes; c'est pourquoi on les recommande comme un remède fortifiant contre le trop de relâchement des fibres.

HEPATICAE TERRESTRIS. *voyez* LICHEN.

HERBAE PARIS, FOLIA, *Herbe-à-Paris, Raisin-de-Renard.* Cette plante passe pour alexipharmaque, mais c'est sans fondement.

Gesner

Gesner rapporte que le suc qu'on en retire a fait mourir des oiseaux ; son odeur et sa saveur ressemblent sensiblement à celles des plantes narcotiques.

HERMODACTYLUS, *Hermodacte.* Cette racine nous est apportée d'Egypte et de Syrie. Elle a la forme d'un cœur applati ; elle est blanche et compacte, mais très-facile à couper et à mettre en poudre ; son goût visqueux et doucâtre est accompagné d'un peu d'acrimonie. Elle passoit chez les anciens pour un excellent purgatif : celle que l'on trouve à présent dans le commerce, n'a que très-peu de vertu purgative.

HERNIARIAE, FOLIA, *Turquette, Herniaire.* Cette plante croît aux lieux secs ; on en trouve aussi quelquefois au bord de l'eau.

Ce médicament est un très-doux astringent, qui peut être utile jusqu'à un certain point dans les maladies dépendantes d'un état de relâchement et de foiblesse des viscères ; son astriction est trop foible pour contribuer à la guérison des hernies contre lesquelles on l'a tant vanté.

HORDEI, SEMEN, *Orge ordinaire.*

HORDEUM MUNDATUM, *Orge mondée.*

HORDEUM PERLATUM DICTUM, *Orge perlée.* L'orge dans ces différens états, est plus rafraichissante, moins visqueuse et moins nourrissante que le bled ou l'avoine. Chez les anciens, les décoctions d'orge étoient le principal aliment, et un médicament dans les maladies aigues.

HORMINI SATIVI, SEU SELAREAE, FOLIA et SEMEN, *Hormin.* On cultive cette plante dans jardins.

Les graines ont une saveur chaude, amère, piquante, et une odeur forte qui n'est pas agréable : en maniant les feuilles, on les sent couvertes d'une grande quantité de matière résineuse. Elles sont recommandées principalement dans les fleurs blanches et autres infirmités des femmes, contre les affections hystiriques et dans les colliques venteuses.

HYOSCYAMI ALBI, FOLIA, *Jusquiame blanche.*

HYOSCYAMUS NIGRER, *Jusquiame noire.* Ces plantes croissent par tout dans les champs, le long des chemins.

On a recommandé l'usage tant externe qu'interne de ces plantes contre les dyssenteries et contre les hémorragies ; mais les exemples que l'on a eu de leurs mauvais effets rend plus réservé à les employer, et quelquefois les ont fait abandonner. Ce sont des narcotiques forts et virulens, qui attaquent le cerveau, occasionnent le délire et la folie, et si ces accidens ne sont pas mortels, du moins ils durent long-tems.

HYPERICI, FOLIA, FLORES et SEMEN, *Millepertuis*. Cette plante croît dans les champs et dans les lieux incultes. Le mille-pertuis a une saveur âpre, amère, et une odeur désagréable. Il a été long-tems vanté comme fortifiant, comme diurétique et vulnéraire, spécialement contre la folie et les affections hystériques; on l'a cru d'une telle efficacité dans la manie, qu'on lui a donné le nom de *fuga dæmonum*.

HYSSOPI, FOLIA, *Hissope*. On le cultive dans les jardins.

L'hyssope a une odeur aromatique et une saveur chaude et piquante. Outre les vertus des aromatiques qu'il possède, on le recommande spécialement dans les asthmes humides, la toux et les autres maladies de poitrine et des poumons; il excite et favorise, dit on, l'expectoration d'une manière très-sensible. Comme plante aromatique, l'hyssope est vulnéraire, mais moins actif que beaucoup d'autres; et il n'est pas plus efficace que les plus foibles aromatiques, contre les maladies des yeux.

JACOBEAE, FOLIA, *Jacobée, herbe de Saint Jacques*. Cette plante croit aux lieux humides, dans les champs.

Les feuilles de la jacobée ont un goût âpre, amer piquant et extrêmement désagréable. Simon Paoli les recommande fort dans les dyssenteries ; mais son goût désagréable est cause qu'on ne s'en sert pas souvent.

Jalapium, *Jalap*, *Belle-de-nuit*. Cette plante croît naturellement et sans culture aux îles de Madère. On nous l'apporte seche, coupée par tranches, des Indes occidentales. Les meilleures sont celles qui sont les plus compactes, les plus dures, les plus pésantes, d'une couleur noire, qui ont beaucoup de cannelures noires circulaires, et qui s'enflamment étant présentées à la flamme ou mises sur des charbons ardens. On mêle quelquefois des tranches de brione parmi celles de jalap ; mais on peut distinguer facilement la racine de brione, parce qu'elle est plus blanche et moins compacte.

Le jalap n'a point d'odeur, il fait même peu d'impression sur la langue ; mais lorsqu'on l'a avalé, on éprouve dans le gosier une sensation de chaleur, et il se fait une abondante excrétion de salive.

Le jalap en substance pris à la dose d'environ un demi gros, ou plus ou moins, selon les circonstances, est pour les tempéramens pléthoriques ou phlegmatiques, un purgatif efficace et, en général, sans danger ; il agit doucement, et n'occasionne que très-rarement les tranchées et les nausées qui accompagnent ordinairement les autres purgatifs. Dans les maladies hypocondriaques, et dans les tempéramens chauds et bilieux, il cause, s'il est bon, des tranchées violentes ; mais il n'a que rarement son effet purgatif.

Jasmini, flores, *Jasmin*. Les fleurs de jasmin ont une odeur forte et agréable ; les huiles par expression se chargent de leur odeur par l'infusion, et l'eau en enlève une partie dans la distillation. Jusqu'à présent on n'a pas pu en retirer d'huile essentielle ; l'eau distillée, gardée pendant quelque tems, perd toute son odeur. Les praticiens modernes ne s'attendent à aucun effet médecinal de ces fleurs, quoiqu'on les ait vantées comme excellentes pour faciliter l'accouchement et guérir les ulcérations de la matrice.

Iberidis, folia, *Passerage sauvage*, *Cresson sauvage*. Cette plante croît contre les vieilles murailles et aux lieux incultes, principalement dans les pays chauds.

Son goût, son odeur et ses vertus médecinales sont les mêmes que celles du cresson alénois. On l'a beaucoup vanté en topique contre les sciatiques, d'où lui vient le nom anglois de *sciatica cresses*, c'est-à-dire, cresson des sciatiques.

IMPERATORIAE, RADIX, *Impératoire*, *ou Otruche.* Cette plante croît dans les jardins et sur les montagnes. On nous l'apporte seche des monts d'or d'Auvergne et de plusieurs autres montagnes.

Les racines de l'impératoire des montagnes surpassent de beaucoup en odeur aromatique celles qu'on cultive dans nos jardins : les premières ont une odeur vive, une saveur amère, chaude, piquante qui subsite dans la bouche long-tems après qu'on les a machées. Cette plante, qui est assurément un excellent aromatique, s'emploie rarement, surtout seule. Son odeur approche de celle de l'angelique, avec cette différence que celle de l'impératoire est plus forte.

On la dit incisive, détersive, apéritive, aidant à l'expectoration.

IPECACUANHA, *Ipécacuanha*, *Mine d'or.* C'est une racine qui nous vient du Pérou et du Brésil. On en distingue trois espèces, savoir, la grise, la brune et la blanche. Celle du Pérou, qu'on trouve dans les boutiques, est cendrée ou grise, ridée, tortueuse. On nous l'apporte en petits morceaux remplis de sillons ou fentes circulaires, qui se continuent jusqu'à une petite fibre blanche qui règne le long et dans le milieu de chaque morceau.

La partie corticale est compacte, se casse facilement ; elle paroît polie et résineuse en dedans : elle n'a presque point d'odeur ; la saveur en est un peu amère et un peu âcre : elle couvre la langue d'une espèce de mucilage.

L'ipécacuanha brun ou du Brésil est grêle, et un peu plus ridé que le précédent ; à l'extérieur il est d'un brun tirant sur le noir, et en dedans il est blanc.

L'ipécacuanha blanc est ligneux, sans rides, et sans aucun goût d'amertume sensible.

On préfère pour l'usage de la médecine la première espèce, qui est la grise ou celle du Pérou.

L'ipécacuanha est un émétique très-doux. On sait que c'est un spécifique dans la plupart des dissenteries. La propriété qu'il a de fondre les matières glaireuses, qui en se ramassant, et en s'attachant aux parois des intestins, causent les irritations et les contractions violentes de ces viscères, en font un remède certain lorsqu'il est administré avec les précautions convenables, et après qu'on est parvenu à diminuer l'inflammation et l'éretisme qui accompagnent toujours ces espèces de maladies. Quelques auteurs le recommandent aussi dans certaines hémorragies, telles que les pertes de sang qui viennent de la matrice et des hémorroïdes. L'ipécacuanha peut en effet convenir souvent dans ces circonstances, sur tout lorsque les pertes sont entretenues par cette espèce de viscosité dans les fluides qu'on connoît en médecine sous le nom de *lentor*.

IRIDIS FLORENTINAE, RADIX, *Iris de Florence*. Cette plante croît en différens endroits d'Italie, et sur tout dans la Toscane. On en trouve aussi dans la Macédoine, la Dalmatie, les îles de Rode et de Chypre.

On nous apporte cette racine en morceaux de l'épaisseur environ d'un doigt, applatis, blancs, mais parsemés de quelques points d'un jaune brun. L'odeur de cette racine est pénétrante, agréable, quoiqu'assez forte. Elle tient beaucoup de celle des fleurs de viollette. Sa saveur a de l'âcreté et de l'amertume, et laisse un peu de pâteux dans la bouche.

La racine d'iris de Florence est incisive et stimulante. On l'emploie dans l'asthme humide.

On fait encore usage de la racine d'une autre espèce d'iris, qu'on cultive dans nos jardins et qu'on nomme :

IRIDIS PURPUREAE NOSTRATIS, *Iris*, *Glayeul*. L'odeur de cette racine, lorsqu'elle est récente, est très-forte ; mais elle devient plus douce en séchant. Sa saveur est âcre.

Cette racine est mise au nombre des hydragogues. On s'en sert dans l'hydropisie. On en tire le suc qu'on donne dans le vin onédulcoré avec un syrop.

IVA ARTHRITICA, *voyez* CHAMAEPITYS.

JUNCI ODORATI, FOLIA, *Jonc odorant ou Schœnanthe.* Cette plante croît dans les marais, proche de la mer, et en plusieurs autres lieux aquatiques.

Ses tiges sont des tuyaux de la grosseur d'une paille d'orge, secs, luisans, remplis d'une moële fougeuse, comme celle des jons communs. Les feuilles ressemblent à celles du froment : elles environnent la tige; les fleurs sont petites, de couleur de chair avec des rayes pourpres. Toute la plante a une saveur chaude, aromatique, agréable, tirant sur l'amer, et elle est très-odoriférante.

Il étoit fréquemment employé autrefois comme aromatique, et dans le traitement des obstructions des viscères.

LACTUCAE SATIVAE, FOLIA et SEMEN, *Laitue.* Les différentes sortes de laitues des jardins sont trè saines, émollientes, rafraichissantes, de facile digestion, et un peu relâchantes. La plupart des auteurs leur attribuent une vertu narcotique; à la vérité il y a beaucoup de cas où elles procurent le sommeil; mais elles le font en diminuant la chaleur et en relâchant les fibres. Deyeux, membre du collège de pharmatie de Paris, a dit avoir retiré de la laitue une substance analogue à l'opium.

Les graines sont du nombre des quatre semences froides mineures.

On peut substituer à la laitue précédente, les deux autres espèces de laitues pommées et leurs variétés, ainsi que la laitue romaine, ou les chicons et leurs variétés.

Il y a deux sortes de laitues sauvages qui diffèrent beaucoup en qualité des précédentes, comme on en peut juger par leur forte odeur narcotique : l'une est appellée par Morison :

LACTUCA VIROSA, LACTUCA SILVESTRIS LACINIATA ; et l'autre :

LACTUCA SCARIOLA.

On trouvera l'nalyse de cette plante dans un mémoire que j'ai publié dans le *Journal de Physique, Tome XXXVII page* 358 (1).

LAMII ALBI, FOLIA et FLORES, *Ortie blanche* ou *Ortie morte*. Cette plante croît dans les chemins le long des haies, contre les murailles, dans les champs.

On a particulièrement vanté les fleurs du lamium contre les maladies des femmes, qui viennent de foiblesse, de relâchement, contre les fleurs blanches et les maladies

---

(1) Je n'ai pas cru nécessaire d'ajouter à chaque objet les analyses que l'on trouve dans différens auteurs ; je ne ferai simplement mention que de celles de nos auteurs modernes, sur lesquelles seules on peut avoir des certitudes.

des poumons ; mais elles ne paroissent pas avoir de vertu bien marquée

Lapathum, folio acuto plano, *Patience.* Cette plante est très-commune dans toutes les campagnes. Ses feuilles varient, étant quelquefois plissées ou frisées et quelquefois unies, souvent pointues, et d'autres fois arrondies. On n'emploie que sa racine.

Cette racine est épaisse, assez longue, d'une couleur brune en dehors, et jaune intérieurement, d'une saveur fort amère. La racine de patience est placée parmi les amers apéritifs. C'est un très-bon remède dans les cas d'inertie de la bile et des sucs destinés à concourir à la digestion des alimens. Extérieurement on l'emploie comme détersif, et on en fait usage dans les maladies de la peau.

Lavandulae folia, Lavandula angusti, folia, *Lavande femelle.* On cultive cette plante dans les jardins : elle croît aux pays chauds, comme en Italie, et les ci-devant provinces de Languedoc et de Provence.

On emploie les fleurs et les sommités fleuries ; elles fournissent une huile essentielle très-odorante, et sont mises au nombre des aromatiques. Elles sont fort actives et conviennent toutes les fois qu'on veut exciter vivement l'oscillation des fibres, et solliciter le genre nerveux. On les emploie intérieurement et extérieurement dans l'apoplexie, la paralysie, les syncopes et les autres maladies de ce genre, dans lesquelles le ralentissement de la circulation et de l'action des nerfs peut produire un affaisement funeste, en détruisant le mouvement vital. On s'en sert extérieurement pour résoudre et redonner de la force aux parties.

Il y a une autre espèce de lavande qui nait aussi dans les pays chauds, et qu'on cultive dans les jardins : elle se nomme,

LAVANDULA LATIFOLIA, PSEUDO-NARDUS, QUAE VULGO SPICA, NARDUS ITALICI, *Lavande mâle, le Spic, l'Aspsic* ou *le Nard*. Cette espèce de lavande ressemble beaucoup à la précédente ; elle n'en diffère que par les feuilles qui sont plus larges et plus blanches ; son odeur est aussi beaucoup plus forte et plus pénétrante. On en retire une huile essentielle, connue sous le nom d'huile d'aspic. On l'emploie à l'extérieur pour résoudre et redonner du mouvement.

LAUREOLAE, FOLIA, *Lauréole, le Garou*. Cette plante croît aux lieux montagneux, incultes ; elle demeure toujours verte.

Les feuilles ont une saveur chaude, extrêmement âcre, qui dure longtems : elle brûle et enflamme la bouche et les gencives. Etant prises intérieurement elles opèrent avec beaucoup de violence par les selles, et quelquefois par le vomissement.

LAURI, FOLIA, *Laurier franc*. Cet arbre

croît aux lieux secs et chauds : on le cultive dans les jardins.

Les feuilles de laurier, ainsi que plusieurs autres aromatiques, sont discussives, toniques, carminatives, emménagogues, propres à résoudre et à fortifier.

Lentis vulgaris, semen, *Lentille.* On ne se sert en médecine que de la semence.

On a attribué à la lentille la vertu diaphorétique : on l'emploie encore en decoction pour favoriser l'éruption de la rougeole et de la petite verole. La lentille est difficille à digérer, à moins qu'elle ne soit en purée bien cuite.

Lepidii, folia, *Passerage.* Cette plante croît aux lieux ombrageux.

Les feuilles de passerage ont une saveur aromatique piquante et mordante, qui approche un peu de celle du poivre, mais qui se dissipe bien plus vite que celle des autres substances de cette classe.

Cette plante est incisive, pénétrante, apéritive ; elle est recommandée comme antiscorbutique.

Levistici, seu Ligustici, radix et semen, *Liveche, l'Ache de montagne.* On cultive cette plante dans les jardins On se sert en médecine de la racine et de la semence.

La racine de liveche a une odeur forte et une saveur vive, mêlée d'un goût sucré qui subsiste assez long-tems dans la bouche. Elles sont menues, mais ligneuses et fortes. Les semences sont rondes, plates, bordées d'une aile fort déliée ; de couleur rougeâtre, d'un goût âcre.

La liveche est carminative, diaphorétique, diurétique et emménagogue chaude. Extérieurement elle est résolutive et tonique.

LICHEN, *Lichen*, *Hépatique des Italiens*. Cette plante, qu'on trouve dans les environs de Paris ; n'est presque d'usage qu'en Angleterre, où elle a été regardée comme un remède propre contre la rage. On la trouve couchée sur la terre, souvent près des racines et des troncs des arbres, auxquels elle est attachée par plusieurs fibres déliés et blanchâtres, qui font en quelque manière fonction de racines. Les feuilles de cette plante sont molles, spongieuses, divisées et découpées en plusieurs pièces, roulées sur elles-mêmes, ou envelloppées les unes dans les autres. Leur couleur est cendrée à l'extérieur : elle est plus claire et plus blanchâtre intérieurement ou du côté qui touche à la terre. On trouve à l'extrémité de ces feuilles de petits corps oblongs qui paroissent être des capsules séminales. On doit la cueillir sur la fin de l'automne, suivant le docteur Mead, qui est un de ceux qui en recommande l'usage dans la rage.

LILII ALBI, RADIX et FLORES, *Lys blanc.*

Herbe de l'Asie, mais qui est depuis long-tems naturalisé en Europe.

On cultive le lys pour la beauté de ses fleurs, plus que pour l'usage de la médecine. La bulbe ou l'oignon s'emploie quelquefois à l'extérieur comme émollient et adoucissant, soit en décoction, soit en cataplasme. Les fleurs passent pour avoir les mêmes vertus : cependant elles contiennent beaucoup moins de mucilage : on dit qu'elles rendent les huiles où elles sont infusées, des remèdes anodins et nerveux.

LILII CONVALLII, RADIX et FLORES, *Muguet*. Les fleurs de cette plante passent pour céphaliques. L'odeur en est fort agréable. Elles la communiquent aux huiles essentielles par l'infusion, et à l'eau ainsi qu'à l'esprit-de-vin, par la distillation.

Les racines de muguet sont très-amères; étant sechées, elles sont légèrement sternutatoires, ainsi que les fleurs, qui doivent à ces parties amères et irritantes, plutôt qu'au principe odorant, leur vertu anti-catarrhale.

LINARIAE, FOLIA, *Linaire commune*. On a vanté la linaire comme diurétique, résolutive, purgative; mais elle n'a pas ces vertus; elle est seulement émolliente, légèrement calmante, et rafraichissante, ce qui la fait encore employer quelquefois en cataplasme et en fomentions.

Cette plante croît aux lieux incultes ou cultivés, proche des hayes.

Linguae cervinae, folia, *Scolopendre ou langue de cerf.* La scolopendre naît dans les endroits humides et à l'ombre, ainsi que la plupart des capillaires dans la classe desquels elle est. Ses feuilles, qui seules sont d'usage, sont assez longues, larges d'environ deux pouces; elles finissent en pointe, et on trouve dans toute leur longueur une côte qui paroît être la continuation d'un long pédicule sur lequel elles sont portées. Leur couleur est d'un verd gai. On y trouve des capsules séminales: ces capsules sont placées sur le dos des feuilles, dont la saveur est amère avec un peu d'astriction.

La scolopendre est tonique et légèrement apéritive.

Lini cathartici, folia, *Lin purgatif.* Les feuilles du lin purgatif encore fraîches, ou un gros de ces mêmes feuilles dessechées, infusées dans de l'eau ou du petit lait, purgent, dit-on, sans incommoder.

Lini vulgaris, semen, *Lin ordinaire.* Cette semence est produite par une plante qu'on cultive dans plusieurs pays, pour tirer de sa tige la matière avec laquelle on fabrique, comme on fait, les toiles fines, et ensuite le papier. Sa saveur est fade, et elle laisse

dans

dans la bouche une onctuosité pâteuse, et contient un mucilage fort abondant.

Elle entre dans les tisanes et dans les décoctions des lavemens adoucissans, qu'on prescrit dans les colliques, dans la dyssenterie et dans le tenesme.

Lithospermi, semen, *Grémil, l'Herbe aux perles*. Cette plante croît aux lieux incultes; on ne se sert en médecine que de sa semence.

Les graines de grémil sont presque rondes, dures, d'une couleur blanchâtre, comme de petites perles; et d'après leur couleur et dureté, on les a supposées utiles dans les maladies calculeuses. Leur goût et purement farineux.

Lujulae, folia, Alleluiae, Oxytriphyli, Acetosellae, *Alleluia*. Les feuillles d'alleluia ont une saveur acide; elles sont apéritives, rafraichissantes, anti-scorbutiques, anti-putrides.

Lupini, semen, *Lupin*. On cultive cette plante dans les champs. On ne se sert en médecine que de sa semence.

Elles ont une saveur légumineuse, accompagnée d'une amertume désagréable. On les dit vermifuges étant prises intérieurement ou employées en topique. Ce médicament est peu usité actuellement.

Lupuli, summitates, *Houblon*. Cette plante croît dans les haies, le long des chemins, aux bords des ruisseaux, et s'entortille, en croissant, autour des plantes voisines. On cultive le houblon mâle avec grand soin en Angleterre, en Flandre et aux autres pays froids ; le faisant soutenir par de grands échalats ou des perches, à la manière des vignes; c'est ce qui l'a fait appeller par quelques-uns *vitis septentrionalum*. Sa fleur et son fruit sont employés dans la composition de la bière.

Les sommités du hublon ont un amer vif des plus agréable; rarement les emploie-t-on elles ont pourtant la propriété de purifier le sang, et d'exciter l'urine.

Macis, *Macis*, nommé mal-à-propos fleur de muscade. *Voyez* l'article *Nux moscata*.

Majoranae, folia, *Marjolaine*. On emploie les feuilles et les sommités fleuries de cette plante, qu'on cultive dans les jardins. Ses feuilles sont opposées, arrondies, couvertes d'un duvet blanc. Leur odeur est aromatique et agréable; leur saveur est âcre et amère.

On les recommande principalement dans les maladies de la tête et des nerfs, l'asthme humide ou humoral et les catharres. La poudre de ses feuilles est un agréable sternutatoire.

Malabathrum folium, *Feuille d'Inde*. Le malabathrum est une feuille compacte, oblongue, terminée en pointe et garnie de trois nervures suivant toute sa longueur. Son odeur est agréable et tient un peu du clou de girofles; sa saveur est aromatique. Cette feuille est produite par un arbre qui croît dans les montagnes de Malabar. Ce médicament entre dans la thériaque et le mithridate.

Malvae, folia et flores, *Mauve*. La mauve est très-commune par-tout; ses feuilles rondes sont portées sur de longues queues; elles sont crénelées à leur bord, et d'un verd foncé. Les fleurs découpées profondément, sont purpurines et rayées de lignes d'une couleur plus foncée; elles sont portées sur un double calice. Les feuilles de mauve sont d'un grand usage en qualité d'émollient, à cause du mucilage qu'elles renferment; aussi les a-t-on mises au nombre des quatre herbes émollientes; on en préscrit quelquefois la décoction dans les dissenteries, la chaleur et l'acrimonie des urines, et, en général, pour émousser les humeurs âcres.

Mandragorae, folia, *Mandragore*. Ses feuilles, sortant immédiatement de la racine, sont longues de plus d'un pied, plus larges que la main en leur milieu, et étoilées en leur bout, lisses, de couleur verd-brun et d'une odeur désagréable.

Elles sont narcotiques, rafraichissantes, résolutives appliquées extérieurement. Les Anglois l'ont proscrite de leur pharmacopée.

Marrubii albi, folia, *Marrube blanc*. Le marrube blanc est très-commun dans les environs de Paris. On emploie ses feuilles et ses sommités fleuries. Les premières naissent opposées : elles sont assez épaisses, blanchâtres, ovales, crenelées sur les bords; elles ont une odeur forte et peu agréable; leur saveur est amère; les fleurs naissent autour de la tige. Cette plante est apéritive, discussive, emménagogue chaude : elle passe aussi pour anti-vermineuse,

Il y a une autre espèce de marrube, nommé marrube noir, *marrubinm nigrum*. On en fait très-rarement usage.

Mari syriaci, folia, *Marum de Syrie*. Cette plante vient dans les pays chauds. Ses feuilles, qui sont en usage, sont petites, aigues, d'un verd pâle, leur odeur est aromatique, pénétrante et excite à l'éternuement : leur saveur est aromatique et très-âcre. Cette plante passe pour être anti-scorbutique.

Marum, *Mastic*. Cette plante se trouve en Espagne. Ses feuilles qui sont petites et blanchâtres, ont une odeur qui approche de celle du mastic, d'où lui est venu son nom. Sa saveur est âcre. On la substitue quelquefois à la précédente.

Matricariae, folia, *Matricaire*. La matricaire se cultive dans les jardins. On emploie ses feuilles et ses fleurs. Les premières sont molles, divisées en lobes dentelées à leurs bords; leur couleur est d'un verd pâle, leur odeur est forte et désagréable, leur saveur amère.

La matricaire est mise au rang des remèdes hystériques, nervins, emménagogues et stomachiques. Elle peut, par le principe mobile qu'elle contient, soulager dans ces maladies.

Mechoacannae, radix, *Méchoacan*. C'est la racine d'un convolvulus de l'Amérique. Elle est blanche légère; on nous l'apporte toute coupée par tranches seches, d'une des provinces d'Amérique, nommée Méchoacan, dans la nouvelle Espagne. Sa plante est une espèce de brione rampante que Tournefort appelle *bryonia Americana repens, folio anguloso.*

La racine de méchoacan purge sans violence les sérosités de toutes les parties du corps: on s'en sert dans l'hydropisie, dans les rhumatismes et dans la goutte sciatique.

Meliloti, folia et flores, *Mélilot*. Cette plante est très-commune dans les champs. On se sert de ses sommités fleuries. Ses fleurs sont portées sur des tiges assez longues et disposées en épis. Elles sont légumineuses, petites, composées de quatre pétales jaunes. Elles ont une odeur assez agréable. Cette odeur est plus forte lorsqu'on a fait secher ces fleurs. Elles sont adoucissantes, calmantes et légèrement résolutives. On a recommandé la décoction des feuilles dans les inflamations du bas-ventre, et celle des fleurs contre les fleurs-blanches. Mais le mélilot ne s'emploie guère aujourd'hui que dans les lavemens adoucissans et carminatifs, et dans les fomentions et cataplasmes.

MELISSAE, FOLIA, *Mélisse.* La mélisse se cultive dans tous les jardins; ses feuilles, qui sont sur tout d'usage, sont oblongues et arrondies, finissant cependant en une pointe mousse; elles sont dentélées sur leur bord, d'un verd trés-foncé, et légèrement velues. Elles ont une odeur de citron fort agréable, et une saveur balsamique, mélée d'un peu d'âcreté. L'odeur de ces feuilles n'est plus citronnée lorsque cette plante fleurit; ainsi on doit avoir attention de les cueillir avant la fleur.

La mélisse, selon les auteurs de matière médicale, convient spécialement dans les maladies de la tête, de l'estomac et de la matrice; et son usage, en pareils cas produit des effets surprenans, si l'on en croit les anciens; les modernes n'en font pas autant de cas : ils lui donnent le rang qu'elle mérite, en la mettant au nombre des plus foibles aromatiques fortifians.

MENTHÆ VULGARIS, FOLIA, *Menthe*. Cette menthe se cultive dans les jardins. Ses feuilles sont opposées, arrondies, ridées, crepues, dentellées sur leur bord, d'un verd très-foncé. L'odeur de cette plante est très-forte; sa saveur est âcre, aromatique et vive.

Elle est stomachique et carminative, salutaire dans les pertes d'appétit, les nausées, les envies de vomir.

MENTHASTRI, FOLIA, MENTHASTRUNE SPICATUM FOLIO LONGIORE CAUDI CANTE. C'est une variété de la menthe précédente. Elle est moins agréable à l'odorat, et elle a une saveur chaude, amère, qui plait moins.

MENTHÆ PIPERITIS, FOLIA, *Menthe poivrée*. Cette plante vient en Angleterre, dans les campagnes sur les bords des ruisseaux. Nous la connoissons peu en France, et on ne la cultive que dans quelques jardins particuliers Ses feuilles, qui sont d'usage, ressemblent à celles de la précédente, mais elles sont plus larges et plus courtes. Ce qui la distingue des autres menthes, est une saveur très-âcre et brûlante, qui ressemble à celle du poivre. Son odeur est aussi très-forte. Elle est regardée comme un très-bon diurétique, et propre à débarasser les reins des matières glaireuses qui les obstruent. Ce remède est actif, et il ne doit être employé que dans les cas où les diurétiques chauds conviennent.

Mercurialis maris et feminae, folia, *Mercuriale mâle et femelle.* Les tiges sont rondes et lisses; les feuilles sont oblongues, terminées en pointe, molles, vertes et luisantes. Il sort de sa tige plusieurs pédicules, à l'extrémité desquels on trouve des fruits à deux capsules un peu applaties.

La mercuriale femelle ne diffère de la précédente qu'en ce que ses fleurs, soutenues par un calice à quatre feuilles, sont disposées en épis.

On emploie le suc de toute la plante et ses feuilles. On met ordinairement la mercuriale parmi les plantes émollientes; mais elle paroît contenir très-peu de ce mucilage qui rend les substances qui en sont remplies, propres à détendre. Elle est légèrement purgative et paroît contenir un sel analogue au nitre.

Mei athamantici, radix, *Meum athamenthique.* Cette plante croît sur les montagnes d'Auvergne, sur les Alpes et sur les Pyrénées. C'est de ces pays qu'on nous envoie la racine seche. C'est la seule partie d'usage. La racine de meum est oblongue, divisée en plusieurs branches et rousse extérieurement.

Millefolii, folia, *Mille-feuille, l'Herbe à Charpentier* ou *aux coupures.* La mille-feuille est très-commune dans toutes les campagnes. On se sert principalement des feuilles. On emploie aussi quelquefois ses fleurs. Ses feuilles sont découpées, d'un beau verd, assez fermes. Leur odeur est légèrement aromatique et assez agréable. Leur saveur a un peu d'âcreté. Ses fleurs forment des bouquets blancs, et quelquefois purpurins : elles sont fort petites.

La mille-feuille est un très-bon vulnéraire. Plusieurs médecins la regardent comme un très-grand anti-spasmodique, et en recommandent l'usage dans les maladies hystériques.

MORSUS DIABOLI, SEU, SUCCISAE, RADIX et FOLIA, *Mors du diable*, SCABIOSA SUCCISA *Scabieuse*. Herbe vivace qui croît naturellement dans une grande partie de l'Europe, spécialement aux environs de Paris.

Ces parties de la scabieuse passent pour alexipharmaques ; mais il y a longtems qu'on leur préfère des médicamens d'une plus grande efficacité.

NAPI, SEMEN, *Graine de Navet*. On emploie la racine et les semences de cette plante, qu'on cultive partout. Elle est trop généralement connue pour en faire la description. Les semences, renfermées dans un silique, sont assez grosses, presque rondes, d'une couleur qui tire sur le pourpre : leur saveur est âcre et amère.

La racine de navet est d'un grand usage

comme aliment. On l'emploie aussi comme remède dans les rhumes ; elle adoucit et facilite l'expectoration. La semence de navet est incisive et légèrement diurétique.

Napi silvestris, *Navet sauvage.* Cette plante paroît ne différer du navet cultivé qu'en ce qu'elle est plus petite ; mais les graines du navet cultivé sont beaucoup plus chaudes et plus âcres : on les emploie à faire l'huile de navette, qu'on en retire par expression, après les avoir broyées.

Nardus celtica, *Nard celtique.* Cette plante croît dans les Alpes ; on nous envoie la racine seche qui seule est d'usage. Cette racine est fibreuse, garnie de petites écailles, d'un verd jaunâtre ; son odeur est forte et aromatique, mais peu agréable : sa saveur est âcre. La racine de nard-celtique est tonique.

Nardus indica, Spica-Nardi, *Nard indien, Spica-Nard.* On nous envoye la racine seche de cette plante, qui croît aux Indes orientales. Cette racine est composée d'une infinité de fibres très-deliées, attachées à une tête. Il paroît que ces fibres ne sont que la partie inférieure des tiges de la plante. La couleur de cette racine est d'un brun roussâtre ; son odeur est aromatique et agréable ; sa saveur est aussi aromatique, amère et a de l'âcreté.

On le dit alexipharmaque, diurétique et emménagogue.

NASTURTII AQUATICI, FOLIA, *Cresson d'eau.* Les feuilles de cresson de fontaine qui sont d'usage, sont presque rondes, quelques-unes cependant sont découpées; et plus le cresson est grand, plus les feuilles paroissent sous cette forme; elles sont vertes, pleines de suc, d'une saveur piquante, et approchant un peu de celle du cochléaria, mais beaucoup plus foible et moins âcre.

Le cresson, placé au nombre des anti-scorbutiques, est légérement apéritif et diurétique. Donné pour aliment, cette plante est quelquefois utile dans les obstructions des canaux biliaires, causées par l'épaississement et la ténacité de la bile cystique, qui y est fort sujette.

NASTURTII HORTENSIS, FOLIA, SEMEN, *Cresson Alénois, ou des jardins, le Nasitor.* Ses feuilles sont oblongues et découpées profondément; on le cultive dans les jardins. On le joint à l'espèce de cresson de l'article précédent, dont il a à peu près les vertus. Les graines sont, dit-on, beaucoup plus actives que les feuilles.

NEPETAE FOLIA, *Cataire ou l'herbe aux chats.* Les feuilles de cette plante sont semblables à celles de la mélisse, dentelées en leurs bords, pointues, légumineuses, blanchâtres, d'une odeur forte, d'un goût âcre. Cette plante croît dans les jardins, ou aux bords des chemins, aux lieux humides : les chats l'aiment fort, car ils se roulent dessus et ils en mangent.

On la dit vulnéraire et propre à aider à la respiration.

NICOTIANAE, FOLIA, *Nicotiane, tabac mâle.* Cette plante, connue de tout le monde, vient dans l'Amérique, d'où elle a été apportée en Europe vers le milieu du seizième siècle. On la cultive dans les jardins.

J'ai donné dans le *Journal de physique*, cayer de septembre, page 188, un mémoire sur le tabac, dans lequel on trouvera son origine, sa fabrication dans les manufactures et son analyse.

Le tabac est une substance âcre et stimulante. Je ne parle pas ici de l'usage auquel il est communément employé : on sait qu'il peut nuire à certaines constitutions, qu'il est rarement utile, mais que l'habitude qu'on contracte d'en prendre, le rend nécessaire.

Les feuilles de tabac sont émétiques et purgent violemment. On fait par cette raison très-rarement usage du tabac intérieurement. On en prépare cependant un syrop dont on fait usage dans l'épilepsie, et dans les maladies du même genre; mais le sucre et le miel qu'on y joint énervent et adoucissent l'acrimonie du tabac. On en fait usage en lavement dans les maladies soporeuses, et lorsqu'on veut exciter fortement l'action des fibres. On se sert du tabac en fumigation et en masticatoire. Cela est utile lorsqu'on veut faciliter l'expectoration, débarasser les glandes salivaires des humeurs visqueuses qu'elles contiennent, et causer une dérivation souvent salutaire ; mais on ne doit employer ces moyens que dans les tempéramens qu'on nomme vulgairement humides, lorsque l'habitude du corps est lâche, et les fibres peu irritables. On introduit aussi la fumée du tabac dans les intestins par l'anus. Ce remède a de grands avantages dans les constipations opiniatres, dans la passion iliaque, ainsi que dans les hernies. Heister la recommande beaucoup dans ce dernier cas et dit en avoir vû de très-bons effets. Il décrit l'instrument destiné à faire cette espèce de fumigation et en donne la figure (1). Ce secours est aussi très-utile pour ranimer les noyés, et pour rappeller à la vie des gens qu'on croit morts, parce qu'ils ont été long-tems sous l'eau (2)

NIGELLAE, SEMEN, *Nielle, Cumin noir.* On cultive dans les jardins cette plante qui croît

---

(1) Laurent. Heisteri, *Instit. chirurgica*, tome *II*.

(2) Voyez la dissertation de Bruhier sur l'incertitude des signes de la mort, tome *II*.

en Candie d'où on nous envoye ses semences, seule partie qui soit en usage. Ces semences sont anguleuses, noires ou jaunes; leur odeur est forte, et approche beaucoup de celle du cumin, leur saveur est âcre.

On les a recommandées comme diurétiques et apéritives.

NUMMULARIAE, FOLIA, *Nummulaire*. Cette plante est un peu astringente, et légèrement acide; c'est pourquoi Boerhaave la recommande dans le scorbut, les pertes utérines, et, en général, contre les hémorragies; mais ce médicament paroît peu efficace, et les praticiens n'en font point de cas.

NYMPHAE ALBAE, RADIX, *Nénuphar blanc*. Cette plante vient dans les marais, les rivières, et les étangs. On emploie ses fleurs qui sont grandes, disposées en roses blanches, et ressemblantes à celles du lys. Elles n'ont presque point d'odeur.

NYMPHAE LUTEAE, *Nénuphar jaune*. Cette espèce vient dans les mêmes endroits que la précédente. On emploie ordinairement sa racine. Elle est charnue, grosse, de couleur brune extérieurement, blanche intérieurement, attachée au fonds de l'eau par plusieurs fibres. Elle contient un suc visqueux. Le nénuphar est adoucissant, rafraichissant, et il a été regardé pendant long-tems comme un remède propre à amortir les feux de la concupiscence; mais cette qualité paroît imaginaire.

OCIMI, FOLIA, *Basilic à grandes feuilles.* Les feuilles ont une saveur légère un peu chaude, et lorsqu'on les frotte, elles répandent une odeur forte et désagréable, qui devient plus gracieuse quand elles sont un peu sèches. On dit qu'elles atténuent la pituite visqueuse, et favorisent l'expectoration et les secrétions utérines.

ONONIS, SIVE ANONIS, SIVE ARESTAE BOVIS, RADIX, *Arrête-Bœuf.* Les racines de cette plante sont longues, ligneuses, fibreuses, blanches, serpentantes en long et en large, difficiles à rompre, arrêtant souvent les charrues des laboureurs, d'où lui vient le nom d'arrête-bœuf.

Cette racine a une odeur désagréable et une saveur doucâtre dégoutante. On la vante comme apéritive et diurétique.

OPHIOGLOSSI FOLIUM. *Ophioglosse ou la langue de serpent.* Cette plante croît dans les prés, dans les marais et aux autres lieux humides; ses feuilles ressemblent à celles de la poirée, mais elles sont plus grosses, charnues, lisses, droites, quelquefois longues et étroites, quelquefois larges et arrondies, d'un goût doucâtre et visqueux. Cette plante passe pour vulnéraire, et en général on lui attribue les vertus des capilaires.

Origani, folia, *Marjolaine sauvage, Origan.* Cette plante croît aux environs de Paris dans les endroits secs. On emploie ordinairement les feuilles de l'origan, et quelquefois ses fleurs. Les premières sont opposées, velues et assez semblables à celles du calament; leur odeur est pénétrante et aromatique, ainsi que leur saveur, qui a en même-tems de l'âcreté. Les fleurs naissent au haut des tiges où elles forment des bouquets. Cette plante est dans la classe des aromatiques.

Il y a une autre espèce d'origan appellé *origanum creticum*, l'origan de Crète, On nous apporte quelquefois de l'île de Crête ou de Candie les fleurs de cet origan; elles ont une odeur aromatique agréable, plus forte que celle de l'origan ordinaire.

Orobi, semen, *Orobe.* Les graines d'orobe ont un goût farineux un peu amer et désagréable : elles sont recommandées dans les maladies néphrétiques.

Orisae, semen, *Riz.* Ce sont les graines d'une plante que les auteurs s'accordent à nommer *oriza.*

Cette plante croît naturellement en Ethiopie. Ce grain, qui sert de nourriture à presque tous

tous les peuples de l'orient, est connue de tout le monde. Nous l'employons comme aliment et comme remède ; il est très-utile en ces deux qualités. Il fournit une nourriture très-saine ; il est encrassant et propre à adoucir les âcres ; il est aussi légèrement astringent : il convient comme aliment dans toutes les maladies d'épuisement, dans celles où les évacuations, de quelque nature quelles soient, sont trop abondante. On en fait aussi un grand usage dans les maladies de poitrine. On le fait entrer dans les tisanes et dans les bouillons. On prépare ce qu'on nomme crême de riz, en pilant ce grain dans un mortier de marbre : on le fait cuire ensuite dans suffisante quantité d'eau jusqu'à ce qu'il soit réduit en bouillie claire, qu'on passe toute chaude, avec une forte expression, à travers un linge serré. Le riz par ce moyen est plus aisé à digerer.

Paeoniae, radix, flores et semen, *Pivoine mâle.* On cultive cette plante dans les jardins. On emploie sa racine, ses fleurs et ses semences. La première est assez grosse et épaisse, sa couleur est roussâtre extérieurement. Lorsqu'elle est récente elle a un peu d'odeur et une saveur douceâtre mêlée d'âcreté ; mais lorsqu'elle seche, elle perd son odeur et n'a plus qu'une saveur fade mêlée d'une très-légère astriction. Les semences de la pivoine mâle sont presque rondes, assez grosses, et d'une couleur noire lorsqu'elles sont mûres.

La racine et les semences ont été mises parmi les remèdes anti-spasmodiques, nervins.

Papaveris albi, capita, *Pavot blanc*. Le pavot blanc pousse une tige ronde sur laquelle naissent des feuilles assez semblables à celles de la laitue, découpées, et de couleur de verd de mer. Cette tige et ces feuilles sont remplies d'un suc laiteux et amer. Aux fleurs, succède un fruit de la grosseur et presque de la forme d'un œuf. Ce fruit, nommé communément tête, est épais et membraneux; il est partagé intérieurement par plusieurs cloisons, entre lesquelles on trouve une grande quantité de petites graines arrondies et blanches. Ce fruit est recouvert supérieurement par une espèce de chapeau rond et étoilé. Les têtes de pavot fraiches renferment une très-grande quantité de suc laiteux et épais. Ce suc, de blanc et laiteux qu'il est d'abord, devient bientôt d'un jaune brun, et cette couleur devient encore de plus en plus foncée, à mesure que le suc se condence et se durcit. Cette plante vient en Egypte, en Perse et dans différens endroits du Levant. On la cultive aussi en France et dans plusieurs endroits de l'Europe. On sait que c'est des têtes de pavot blanc du Levant qu'on retire, par incision ou par expression, ce suc gomme résineux connu sous le nom d'opium.

On fait usage des têtes de pavot sechées, en décoction, pour calmer et procurer le sommeil.

Les semences du pavot blanc sont émulsives et adoucissantes.

PAPAVERIS NIGRI, CAPITA, *Pavot noir.* Ce pavot qu'on cultive ordinairement dans les jardins à cause de la beauté de ses fleurs, a les feuilles larges, dentelées et de couleur de verd de mer. Ses têtes sont beaucoup plus petites que celles du pavot blanc ; ses semences sont noirâtres. Cette espèce de pavot a une odeur fétide, assez semblable à celle du pavot blanc. On en fait peu d'usage.

PAPAVERIS ERRATICI, SEU PAPAVERIS RHAEADOS, FLORES, *Pavot rouge, Coquelicocq* ou *Ponceau.* On n'emploie que les fleurs de cette plante, qui est très-commune dans les champs parmi les bleds. Ses fleurs sont en rose, composées de quatre pétales minces, assez large et d'une couleur rouge. Elles ont une odeur foible et peu agréable ; lorsque ces fleurs sont seches, cette odeur disparoît.

Les fleurs de coquelicocq passent pour être légèrement diaphorétiques et calmantes.

PARALYSIS, FLORES, *Primevère, Primerolle.* Cette plante est très-commune dans les prés humides des environs de Paris. On emploie ordinairement ses fleurs. Elles sont portées sur des tiges longues et disposées en bouquet, d'une couleur jaune, d'une odeur foible, mais assez agréable. Les fleurs de primevère passent pour être légèrement calmantes et vulnéraires.

PAREIRA BRAVA, *Pareira brava.* Ce médicament est une racine qui s'apporte du Brésil en morceaux de différentes grosseurs; les uns sont aussi gros que le doigt, et d'autres comme le bras d'un enfant; ils sont courbés, couverts de rides, noirs à l'extérieur et en dedans d'un jaune terne. Les fibres qui composent ce bois, sont entrelacées, de manière qu'en y faisant une section tansversale, on découvre un grand nombre de cercles concentriques, traversés par des fibres qui vont du centre à la circonférence. Le pareira brava n'a point d'odeur : sa saveur est un peu amère et douce en même tems, à peu près comme la reglisse. Les habitans du Brésil et les Portugais vantent beaucoup l'efficacité de cette racine dans diverses maladies, mais spécialement contre la suppression d'urine, les douleurs néphrétiques et la pierre.

PARIETARIAE, SEU HELXINES, FOLIA, *Pariétaire.* Cette plante est très-commune; on la trouve ordinairement le long des vieux murs. On emploie ses feuilles; elles sont alternes, oblongues et pointues, légèrement velues, d'un verd obscur.

La pariétaire contient du nitre, surtout lorsqu'elle est venue auprès de vieux murs : on la met ordinairement au nombre des plantes émollientes ; mais elle ne paroît pas devoir être rangée dans cette classe. Elle est apéritive et diurétique, et fort utile dans les coliques néphrétiques et autres affections de ce genre où le nitre convient souvent.

PASTINACAE HORTENSIS, SEMEN, *Panais cultivé.*

PASTINACAE SYLVESTRIS, SEMEN, *Panais sauvage.* Plante très-commune et que nous nous dispenserons de décrire, attendu qu'elle est fort peu usitée en médecine. On dit la graine légèrement aromatique.

PENTAPHYLLI, RADIX, *Quinte-feuille.* Cette plante est commune aux environs de Paris. Elle tire son nom des cinq feuilles qu'elle porte à l'extrémité de sa tige : on n'emploie ordinairment que sa racine ; elle est longue fibreuse, noirâtre en dehors, rouge en dedans : sa saveur est styptique. On la cueille au printems ; on enlève la première écorce noirâtre et l'intérieur ou le cœur de la racine. On fait secher ce qui reste, qui est la seconde écorce, en l'entortillant autour d'un bâton. Cette plante est astringente.

PERSICARIAE MITIS, FOLIA, *Persicaire douce.* La persicaire est très-commune dans les endroits humides des environs de Paris. Ses feuilles sont alternes, semblables à celles du saule, quelquefois tachetées de noir, et souvent sans taches. Ses fleurs sont portées sur de longues tiges ; elles nont point de calice et sont ordinairement purpurines.

La persicaire ordinaire est regardée comme vulnéraire.

PERSICARIAE URENTIS, FOLIA, *Persicaire âcre, Curage ou Poivre d'eau.* Les feuilles de cette espèce ne sont point maculées ; elles ont une saveur âcre, et assez semblable à celle du poivre. On s'en sert en fomentation en qualité de résolutif et de discussif.

PERSICAE MALI, FLORES, *Pêcher.* Arbre que l'on dit venir naturellement dans la Perse. On ne se sert en médecine que de ses fleurs : elles ont une odeur agréable et un goût un peu amer ; une infusion d'une demi-once de ces fleurs nouvellement cueillies, ou un gros de fleurs dessechées et édulcorées avec du sucre, est un relâchant et un anthelmentique très-utile aux enfans ; les feuilles de l'arbre remplissent mieux ces indications, mais elles sont moins agréables. Le fruit possède les qualités des autres fruits doux-acides, telles que celles de diminuer la trop grande chaleur, de rafraichir, de relacher légèrement le ventre.

PETASITIDIS, RADIX, *Pétasite.* Herbe qui croît dans les contrées tempérées de l'Europe.

Cette racine a une odeur forte et un goût amer, aromatique, qui n'est pas fort agréable. On la prescrit quelquefois à la dose d'un gros ou plus, comme aromatique, et quelquefois en qualité d'apéritif et de désobstruant; mais elles possède ces vertus à un si léger degré, qu'elle est peu en usage.

PETROSELINI MACEDONICI, SEMEN, *Persil de Macédoine.* On ne fait usage que des semences de cette plante, qui vient dans le Levant, et qu'on cultive dans nos jardins. Ces semences sont oblongues, velues, cannelées, d'un verd obscur: leur odeur est aromatique, ainsi que leur saveur, qui a de l'âcreté. Ces semences sont dans la classe des aromatiques âcres.

PETROSELINI VULGARIS, SEMEN, FOLIA, *Persil.* On emploie ordinairement en médecine la racine, les feuilles et les semences de cette plante. La première est longue, environ de la groseur du doigt, d'une couleur blanchâtre, d'une saveur assez agréable. Les semences sont assez menues, cannelées, d'une couleur grise, d'une saveur légèrement aromatique, mêlée d'un peu d'âcreté.

La racine de persil est mise au rang des cinq racines nommées apéritives; elle est diurétique et diaphorétique. On l'emploie en décoction. La semence est mise au nombre des quatre semences chaudes mineures, et a à peu-près les mêmes vertus que la racine; mais elle est plus active et porte plus de chaleur.

PEUCEDANI RADIX, *Queue de pourceau*. Les racines de cette plante ont une odeur forte, désagréable, semblable à celle des dissolutions de soufre, et un goût onctueux, un peu âcre et amer. Elles sont regardées comme stimulantes et atténuantes; elles facilitent, dit-on, l'expectoration et favorisent l'écoulement des urines: les anciens en employoient le suc exprimé, comme un sternutatoire, dans les maladies léthargiques.

PIMPINELLAE SANGUISORBAE, FOLIA, *Pimprenelle*. Cette plante vient naturellement dans la campagne, et on la cultive aussi dans les jardins. Ses feuilles, qui sont d'usage, sont arrondies, dentelées à leurs bords, et d'un verd clair; elles sont portées sur des tiges rougeâtres. La pimprenelle est légèrement tonique, diurétique et détersive.

PIMPINELLAE SAXIFRAGAE, RADIX, *Boucage*.

PIMPINELLA SAXIFRAGA MAJOR, SAXIFRAGA MINOR. On n'emploie ordinairement que la seule racine de ces deux plantes. La racine de la première est longue, grosse comme le petit doigt, blanche et d'une saveur âcre et brûlante. Celle de la petite pimprenelle saxifrage est ridée, a peu de fibres, est blanche et d'une saveur semblable à celle de la première. Ces deux racines ont à peu-près les mêmes vertus : elles sont incisives, diurétiques chaudes, propres à rétablir le ton des fibres.

PLANTAGINIS LATIFOLIAE, FOLIA et SEMEN, *Plantin*. Ses feuilles sont attachées à de longues queues et couchées par terre. Elles sont ordinairement sans poils, et on y remarque sept nervures qui règnent dans toute leur longueur.

Le plantin est un astringent. Il convient dans les cas dans lesquels la trop grande quantité d'évacuation dépend de la laxité des parties : telles sont certaines diarrhées et plusieurs hémorragies.

On emploie aussi quelquefois les semences du plantin : elles sont menues, ovales et de couleur rougeâtre.

POLII MONTANI, *Polium de montagne*.

POLIUM ANGUSTI FOLIUM CRETICUM, *Polium de Crète*.

POLIUM MARITIMUM ERECTUM MONSPELIACUM, *Polium de Montpellier*. On emploie les feuilles ou les sommités du polium. Ses feuilles sont petites, oblongues, étroites, sur-tout celles de la première espèce, garnies d'un duvet blanchâtre. Leur odeur et leur saveur sont aromatiques.

POLYPODII, RADIX, FILIX POLYPODIUM DICTA, *Polypode.* Cette plante, qui par ses feuilles ressemble beaucoup à la fougère, vient sur les vieilles murailles et sur les troncs de plusieurs arbres, tels que le frêne, le hêtre, le chêne, etc. Le polypode qui vient sur ce dernier arbre est le plus estimé. La racine est la partie de cette plante qu'on met le plus souvent en usage. Elle est rampante, d'une grosseur médiocre, garnie de petites tubercules; sa couleur est roussâtre à l'extérieur, verdâtre intérieurement; elle n'a qu'une odeur foible et peu agréable; sa saveur paroît d'abord fade, et laisse ensuite une légère âcreté, mêlée d'un peu d'astriction. La racine de polypode est légèrement laxative : elle est apéritve et diurétique.

PORTULACAE, SEMEN, *Pourpier.* On emploie les feuilles et les semences de cette plante qu'on cultive dans les jardins. Ses feuilles sont portées sur des tiges rondes, rougeâtres, pleines de suc ; elles sont alternes, larges, presque rondes, luisantes, d'un verd blanchâtre ou jaunâtre, remplies d'un suc visqueux dont la saveur est acidule. Les fruits sont des capsules oblongues, dans lesquelles on trouve des semences menues et noires.

On met cette semence au nombre de celles qu'on nomme semences froides mineures. Elles sont émulsives et rafraichissantes. On les regarde aussi comme anti-vermineuses; mais on peut douter qu'une semence purement émulsive telle que celle de pourpier, possède cette vertu. Les feuilles de pourpier sont très-rafraichissantes.

Primulae veris, folia, radix et flores, *Primevère*. Cette plante est très-commune dans les prés humides des environs de Paris. On emploie ordinairement ses fleurs. Elles sont d'une couleur jaune, d'une odeur foible, mais assez agréable. Les fleurs de primevère passent pour être légèrement calmantes et vulnéraires.

Prunellae, *Brunelle*. La brunelle a une saveur herbacée, âpre et visqueuse; on la recommande pour arrêter les hémorragies, les flux de ventre, et on l'a principalement vantée comme vulnéraire et utile en gargarismes, dans les cas d'aphtes et d'esquinancies.

Psyllii, semen, *Herbe aux puces*. On ne se sert en médecine que de ses graines.

Les graines de l'herbe aux puces sont petites, et ressemblent, pour la forme, à une puce. Elles ont un goût visqueux et dégoûtant; bouillies dans de l'eau, elles fournissent une grande quantité de mucilage, dont on se sert quelquefois dans les lavemens émolliens.

Pulegii, folia, *Pouliot.* Le pouliot vient dans les endroits aquatiques. On emploie ses feuilles et ses sommités fleuries. Les feuilles du pouliot sont opposées, d'un verd noirâtre, douces au toucher, d'une odeur pénétrante et aromatique, d'une saveur âcre et amère. Ses fleurs sont labiées, disposées par anneaux autour des tiges, bleuâtre ou d'un rouge pâle.

Le pouliot est assez analogue aux menthes pour les vertus. Il est tonique, nervin, stomachique.

Pulmonariae maculosae, folia, *Pulmonaire.* Les feuilles de pulmonaire contiennent un suc visqueux d'un goût herbacé, mais sans odeur; on les recommande dans les ulcérations des poumons, la pthisie et autres maladies de même nature : cependant l'expérience ne constate pas qu'elles soien fort utiles en pareils cas.

Pyrethri, radix, *Pyrérhe ou Racine salivaire.* On nous apporte cette racine seche du Levant, et sur tout du royaume de Tunis. C'est la racine d'une plante nommée *Buphtalmum caulibres simplicissimis unifloris, foliis pinnato multifidis.* Cette plante ressemble beaucoup à la camomille. Sa racine telle qu'on nous l'apporte est longue d'un doigt, d'un noir roussâtre extérieurement, blanche en dedans. Elle n'a point d'odeur, mais sa saveur est très-âcre et bûrlante. Cette racine est fort active et fort irritante. On l'employe principalement en masticatoire, comme propre à débarasser les glandes salivaires; on s'en sert aussi en qualité d'épispatique.

QUINQUEFOLIUM, voyez PENTAPHYLLI.

RARHANI RUSTICANI, RADIX, *Raifort sauvage, le Crant ou la Moutardelle.* On cultive cette plante dans les jardins. On emploie sa racine, et on fait entrer ses feuilles dans quelques compositions pharmaceutiques. La racine du raifort sauvage est grosse et assez longue. Elle est blanche. Sa saveur est fort âcre, vive, tenant de celle de la moutarde. Il s'en élève une vapeur très-âcre lorsqu'on la pile. Si cette vapeur est reçue dans les yeux, elle les irrite, et en fait sortir des larmes. Les feuilles sont longues, pointues et larges, d'un verd foncé, d'une saveur moins âcre que la racine.

Le raifort sauvage est au nombre des anti-scorbutiques âcres, tels que le cochléaria, la moutarde etc. Cette plante est apéritive, diurétique et très-résolutive.

RHABARBARUM, *Rhubarbe.* La rhubarbe

est une racine grosse et longue qu'on nous apporte en morceaux de différentes grosseurs. Ces morceaux sont assez légers, leur substance paroît fougueuse. Leur couleur est d'un jaune foncé et un peu brun à l'extérieur. L'intérieur est jaune de même, mais on y remarque des taches rougeâtres par intervalles. Ces taches lui donnent quelque ressemblance avec la noix muscade, et font paroître la rhubarbe marbrée. Son odeur est aromatique, mais désagréable. Sa saveur est amère, légèrement âcre et laisse un peu d'astriction. La plante dont on tire la rhubarbe paroît approcher du genre des lapathum. On la nomme ordinairement *rhabarbarum folio oblongo crispo, undulato, flabellis sparsis*. On nous apporte ordinairement la rhubarbe de la Chine ; il nous en vient aussi de la Perse et de la Moscovie : celle de Perse est la plus estimée ; celle de Moscovie, suivant les observations de Jussieu, est une vraie rhubarbe.

La rhubarbe est un des purgatifs les plus employés et les plus utiles. On sait qu'elle laisse, après son usage, une légère astriction très-propre à raffermir le ton des viscères ; c'est par cette raison qu'on la met au nombre des purgatifs fortifians, et qu'on l'emploie avec succès dans les diarrhées, les dyssenteries et dans tous les cas où il est nécessaire d'évacuer les matières contenues dans le canal intestinal, et de donner en même tems du ressort aux fibres de l'estomac et des intestins : comme amer, elle convient aussi dans la plupart des maladies causées par le défaut et l'inertie de la bile.

RHAPONTICI, RADIX, RHABARBARUM DIOSCORIDIS et ANTIQUORUM, *Rhapontic*. La plante qui fournit cette racine croît dans la Thrace et on la cultive dans nos jardins. Cette racine est molasse et spongieuse, assez grosse, brune extérieurement, jaune à l'intérieur, où l'on voit des cannelures disposées en rayons; son odeur est foible; sa saveur a plus d'astriction que d'amertume ; et elle laisse dans la bouche une visquosité gluante qu'on ne remarque point dans la rhubarbe. Le rhapontic est peu en usage; il purge moins que la rhubarbe, et paroît plus astringent que cette dernière.

ROSA PALIDA, *Rosier qui porte des roses pâles*. L'arbrisseau qui produit ces fleurs se cultive dans tous les jardins, à cause de la beauté de ses fleurs, trop connues pour en faire la description. On choisit ordinairement pour l'usage de la médecine les fleurs simples.

Les roses pâles, outre leur qualité laxative et purgative, contiennent une partie aromatique, mobile, qui est regardée comme tonique. On s'en sert dans les maladies des yeux, et dans quelques autres circonstances.

ROSA RUBRA MULTIPLEX, *Rose rouge ou de Provins*. On a donné à cette espèce de rose, le nom de rose de Provins, parce qu'on en a cultivé et qu'on en cultive encore une grande quantité aux environs de cette ville. La rose de Provins a une belle couleur rouge foncé. Elle paroît veloutée. Son odeur, quoique foible est douce et agréable. On cueille ses fleurs avant qu'elles soient parvenues à leur maturité, et dans le tems que le bouton est prêt à s'épanouir. On doit les faire secher avec soin, et les conserver dans un lieu bien fermé et bien sec : sans ces précautions, elles perdent leur odeur et leur couleur.

Les roses de Provins sont toniques, détersives et astringentes. On les emploie intérieurement et extérieurement.

ROSMARINI., FOLIA, VEL ANTHOS. *Romarin*. Cet arbrisseau, qui vient naturellement dans les départemens méridionaux de la France, et dans les autres pays chauds, se cultive dans les jardins. On emploie ses feuilles, ses fleurs et ses sommités, c'est-à-dire, les extrémités des tiges avec les feuilles. Ces feuilles sont d'un verd foncé et un peu brun en dessus, blanchâtres intérieurement; leur odeur est pénétrante, aromatique et agréable : leur saveur est âcre et aromatique. Les fleurs sont d'un bleu tirant un peu sur le blanc. Le romarin est au nombre des remèdes nervins et anti-spasmodiques, il pa-

riot

roît même tenir un des premiers rangs parmi les médicamens aromatiques de ce genre. On l'employe intérieurement et à l'extérieur.

RUBIAE TINETORUM, RADIX, *Garence*. On cultive cette plante dans plusieurs pays, à cause de l'usage que font les teinturiers de sa racine pour teindre en rouge. Cette racine est aussi la seule partie de la garence qu'on employe en médecine. Elle est longue, de la grosseur d'un tuyau de plume, pleine de suc. Sa couleur est rouge; sa saveur est légèrement acerbe et amère.

La racine de garence est apéritive et diurétique.

RUBI VULGARIS, FOLIA, *Ronce*. La ronce est un arbrisseau qu'on trouve communément dans les bois et dans les hayes. Ses feuilles sont attachées trois à trois ou cinq à cinq sur une même queue. Elles sont âpres, pointues, dentelées sur leurs bords, d'un verd brun en-dessus, blanchâtres inférieurement, d'une saveur styptique. Les feuilles de ronce sont rafraichissantes, détersives et astringentes.

RUSCI, SIVE BRUSCI, RADIX, *Petit-Houx*. On emploie la racine et quelquefois les semences de cette plante, qu'on trouve dans les bois. La racine du petit-houx est grosse, dure et raboteuse, garnie de fibres blanches;

sa saveur est âcre et amère ; ses semences sont fort dures et renfermées dans des baies molles, rouges dans leur maturité, et d'une saveur douceâtre. Elle est au nombre des cinq racines auxquelles on a donné le nom de racines apéritives.

RUTAE, FOLIA, *Rue*. On cultive cette plante dans les jardins. On emploie ses feuilles et quelquefois ses semences. Les premières sont rangées par paires sur les tiges, qui sont dures, solides et rondes. Les feuilles sont charnues, oblongues, partagées en plusieurs segmens, lisses, d'une couleur verd-de-mer. Leur odeur est forte et désagréable, ainsi que leur saveur qui est en même tems âcre et amère. Les semences de la rue sont anguleuses, et ont la forme d'un rein. Elles sont renfermées dans des capsules ordinairement divisées en quatre. Ces capsules sont huileuses et odorantes. Les graines mêmes ont très-peu d'odeur.

La rue est anti-spasmodique, anti-hystérique, emménagogue, carminative et résolutive.

SABINAE, FOLIA, SEU SUMMITATES, *Sabine*. La sabine est un arbrisseau toujours verd, qui s'élève très-peu, mais qui s'étend beaucoup en largeur. On cultive cet arbrisseau dans les jardins. Ses feuilles, qui sont d'usage, sont très-petites, fort dures, âpres et d'un verd foncé. Leur odeur est très-forte et désagréable, leur saveur est âcre et brulante. La sabine est un médicament âcre, échauffant, irritant et apéritif, capable d'exciter la secrétion, de faire suer, uriner, et de favoriser toutes les secrétions des glandes. On doit être aussi très-réservé sur l'usage qu'on en pourroit faire dans la vue d'accélérer un accouchement trop lent, de faciliter la sortie du placenta, ou de rétablir le cours des vuidanges supprimées; les remèdes stimulans conviennent rarement dans ces circonstances, et la sabine encore moins.

Salvae folia major. *Sauge ordinaire ou grande Sauge*. On employe les feuilles et les fleursde cette plante, qu'on cultivedans les jardins. Les feuilles de la sauge sont opposées, larges, un peu épaisses, obtuses, d'une cuoleur blanchâtre et remplies de petites élevations superficielles qui les font paroître comme chagrinées. Leur odeur est fort aromatique et pénétrante; leur saveur est aussi aromatique, âcre, avec une légère amertume. Les fleurs de sauge naissent en forme d'épis aux sommets des rameaux de cette plante; elles sont labiées, de couleur ordinairement bleues; elles ont peu d'odeur, mais le calice qui les renferme, et qui est découpé en cinq parties, en a beaucoup.

La sauge est du nombre des plantes aromatiques. Elle paroît être une des plus actives et des plus pénétrantes. On l'emploie à l'intérieur et à l'extérieur.

SALVAE HORTENSIS MINORIS, *Petite Sauge.* Elle ne diffère de la précédente que par la petitesse de ses feuilles, qui sont en même tems plus blanches, et souvent garnies à leur base de deux autres petites feuilles en forme d'oreilles. Son odeur est plus forte que celle de la sauge ordinaire. On la cultive aussi dans les jardins.

SAMBUCI, FOLIA et FLORES, *Sureau.* C'est un arbre commun dans toutes les campagnes. On fait usage de ses feuilles, de ses fleurs, de son écorce, et de ses baies. Nous ne parlerons ici que de ses feuilles et de ses fleurs.

Les feuilles du sureau sont attachées le long d'une côte, elles sont allongées, pointues et dentelées à leur bord. Les fleurs forment aux sommets des branches de larges ombelles ; leur odeur est aromatique et agréable. Elles sont anodines, adoucissantes et légèrement résolutives.

SANICULAE, SEU DIAPENSIAE, FOLIA, *Sanile.* Les feuilles de cette plante ont une saveur herbacée un peu âpre ; il y a long-tems qu'elles sont vantées comme propres à donner la santé, soit qu'on en fasse usage à l'intérieur, soit qu'on les applique extérieurement ; cependant leurs effets ne sont dans aucun cas assez marqués pour mériter que la pratique moderne les emploie.

SANTONICUM, SEMEN-CONTRA, *Poudre-à-vers*. On nomme sémentine, ou semen-contra, une espèce de poudre grossière composée de petits filets oblongs, et de petits grains ovales, d'une couleur d'un jaune verdâtre, et d'une odeur aromatique, mais peu agréable ; sa saveur est balsamique, mais en même tems amère et un peu âcre. On trouve presque toujours le semen-contra rempli de pailles, de bûchettes, et d'autres corps hétérogènes. Il faut le choisir, mondé, verdâtre, et rejetter celui qui est jaune, pâle et dont l'odeur est très-foible.

On nous envoye le semen-contra du Levant, et il nous vient par Marseille, ou par la Hollande ; mais malgré le nom qu'on lui a donné, on n'est pas bien sur que ce soit une semence. On ignore aussi quelle est la plante dont on retire la sementine.

Le semen-contra est discussif, stomachique, amer, carminatif, et anti-vermineux.

SAPONARIAE, FOLIA, RADIX, *Saponaire*. Les feuilles de saponaire ont un goût amer qui n'est pas désagréable ; quand on les bat dans de l'eau, il se forme une écume savoneuse, que l'on dit produire à peu près les mêmes effets que les dissolutions du savon, comme d'ôter de dessus les habits les taches de graisse. Les racines ont une saveur douceâtre, et néanmoins sont un peu irritantes : elles ont une odeur foible, qui approche de celle de la reglisse. On se sert peu de cette racine, quoique, par ses qualités sensibles, il y ait lieu de la croire un médicament fort efficace : elle est fort estimée des médecins allemands, qui la regardent comme apéritive, fortifiante et sudorifique.

SARSAPARILLA, *Sarsepareille.* On nomme sarsepareille la racine d'une plante qui croît au Pérou et dans la nouvelle Espagne.

Cette racine est communément de la grosseur d'une plume ordinaire, très-longue et flexible. Son écorce extérieure est d'un roux cendré ; intérieurement elle est blanche, mollasse, un peu farineuse ; elle n'a point d'odeur : sa saveur est foible, très-légèrement amère : elle laisse un peu de visqueux dans la bouche.

Cette racine est mise au nombre de diaphorétiques et sudorifiques ; mais sa plus grande propriété est d'être détersive.

Ce médicament a été apporté pour la première fois en Europe par les Espagnols en 1563, comme un spécifique contre la maladie vénérienne.

SATUREIAE, FOLIA, *Sariette.* La sariette est aromatique très-chaud et très-piquant ;

étant distillée avec l'eau, elle rend une huile essentielle subtile, d'une odeur pénétrante et qui a une saveur chaude et âcre : elle communique très-peu de ses vertus, par infusion, aux liqueurs aqueuses. L'esprit de-vin se charge de toute l'odeur et de la saveur de sa plante, mais il n'en enlève rien dans la distilation.

Satyrii maris, radix, *Satyrion, l'Orchis mâle.* Chaque plante a deux bulbes d'une figure ovale, d'une couleur blanchâtre, d'un goût visqueux un peu doux, d'une odeur foible et désagréable. Elles conteinnent beaucoup d'un suc gluant et glaireux. Quant à leurs vertus, ce sont celles des autres substances végétales mucilagineuses : elles épaississent les humeurs séreuses trop liquides, et défendent les solides de leur acrimonie ; elles ont encore été vantées, quoiqu'avec très-peu de fondement, comme analeptiques, et aphrodisiaques; et on les a employées très-souvent dans des cas où ces remèdes étoient indiqués.

Saxifragae albae, folia et radix, *Saxifrage blanche.*

Saxifragae vulgaris, folia et semen, *Saxifrage des prés.* Ces deux plantes, sont peu d'usage à présent, malgré les vertus diurétiques, apéritives et lithontriptiques qu'on leur a attribuées autrefois.

SCABIOSAE, FOLIA, *Scabieuse.* Cette plante croît dans les prés, et on la cultive dans les jardins.

Les feuilles de scabieuse ont un goût désagréable, tirant sur l'amer. Elles ont été recommandées comme un remède apéritif, sudorifique et expectorant.

SCILLAE, RADIX, SCILLA RADICE ALBA, *Scille* ou *l'Oignon marin.* On nomme scille une racine bulbeuse, ou un oignon fort gros d'une plante du même nom. L'oignon de cette plante est composé de plusieurs lames épaisses et remplies de suc, placées les uns sur les autres en manière d'écailles. Ces lames ont une couleur rougeâtre. L'odeur de cet oignon, lorsqu'il est recent, est très-pénétrante, âcre, et tient de celle des oignons ordinaires. Sa saveur est très-âcre et très-amère; quoique dans le premier moment elle ait quelque chose de mucilagineux, l'âcreté et l'amertume qui succèdent bientôt, laissent long-tems leur impression sur la langue, et font sortir une grande quantité de salive. Cette plante croît sur les bords de la mer, en Espagne, en Portugal, en Suisse et dans plusieurs endroits du Levant. On doit les choisir pésans, bien nourris, et prendre garde qu'ils ne soient pourris du côté de la tête d'où sortent les feuilles.

Cette racine est fort incisive et apéritive; elle est propre à exciter vivement les oscillations des fibres et à diviser les liqueurs devenues mucides, visqueuses et trop épaisses. On l'emploie avec succès dans la cachéxie, l'hydropisie, l'asthme humide, la paralysie, l'apoplexie sereuse, les fleurs blanches.

SCORDII, FOLIA, *Scordium, la Germandrée.* Cette plante vient dans les endroits marécageux et dans les lieux humides. On en trouve aux environs de Paris. On emploie ses feuilles, et quelquefois ses sommités fleuries. Les feuilles de scordium naissant opposées. Elles ressemblent un peu à celles de la germandrée, mais elles sont plus grandes, molles et velues, d'un verd blanchâtre. Leur odeur est aromatique et tient un peu de celle de l'ail. Leur saveur est aromatique, amère, et tient quelque chose aussi du goût de l'ail. Le scordium est actif et pénétrant; il est stomachique, amer, sudorifique, tonique et vulnéraire.

SCORZONERAE, RADIX, *Scorzonère.* Cette plante croit naturellement en Espagne et en Siberie.

Les racines de scorzonère contiennent beaucoup de suc laiteux, d'un goût un peu âpre, tirant sur l'amer, et pourroient par conséquent être de quelque utilité pour fortifier les viscères, et favoriser les secrétions séreuses.

SCROPHULARIAE VULGARIS, FOLIA et RADIX, *Scrophulaire.* On trouve cette plante dans les bois humides des environs de Paris. On emploie sa racine et ses feuilles. La première est noueuse, longue et assez grosse. Sa couleur est blanche, ses feuilles sont opposées, oblongues, larges et pointues, crenelées à leur bord, d'un verd un peu brun. Elles ont une odeur désagréable qui ressemble à celle du sureau, et une saveur fort amère. Cette plante est résolutive ; on l'emploie rarement intérieurement. Extérieurement on l'applique en cataplasme pour résoudre les tumeurs écrouelleuses ; mais ce remède est rarement efficace. On emploie aussi les feuilles de scrophulaire pour mondifier et cicatriser les ulcères.

SCROPHULARIAE AQUATICAE MAJORIS, FOLIA, *grande Scrophulaire aquatique.* Cette espèce de scrophulaire vient dans les lieux aquatiques des environs de Paris, au bord des rivières et des ruisseaux

Les feuilles de la scrophulaire d'eau ont un goût amer, et une odeur désagréable ; on les recommande principalement comme propres à corriger l'odeur et le goût du séné quoique ce soit sans fondement. On la nomme herbe du siège, parce qu'on la regarde comme propre à guérir les hémorroïdes et sur-tout à les résoudre.

SEDI MAJORIS, SEU SEMPER VIRI MAJORIS, FOLIA, *grande Joubarbe.* On recommande la joubarbe comme rafraichissante, quoique ses qualités sensibles ne confirment point cette vertu. Le suc de cette plante purifié par la filtration est jaunâtre; si on le mêle avec une égale quantité d'esprit-de-vin, il forme un très-beau coagulum blanc et léger, semblable aux pommades les plus fines. Il est extrêmement volatil; et quand on l'expose à l'air, après en avoir séparé le phlegme aqueux, il s'exhâle bientôt entièrement.

SENNA, *Séné, Feuille d'Orient.* Le séné est un arbrisseau qui croît dans le Levant et dans quelques pays chauds, tels que l'Italie, mais on ne fait point d'usage du dernier. On emploie les feuilles et les siliques de cet arbriseau. Ces dernières sont connues sous le nom de follicules. Les feuilles de séné nous viennent ou d'Egypte ou plutôt d'Arabie: cette espèce est la plus estimée et on doit toujours la choisir; ou il nous vient de Syrie. Les feuilles de la première sont étroites, assez petites, fermes, finissant en pointe, à peu près comme le fer d'une lance, douces au toucher; leur couleur est d'un verd un peu jaunâtre; leur odeur n'est pas désagréable, mais leur saveur est d'une amertume et d'une âcreté qui excite des nausées. On nomme cette espèce de séné, séné d'Alexandrie ou de la Palte, où quelquefois simplement séné du

Levant. On doit choisir ce séné recent, odorant, que ses feuilles ne soient point brisées ni tachées, et le moins remplies de bûchettes ou queues qu'il sera possible.

Les feuilles du séné de Syrie, nommé séné de Tripoli ou de Seyde, sont plus grandes que celles du séné d'Alexandrie. Elle sont obtuses à leur extrémité, rudes au toucher, et très-vertes. Les siliques qu'on connoît sous le nom de :

Sennae folliculi, *Follicules de Séne*, sont des gousses assez larges, recourbées à leur extrémité. Elles sont composées de deux membranes lisses dont la couleur est d'un verd pâle et rougeâtre, noirâtre en quelques endroits : Elles renferment des semences plates, assez semblables aux pepins de raisins.

Le séné est d'un très-grand usage ; on peut le regarder en effet comme un des purgatifs les plus surs que la médecine possède : il est vrai qu'il donne quelquefois des tranchées, ainsi que plusieurs purgatifs résineux, mais cet accident n'est pas aussi fréquent qu'on le dit souvent ; d'ailleurs il dépend quelquefois encore plus de la disposition du malade que du séné même. On ne doit cependant employer le séné qu'avec précaution chez les malades dont les entrailles sont délicats et susceptibles d'irritation.

Les follicules du séné ont à peu-près les mêmes vertus que les feuilles de séné. Elles purgent un peu moins et plus doucement que les dernières ; c'est par cette raison que plusieurs médecins les ont préférées à celles-ci.

SENEKA, VEL POLIGALA, *Seneka* ou *Polygala de Virginie*. C'est la racine d'une plante qui croît dans plusieurs contrées de l'Amérique septentrionale.

Cette racine est ordinairement de la grosseur du petit doigt, tortue ou courbée de différentes façons et comme articulée ; elle a une espèce d'appendice membraneuse de chaque côté, qui s'étend dans toute sa longueur : son goût est âcre, un peu dégoutant tirant sur l'amer.

Cette racine est diurétique, diaphorétique, cathartique et quelquefois émétique. On peut prévenir les deux derniers effets en la donnant en petites doses, et en y ajoutant des eaux aromatiques simples, par exemple, l'eau de canelle.

SERPENTARIA VIRGINIANAE, *Serpentaire de Virginie*, ou *Vipérine de Virginie*. La racine de serpentaire de Virginie est fibreuse, menue, d'une couleur roussâtre et brune en dehors, blanchâtre intérieurement. Son odeur est aromatique, pénétrante et tient un peu de celle de la lavande. Sa saveur est aussi aromatique, âcre et amère. Cette racine vient d'une plante qui croît en Amérique, et principalement dans la Virginie qui appartient aux Anglois. La plante qui produit cette racine est dans la classe des aristoloches, et connue sous le nom d'*aristolochia pistolochia, seu serpentaria Virginiana, caule nodoso.*

La racine du serpentaire de Virginie est mise au nombre des remèdes cordiaux, diaphorétiques et carminatifs. On en fait usage dans les fievres pestilentielles, et dans celles qu'on nomme malignes. Cette racine peut être employée avec succès dans ces maladies, lorsqu'il est nécessaire de relever les forces abattues, et que le principe vital paroît, pour ainsi dire, engourdi et comme détruit. Cette racine passe aussi pour anti-vermineuse et anti-hystérique, ainsi que la plupart des aromatiques amers.

SERPILLI, FOLIA, *Serpollet.* Le goût, l'odeur et les vertus médecinales du serpolet sont semblables à celles du thym, mais plus foibles.

SESAMI, SEMEN, *Sésame, la Jugueoline.* Herbe qui croît dans l'Inde et dans l'île de Ceylan.

Les semences du sésame rendent une plus grande quatité d'huile que celles des autres végétaux connus. Elles ne sont point purgatives, comme on l'a dit; elles servent d'aliment aux Indiens.

Seseli vulgaris, semen, *Sésèle commun, Sermontaine, Liveche.* On n'emploie que les semences de cette plante qui vient dans les pays chauds et qu'on cultive dans les jardins. Ces semences sont oblongues, cannelées, convexes d'un côté, et applaties de l'autre. Leur odeur et leur saveur sont aromatiques et assez agréables. La dernière a de l'âcreté mêlée d'un peu d'amertume. Ces semences passent pour carminatives et cordiales.

Sigilli Salomonis, seu Polygonati, radix, *Sceau-de-Salomon.* La racine du-sceau-de Salomon a plusieurs articulations, avec quelques impressions circulaires, plates qu'on suppose ressembler à l'impression d'un sceau. Elle a une saveur gluante, un peu âcre. Les praticiens n'en attendent pas de grands effets, et ils font très-peu de cas des vertus vulnéraires qu'on lui avoit attribuées autrefois.

Sinapi, semen, *Senevé, la Graine de moutarde.* Cette plante croît naturellement dans les contrées septentrionales de l'Europe.

La moutarde, par son acrimonie et par sa qualité piquante, irrite, stimule les solides, et atténue les humeurs visqueuses ; c'est pourquoi on la recommande, et avec raison, pour donner l'appetit, favoriser les secrétions, aider la digestion, et pour les cas dans lesquels on emploie les plantes âcres qu'on appelle anti-scorbutiques. Cette graine s'emploie à l'extérieur comme stimulante.

SOLANI VULGARIS, FOLIA, *Morelle, Solanum ordinaire.* Cette plante croît dans les endroits incultes et dans les environs de Paris. Ses feuilles naissent alternativement sur sa tige. Elles sont molles, larges et finissent en pointe. Leur couleur est d'un verd foncé. Cette plante fournit des baies rondes, molles et noires. On emploie ses feuilles et quelquefois ses baies.

On ne se sert point de cette plante intérieurement ; extérieurement la morelle est anodine, adoucissante, et propre à appaiser les douleurs et l'inflammation. On se sert de son suc ou de la plante pilée, et appliquée en cataplasme, pour calmer et adoucir les douleurs que causent les tumeurs cancereuses.

SOLANI LETHALIS, FOLIA, *Bella-done.* On n'emploie ordinairement que les feuilles et quelquefois les baies de cette plante, mais seulement à l'extérieur. Ses feuilles sont grandes, molles, et un peu velues Cette plante se cultive dans les jardins.

La bella-done est une plante narcotique. dont les effets sont fort dangereux. On trouve plusieurs observations qui prouvent que l'usage des baies, des feuilles, et des autres

tres parties de cette plante, cause le délire, quelquefois un sommeil accompagné de convulsions violentes. Outre les évacuations ordinaires, le vinaigre, est regardé comme l'antidote de cette plante, et on l'emploie avec succès. On se sert des feuilles de la bella-done à l'extérieur, pour calmer les douleurs. Cette application exige cependant quelqu'attention, car on en a vu quelquefois arriver des accidens.

SOLDANELLA, VEL BRASSICA MARINA, *Soldanelle ou le chou marin*, herbe vivace rampante qui croît sur les côtes de la mer, dans plusieurs endroits du nord de l'Angleterre.

Les racines, les feuilles, et les tiges de la soldanelle donnent un suc laiteux; cette plante est un cathartique violent, qui laisse de fâcheuses impressions; ce qui a été cause qu'on l'a rejettée de la pratique.

SPINAE ALBAE, SEU OXYACANTHAE VULGARIS, FOLIA ET FLORES, *Epine-blanche*, *Aubépine*. La réputation dont ces médicamens ont joui autrefois pour la guérison des maladies néphrétiques et de la pierre de la vessie, fait qu'on les a conservés dans la plupart des matières médicales, quoique la pratique ordinaire les ait rejettés comme inutiles.

SPINA CERVINA BACCA, RHAMNUS CATHARTICUS, *Nerprun*, *Noirprun*, *Bourg-Epine*.

Le nerprun est un arbre ou plutôt un arbrisseau qu'on trouve dans les bois des environs de Paris. On n'emploie en médecine que les fruits ou baies. Les baies de nerprun sont à peu-près de la grosseur des baies de genièvre. Elles sont molles, vertes avant leur maturité; mais lorsqu'elles sont mûres, elles deviennent noires, luisantes, et sont remplies d'un suc noirâtre tirant sur le verd. Ces baies renferment des semences ou pepins arrondis dont l'écorce est noirâtre et d'une consistance très-ferme. On doit les cueillir vers le mois d'octobre, qui est le tems de leur maturité, et les choisir grosses, noires, luisantes et pleines de suc.

Les baies de nerprun sont purgatives; on les met ordinairement au nombre des hydragogues: elles purgent assez fortement.

Staphidis agriae, semen, *Staphis aigre, Herbe aux poux.* On n'emploie que la semence de cette plante, qui croît dans les pays chauds, tels que l'Espagne, les ci-devant provinces de Provence, de Languedoc etc. Cette semence est petite raboteuse, d'une forme triangulaire, d'un gris noirâtre à l'extérieur. Sa saveur est fort âcre, brûlante, et excite des nausées. On ne s'en sert point intérieurement: à l'extérieur on l'emploie comme un salivant âcre; on l'enferme dans un nouet qu'on tient dans la bouche, pour dégorger les glandes salivaires par l'irritation qu'elle cause: on s'en sert aussi pour faire mourir la vermine.

Stoechadis, seu Staechadis arabicae, flores, *Stæchas arabique*. Le stæchas est une plante ligneuse, ou sous-arbrisseau dont les feuilles ressemblent un peu à celles de la lavande. Il croît dans les pays chauds, tels que les îles d'Hieres et le Languedoc, dont on nous en apporte les sommités fleuries, seule partie de la plante qui soit en usage. Ces sommités sont des espèces d'épis ou de petites têtes oblongues, écailleuses, d'une couleur purpurine. Leur odeur est aromatique, assez agréable et pénétrante; leur saveur a de l'âcreté et de l'amertume. Les fleurs de stæchas sont aromatiques, toniques, et anti-spasmodiques.

Sumach, folia et semen, *Sumach*, Arbre qui croît naturellement dans les contrées méridionales de l'Europe et en Asie.

Les fruits ou baies sont rouges, rondes et applaties; elles ont une légère astriction, et ont été employées quelquefois dans les cas où les astringens conviennent; mais on ne s'en sert plus en Angleterre.

Tamarisci, folia et cortex, *Tamaris*. Arbre qui croît naturellement dans les contrées méridionales de l'Europe.

Les parties du tamaris sont légèrement astringentes; on ne les préscrit jamais en Angleterre.

Tanaceti, folia, flores et semen, *Tanésie.* On trouve cette plante aux environs de Paris. On emploie ses feuilles et ses fleurs. Les premières sont grandes, fort découpées, dentelées à leurs bords, d'un beau verd; leur odeur est forte et peu agréable; leur saveur est amère et légèrement aromatique. Les fleurs de la tanésie naissent aux sommets des tiges et sont disposées en bouquets. Ces fleurs ont aussi de l'odeur, et leur saveur est amère.

Cette plante est anti-vermineuse, stomachique, carminative et emménagogue chaude.

Tapsi barbati, seu Verbasci, flores et folia, *Bouillon-blanc.* Cette plante est très-commune dans toutes les campagnes et sur le bord des chemins; ses feuilles et ses fleurs sont d'usage. Les premières sont grandes, longues, finissant un peu en pointe, mollasses, d'un verd très-pâle, et recouvertes des deux côtés d'une espèce de duvet cotonneux qui les fait paroître blanches. Elles sont adoucissantes et émollientes.

Thapsiae, folia, *Thapsia.* Cette plante croît en Italie et dans le Levant. Le thapsia est un violent purgatif: il agit par en bas et par en haut; mais il agit avec tant de violence et d'âcreté qu'on n'ose le mettre en usage.

Theae, folia, *Thé.* Arbrisseau qui croît naturellement à la Chine.

Les différentes sortes de thé que l'on trouve chez nous, ne sont que les feuilles de la même plante, que l'on cueille à différentes fois, et que l'on apprête de différentes façons. Les jeunes feuilles petites, bien dessechées, forment le beau thé verd : celles qui sont plus anciennes, forment le thé ordinaire et le thé bou. Les deux premières ont une odeur de viollette très-sensible, et l'autre sorte a l'odeur de rose. L'odeur de viollette est naturelle à la plante; et l'autre odeur est probablement, ainsi que l'observe Neumann, un effet de l'art.

On attribue à ces feuilles un grand nombre de vertus médecinales; mais la plupart sont peu fondées. Lorsqu'on les fait infuser, on n'a dans cette préparation qu'un simple délayant qui plait au palais et à l'estomac. Les vertus diurétiques, diaphorétiques ou autres qu'on leur attribue, viennent de la quantité d'eau chaude qu'elles aromatisent, plutôt que d'aucun autre effet particulier.

THLASPI, SEMEN, *Thlaspi des champs à larges siliques.* Cette espèce de thlaspi se trouve parmi les bleds. Ses siliques sont larges, applaties, rondes, lisses, et contiennent des semences à peu-près semblables au senevé sauvage.

La semence de thlaspi passe pour être apéritive et diurétique chaude.

M 3

THYMI, FOLIA, *Thim ordinaire ou des jardins.* Le thim est une plante ligneuset qu'on cultive dans les jardins, et qui vient naturellement en Provence, en Languedoc et dans d'autres pays chauds. On emploie ses feuilles, ses fleurs ou ses sommités. Les premières sont petites, assez étroites, d'une couleur blanchâtre et cendrée, d'une odeur très-pénétrante, aromatique, légèrement camphrée et assez agréable. Les fleurs sont disposées en épis, elles sont d'une couleur purpurine ou blanchâtre. Leur odeur, ou plutôt celle du calice, est moins vive que celle des fleurs et des tiges.

Cette plante est employée, ainsi que les autres aromatiques, comme tonique, discussive, stimulante, céphalique et utérine.

THYMI CITRATI, FOLIA, *Thim* ou *serpolet citroné.* On le trouve dans les montagnes et on le cultive quelquefois dans les jardins. Ses feuilles, qui seules sont d'usage, sont petites, un peu épaisses, d'un verd noirâtre : elles ont une odeur de citron, semlable à celles de la mélisse. On peut le substituer à cette dernière, et l'employer comme les autres aromatiques : il est moins vif et moins actif que le thim ordinaire des jardins.

TITHYMALUS, VEL ESULA. On trouve dans les campagnes plusieurs espèces de tithymale. Toutes ces plantes renferment une liqueur laiteuse, épaisse, âcre et caustique, dont on fait usage quelquefois extérieurement pour consommer et ronger les callosités qui viennent sur différentes parties du corps, tels que les verrues, les poireaux, etc ; l'usage intérieur des tithymales est très-dangereux. Ces plantes purgent violemment et peuvent par l'irritation qu'elles causent, attirer l'inflammation.

Tiliae, flores, *Tilleul*, ou *Tillot*, (fleurs de). Le tilleul est un arbre fort connu et fort commun dans les parcs et dans les jardins. L'espèce connue sous le nom de tilleul de Hollande est la plus belle. La feuille de cet arbre est large, arrondie et terminée en pointe. Les fleurs de tilleul sortent des aisselles des feuilles : elles sont anodines et adoucissantes. Ces fleurs sont propres, par leurs parties mucilagineuses et légèrement volatiles, à modérer l'oscillation des fibres, et à porter leur impresion sur les tuyaux nerveux. On se sert avec succès de leur infusion théiforme dans les accès de vapeurs, et souvent cette infusion réussit mieux que d'autres remèdes qui paroissent plus actifs.

Tormentillae, radix, *Tormentille*. Cette plante croît dans les Alpes et dans les Pyrénées : on en trouve aussi dans d'autres endroits ; mais on préfère la racine des premières : elle est de la grosseur du pouce, dure, noueuse.

Sa couleur est brune à l'extérieur, d'un rouge foncé intérieurement. Elle a peu d'odeur, et cette odeur n'est qu'herbacée, lorsqu'on froisse cette racine. Sa saveur est stiptique. On doit la choisir récente, grasse et mondée de ses fibres.

La racine de tormentille est tonique, astringente; elle convient dans les maladies qui viennent de la relaxation des fibres, telles que la lienterie, certaines diarrhées, le diabete etc.

Trichomanis, folia, *Polytric.* On employe les feuilles de cette plante qui vient, comme les autres capillaires, dans les fentes humides des rochers et sur les vieux murs. Ses feuilles, qui sont arrondies, obtuses, vertes et lisses, sont portées sur des tiges assez longues et rougeâtres. On trouve sous ces feuilles des capsules presque sphériques, qui renferment la poussière destinée à féconder la plante, comme dans les capillaires. Le polytric est légèremeat apéritif, propre à faciliter doucement l'expectoration, et à appaiser la toux.

Trifolii paludosi, folia, *Ményante* ou *Treffle d'eau.* Cette plante se trouve aux environs de Paris dans les endoits aquatiques. On employe ses feuilles et le suc de ces mêmes feuilles et des tiges. Les feuilles sont portées sur des tiges fort longues : elles sont au nombre de trois, assez semblables à celles des fèves, souvent arrondies et lisses; leur saveur est légèrement âcre.

Cette plante passe pour anti-scorbutique, diurétique et vulnéraire. Elle est quelquefois utile dans les commencemens du scorbut et de l'hydropisie.

Tritici farina, Amylum, furfur, *Froment.* Ce grain si utile est trop connu pour en faire la description; on se sert en médecine de sa farine, elle est résolutive extérieurement; le son qu'on en sépare est aussi employé.

Turpethum, sive Turbith, *Turbith.* Le turbith est la partie extérieure, plutôt que la racine même, d'une plante qui croît dans les Indes orientales, sur-tout dans l'île de Ceylan et dans le Malabar. Cette plante, qui est du genre des convolvulus, est connue sous le nom de *turpethum repens, foliis altheæ, vel indicum.*

La racine de cette plante contient un suc laiteux, âcre et résineux. On la fait secher après en avoir séparé l'intérieur ou la moëlle. Les morceaux de cette racine qu'on trouve dans les boutiques sont un peu repliés sur eux-mêmes, l'intérieur est vuide et d'une couleur blanchâtre, l'extérieur est d'une couleur grise. Cette racine n'a point d'odeur;

sa saveur est désagréable et laisse pendant long-tems de l'âcreté.

Le turbith est purgatif; son usage n'est pas exempt de danger ; la matière résineuse dans laquelle réside sa vertu, se trouve distribuée très-inégalement.

TUSSILAGINIS, SIVE FARFARAE, FOLIA et FLORES, *Tussilage*, ou *Pas-d'âne*. On emploie toutes les parties de cette plante, sur-tout ses fleurs et sa racine. On trouve le tussilage dans les endroits humides, le long des ruisseaux, et on le cultive dans les jardins. Sa racine est menue et essez longue, tendre, pâle et blanchâtre. Elle n'a point d'odeur, sa saveur est mucilagineuse et laisse une légère âpreté. Ses feuilles sont mollasses, presque rondes, anguleuses, vertes en dessus et remplies d'un duvet cotonneux et blanchâtre inférieurement.

Toutes les parties du tussilage sont mucilagineuses et adoucissantes, sur-tout ses fleurs et sa racine. On les emploie fréquemment dans les rhumes et les toux qui viennent d'irritation.

VALERIANAE HORTENSIS MAJORIS, RADIX, *grande Valériane*. On trouve cette plante dans les bois. On emploie sa racine et rarement ses feuilles. La première est menue, fibreuse, d'une couleur rousse extérieurement, d'un blanc jaunâtre à l'intérieur, d'une odeur et d'une saveur aromatique. Les feuilles de la valériane naissent sur des tiges droites qui s'élèvent assez haut, cannelées et entrecoupées de nœuds. Elles sont opposées, dentelées à leurs bords, vertes, un peu velues en dessous. Cette racine est anti-spasmodique, et on la recommande beaucoup dans l'épilepsie.

On cultive dans les jardins une autre espèce de valériane, qu'on nomme par cette raison

Valériane des jardins. On n'emploie que la racine de cette plante. Cette racine est assez épaisse, ridée, d'une couleur brun-jaunâtre à l'extérieur, pâle intérieurement. Son odeur est pénétrante, mais désagréable; sa saveur est aromatique et a de l'âcreté.

Elle passe pour apéritive, cordiale et anti-spasmodique.

VERBENAE, FOLIA et RADIX, *Verveinne.* Cette plante est commune aux environs de Paris. On emploie ses feuilles et ses sommités. Les feuilles de la verveinne sont opposées, découpées profondement, d'un verd plus foncé supérieurement qu'en dessous. Leur saveur est amère et désagréable. Ses fleurs sont petites d'une couleur bleue ou blanchâtre.

Cette plante passe pour vulnéraire : on la recommande encore contre la rage.

Veronicae maris, *Véronique mâle, Thé d'Europe.* On a plusieurs espèces de véronique dans les environs de Paris. L'espèce qu'on a nommé mâle, quoique sans raison, est celle qu'on préfère et qu'on emploie. Cette plante pousse des tiges menues, rondes, un peu velues et qui rampent ordinairement sur la terre ; ses feuilles naissent opposées, elles sont d'un assez beau verd, arrondies, dentelées à leurs bords, légèrement velues. Lorsqu'on les froisse entre les doigts, elles ont une légère odeur balsamique ; leur saveur a un peu d'amertume et d'astriction : les fleurs sont bleues.

La véronique est vulnéraire, apéritive, légèrement diurétique et pectorale.

Vincetoxici, seu Asclepiadis, *Asclépias, ou Dompte-venin.* On n'emploie ordinairement que la racine de cette plante, qu'on trouve aux environs de Paris ; cette racine est composée de plusieurs fibres deliés qui partent d'un tronc commun qui est jaunâtre intérieurement, blanchâtre au dedans. L'odeur de cette racine est assez désagréable ; sa saveur a de l'âcreté mêlée d'une légère amertume qui excite des nausées.

Cette racine est stimulante, cordiale et diaphorétique. On en fait usage dans la cachéxie, et dans la suppression des règles qui reconnoît l'atonie pour cause.

VIOLAE, FOLIA ET FLORES, *Violier, Fleur de violette.* Cette plante est commune partout. On la trouve le long des hayes dans les campagnes et on la cultive dans les jardins. On emploie ses feuilles, ses fleurs et quelquefois ses semences. Les feuilles de violier sont presque rondes, finissant en une pointe mousse et d'une couleur verte. Les fleurs sont d'un bleu foncé, d'une odeur très-agréable, d'une saveur mucilagineuse mêlée d'une légère âcreté. Les semences qui succèdent à ces fleurs sont petites, rondes et d'une couleur blanchâtre.

Les feuilles du violier sont émollientes, et laxatives. Les fleurs sont aussi laxatives, rafraichissantes, légèrement cordiales par le principe mobile qu'elles renferment : le calice est plus purgatif que les fleurs mêmes. Les semences sont laxatives et diurétiques.

VIRGAE AUREAE, FOLIA, *Verge dor.* Cette plante croît aux environs de Paris.

Les feuilles de la verge d'or ont un goût amer et légèrement astringent. C'est pourquoi elles sont bonnes dans la foiblesse et le relâchement des viscères et dans toutes les maladies qui proviennent de cette cause.

VITIS VINIFERA, *Vigne.* Arbre qui se trouve dans les contrées tempérées des quatre parties du monde.

Les feuilles de la vigne étoient autrefois un

astringent usité; mais depuis long-tems on n'en fait plus de cas ; leur goût est herbacé et un peu âcre. En faisant au printems une incision au tronc de l'arbre, on en retire un suc clair, limpide et aqueux, que l'on dit être très-bon pour les yeux.

Les fleurs de la vigne ont une odeur agréable, dont l'eau se charge dans la distillation. Il s'élève en même tems avec l'eau une portion d'une belle huile essentielle qui possède toute l'odeur des fleurs.

Ulmariae, seu Reginae prati, folia, *Reine-des-prés*. Cette plante croît naturellement dans les environs de Paris

Ses feuilles sont composées de plusieurs autres feuilles oblongues, dentelées en leurs bords, ridées et vertes en dessus comme celles de l'orme, blanchâtres en dessous. On ne se sert en médecine que de ses feuilles. Elles sont sudorifiques, astringentes, vulnéraires.

Urticae majoris vulgaris, folia et semen, *Orties ordinaires*. On se sert de ses feuilles et de ses graines.

Urtica romana, Urtica urens ferens, Semine lini. *Ortie romaine*. On a attribué un grand nombre de vertus aux parties d'usage de ces orties ; mais aujourd'hui on en fait peu de cas dans la pratique.

Les feuilles naissantes de la première espèce

sont employées au printems par quelques personnes comme un légume très-sain.

ZEDOARIA, *Zédoaire longue.* On nous apporte cette racine du Bengale, de la côte de Malabar et de quelques autres endroits des Indes orientales. La plante dont on tire cette racine n'est pas bien connue. La racine de zédoaire est inégale, légèrement tubéreuse, assez solide, inégalement ronde ; d'une couleur blanchâtre tirant un peu sur le gris et sur le cendré extérieurement, d'un jaune roussâtre ou grisâtre en dedans. L'odeur de cette racine est aromatique et approche un peu de celle du camphre. Sa saveur est aussi aromatique, camphrée, légerement amère avec un peu d'âcreté. On doit choisir la racine de zédoaire pleine, un peu pésante, d'une odeur agréable, et prendre garde qu'elle ne soit cariée.

La racine de zédoaire est mise au nombre des alexipharmaques : elle est diaphorétique et carminative chaude : elle tient un peu des vertus du camphre et peut se porter dans les vaisseaux les plus déliés, ranimer l'oscillation des fibres et dissiper par ce moyen les engorgemens et les stases des liqueurs et surtout de la lymphe.

ZINZIBER, *Gingembre.* C'est la racine d'une plante nommée *zingiber majus*, herbe vivace qui croît naturellement dans les Indes orientales et occidentales.

Le racine du gingembre a une odeur agréable, et une saveur chaude, piquante, aromatique. L'esprit-de-vin rectifié se charge de ses vertus par l'infusion, et dans un plus grand degré de perfection que ne le font les liqueurs aqueuses : ces dernières enlèvent toute son odeur dans la distillation : l'esprit-de-vin n'en enlève presque rien. Le gingembre est très-utile dans les coliques venteuses, le relâchement et la foiblesse des intestins : il n'échauffe pas tant que le poivre, mais ses effets sont plus durables.

CHAPITRE II.

Des Fruits, des Baies, et des Amandes ou Noyaux.

ALKEKENGI, SEU HALICACABI, FRUCTUS, *Alkekenge*, *Coqueret* ou *Coquerelle.* On ne fait usage que des fruits ou baies de l'alkekenge. Ces fruits sont pulpeux, rouges, d'un goût un peu acide et amer ; ils sont remplis de semences applaties, arrondies et jaunâtres ; le fruit est recouvert d'une vessie membraneuse, verte d'abord, et qui devient ensuite d'une couleur rouge. Cette plante

plante croît aux environs de Paris ; les fruits d'alkekenge sont diurétique ; on les donne infusés dans le vin ou dans l'eau.

Amygdalus sativa, fructu majoris, *Amandier doux.*

Amygdalus amare, *Amandier amer.* Ces deux arbres sont absolument les mêmes et ne diffèrent que par l'amertme de leurs fruits.

La plus grande partie des amandes qu'on emploie, vient des ci-devant provinces de Languedoc et de Provence. Les plus estimées sont celles qui viennent du Comtat-Venaissin, près d'Avignon. On doit choisir celles dont l'extérieur ou la peau est d'un jaune rougeâtre et uni, dont l'intérieur est très-blanc ; leur goût doit être doux et agréable ; excepté celui des amandes amères. Il faut bien examiner si elles n'ont rien de rance, ou si elles n'ont point d'âcreté.

Les amandes douces entrent dans l'émulsion commune des dispensaires de Paris. Les émulsions contiennent l'huile de ses fruits, te participent jusqu'à un certain degré de leur vertus adoucissantes et relâchantes ; aussi les fait-on prendre dans les maladies aigues et inflammatoires.

Anacardium, *l'Anacarde*, ou *la Fève de Malaca*, *la Noix d'acajou*. C'est le fruit d'un arbre qui vient au Malabar et dans d'autres parties des Indes orientales. Ce fruit est d'un noir luisant, a la figure d'un cœur aplati, environ un pouce de long, et se termine par un bout en une pointe obtuse. Il contient dans deux coquilles une amande d'un goût un peu douceâtre. Il y a un suc âcre et épais entre ces deux coquilles.

On a beaucoup disputé sur les vertus médecinales de l'anacarde : les uns lui ont attribué le pouvoir de fortifier le cerveau et les nerfs, d'augmenter la mémoire, la vivacité de l'esprit ; ce qui lui a fait donner le titre de *confectio sapientum*, confection des sages : d'autres veulent qu'on l'apelle plutôt *confectio stultorum*, confection des fous, et citent même des exemples de personnes qui sont devenues maniaques par son usage réitéré. Cependant l'amande de l'anacarde ne diffère point en qualité des amandes ordinaires. Les mauvais effets qu'on attribue à ce fruit, appartiennent seulement au suc contenu entre les envelloppes ; l'âcreté de ce suc est si grande, qu'il est employé par les Indiens comme un caustique.

Been, Balanus myrepsica, *Noix de Ben*. C'est un fruit gros comme une noisette, oblong, triangulaire, ou relevé de trois coins, couvert d'une écorce ou écaille mince, assez tendre, unie, grise ou blanche. Sous cette écorce est une amande, blanche, huileuse, d'un goût douceâtre. Ce fruit croît sur une plante dont on voit la figure dans l'*Hortus farnesianus.*

On en retire par expression une huile qui a cela de particulier, qu'elle ne se rancit point en vieillissant. Le ben purge par en haut et par en bas les humeurs bilieuses; extérieurement son huile est détersive, résolutive, dessicative.

BERBERIS, SEU OXYACANTHAE GALENI, CORTEX et FRUCTUS, *Vinettier, Epine-vinette, Berberis.* On trouve cet arbrisseau dans les bois des environs de Paris, et on le cultive dans les jardins. On emploie ses fruits et ses semences. Les premiers sont oblongs, cylindriques, d'une couleur verte et jaunâtre d'abord, qui devient rouge dans la maturité. Ce fruit est rempli d'un suc acide et assez agréable. On trouve dans sa pulpe une ou deux petites graines, d'une couleur pâle, et d'une saveur acerbe. Le suc des fruits d'épine-vinette est rafraichissant, propre à appaiser la soif, et astringent. Les semences sont dessicatives et astringentes.

CACAO, *Cacao.* Le cacao est un fruit ou plutôt une amande qui est produite par un arbre qui nait au Méxique, dans plusieurs endroits de l'Amérique méridionale, et dans les îles Antilles. Cet arbre se nomme cacohier, où cacaotier *arbor cacavi et cacavifera.*

Le cacao est à peu-près de la grosseur d'une olive ordinaire; il est arrondi, couvert d'une écorce brune, aisée à casser. L'amande qui est sous cette écorce est solide, un peu grasse, d'une couleur grise, mêlée de rouge ou fauve; elle paroît un peu huileuse en la mâchant; et sa saveur, quoique mêlée d'un peu d'amertume, est agréable. Elle laisse aussi un goût légèrement acerbe; on doit prendre garde que le cacao ne soit moisi ou carrié, et il faut le choisir gras et récent.

On distingue différentes espèces de cacao. Les pays dont on tire ce fruit, et sa grosseur, forment ces différences. L'espèce la plus estimée, est celle qui est nommée gros caraque, qu'on apporte de Nicaragua, province de l'Amérique, dans l'audience de Guatimala. On distingue de même le cacao qu'on tire des îles en gros et en petit : ce dernier est le moins estimé.

On sait que le principal usage du cacao, est de former une espèce de pâte ferme et onctueuse, connue sous le nom de chocolat. On tire du cacao une huile épaisse figée, nommée, par cette raison, beurre de cacao.

CARICAE, SEU FICUS PASSAE, *Figues seches.* Les figues sont les fruits d'un arbre fort connu, nommé figuier.

On distingue dans le commerce les figues grasses qui sont fort grosses et jaunâtres; les figues viollettes, qui sont moins grosses; et les petites figues de marseille, plus petites et plus agréables au goût que les deux autres espèces. Ces fruits sont adoucissans, émolliens, relâchans; ils entrent dans les ptisanes pectorales; on les emploie à l'extérieur pour relâcher, détendre, accélérer la résolution des tumeurs et la maturation des abcès.

Carpobalsamum *Carpobalsame*. C'est le fruit de l'arbre qui fournit le baume de la Mecque.

Ce fruit est environ de la grosseur d'un pois, d'une couleur blanchâtre, et renfermé dans une écorce ridée et d'un brun foncé. Parvenu à la perfection, il a une saveur chaude, agréable, et une odeur gracieuse, semblable à celle du baume de la Mecque. Il s'en trouve très rarement de parfait dans le commerce, et celui qui y est, a quelquefois perdu presqu'entièrement son odeur et son goût. On en fait peu d'usage.

Cassia fistula, *Casse solutive*, *Casse en bâtons*. On nomme casse, un fruit, ou plutôt une silique plus ou moins longue, et d'une forme cylindrique. Sa substance extérieure paroît ligneuse; elle est mince, d'une couleur brun-foncé, et même noirâtre à l'extérieur, et jaune intérieurement. On voit régner sur la surface externe deux espèces de sutures, dont l'une paroît compoées de plusieurs lignes relevées. Lorsque cette silique est ouverte, on apperçoit sa surface intérieure, partagée par plusieurs petites cloisons membraneuses, entre lesquelles on trouve une substance pulpeuse, ou espèce de moëlle, d'une consistance approchante de celle du miel. Cette moëlle est d'une couleur noire, d'une odeur fade, d'une saveur douceâtre, désagréable, et qui laisse un peu d'âcreté; cette pulpe renferme un noyau ou pepin, solide, dur, d'une forme ovale et d'une couleur jaune un peu foncée. On doit choisir la casse en bâtons, gros, pésans, bien remplis, qui ne raisonnent point lorsqu'on les secoue.

On sait que la pulpe de la casse, seule partie de la silique qui soit employée, est un purgatif minoratif dont l'usage est très-fréquent et très-étendu. La casse purge sans échauffer.

Il y en a de deux sortes dans le commerce: l'une qui est apportée des Indes orientales, et l'autre des Indes occidentales.

Vauquelin, habile chymiste, à fait l'analyse de cette substance. J'engage les élèves à se la procurer: outre les connoissances qu'ils en rétireront, ils ne peuvent mieux se règler sur la manière de faire actuellement les analyses, que d'étudier attentivement ce mémoire. On le trouvera dans les annales de chymie de Fourcroy.

Cerasa, *Cerise.* Les cerises sont les fruits du cerisier proprement dit, *cerasus sativa, fructu rubro et acido*: il y en a un grand nombre de cette espèce. Sous le nom de *cerasa* on comprend quelquefois d'autres fruits que le précédent, mais du même genre, tels que les fruits du merisier, ceux du guignier.

Les cerises, sur-tout celles qui sont acides, sont des rafraichissans très-efficaces, fort agréables et propres à calmer la soif. On les ordonne quelquefois pour remplir ces indications dans les maladies bilieuses et fébriles, accompagnées d'une grande ardeur.

Cocculae orientales, *Coques du Levant.* Ce sont de petits fruits, ou des baies grosses comme des pois, presque rondes, de couleur obscure, lesquelles on nous envoie sèches des Indes orientales. Elles contiennent chacune une semence jaunâtre, friable, facile à se vermoudre, et se dissipant à mesure qu'elle vieillit; de sorte que la coque demeure vuide et fort légère : ce fruit est attaché par une petite queue, mais on ne sait pas au juste à quelle plante il croît.

On s'en sert comme du staphis aigre, pour faire mourir les poux.

Coffea, *Caffé.* C'est le fruit d'un arbre nommé par Gaspar-Bauhin, *evonimo similis ægyptiaca fructu baccis lauri simile*;

par Jussieu, *jasminum arabicum lauri folio cujus semen apud nos* caffé *dicetur*, et par Linné, *coffea arabica*.

Ce fruit est employé comme aliment, plutôt que comme médicament. Les vertus médicales qu'on en attend sont d'aider à la digestion, de favoriser les secrétions naturelles, et de prévenir ou d'éloigner la disposition du sommeil.

Genty a fait l'analyse de cette substance. On peut consulter l'ouvrage qu'il a donné: l'on y trouvera même des observations sur l'emploi du caffé cru, et l'usage qu'il en a fait avec succès dans certaines maladies.

Colocynthis, fructu rotundo minor, *Coloquinte*. Cette plante naît dans les îles de l'Archipel, et dans plusieurs endroits du Levant.

La pomme de coloquinte est de la grosseur et à peu près de la forme d'une pomme de rainette, mais plus ronde. Elle est revêtue d'une écorce assez lisse, qui est d'abord d'une couleur verte, et devient ensuite en mûrissant d'un jaune citron. On trouve dans l'intérieur une substance pulpeuse, blanche, qui, par la dissication, paroît fougeuse. Elle est légère, et renferme de petites semences solides, aplaties, d'une couleur légèrement rousseâtre; la saveur de la pulpe de coloquinte est très-âcre, d'une amertume très-désagréable, et qui excite des nausées.

On apporte ordinairement ce fruit dépouillé de son écorce citrine.

La Coloquinte est un violent purgatif, dont on ne doit user qu'avec prudence.

CORNI, FRUCTUS, *Cornier*, ou *Cornouillier*. Cet arbre croît naturellement en Allemagne et dans les environs de Paris.

Le fruit du cornouillier, qu'on nomme corne, cornouille, est léger rafraichissant et astringent : mais ne peut pas être regardé comme un médicament proprement dit.

CUPRESSI, NUCES, *Cyprès*, arbre qui croît naturellement dans le Levant.

Le fruit du cyprès est un puissant astringent ; mais on l'emploie rarement.

CUBEBÆ, *Cubebe*. C'est un fruit qu'on apporte des Indes orientales : il ressemble beaucoup au poivre. La principale différence qu'on peut saisir au premier coup d'œil est que chaque cubebe a une queue longue et grêle ; ce qui fait qu'on l'a appellé *piper caudatum*, poivre à queue. Les cubebes sont bien inférieurs au poivre quant à leur qualité aromatique : ils échauffent moins.

CYDONIA MALA, *Coignassier*. Les coings ont à peu-près la forme d'une poire, mais ils sont beaucoup plus gros ; leur peau est recouverte d'un duvet cotonneux ; leur chair est jaune, ferme, d'une saveur acerbe; on trouve dans le centre de ces fruits des semences dont la substance est mucilagineuse; elles sont brunes extérieurement, et blanches à l'intérieur. Le fruit et les semences sont d'usage; les coings sont astringens, et on les emploie dans les cas où les remèdes de cette classe conviennent. Les semences sont remplies de mucilage, et par conséquent adoucissantes.

CYNOSBATI, FRUCTUS, CYNORRHODHON, ROSA SILVESTRIS, *Cynorrhodhon*, *Eglantier*, *Rosier sauvage*. Ces fruits sont ovales, charnus, d'une couleur rouge, quand ils sont mûrs. On trouve dans l'intérieur des semences oblongues, qu'on rejette ordinairement. La saveur de ce fruit est légèremet acide. Le cynorrhodhon est astringent et tonique.

DACTYLI, PALMULAE, *Dattes*. Les dattes sont les fruits de l'espèce de palmier, nommé *palmier-dattier*. Cet arbre vient dans les pays chauds et méridionaux, et sur-tout dans le Levant. Les dattes ont à peu-près la forme d'un gland de chêne; la membrane qui recouvre leur pulpe est rousseâtre; cette pulpe est blanchâtre, d'une consistance ferme, d'une saveur douce et sucrée. On trouve au milieu un noyau cylindrique et dur. Les dattes les plus estimées, viennent du royaume de Tunis; on doit les choisir grosses, charnues, fermes, et d'un goût agréable. Les dattes sont au nombre des fruits doux et susceptibles de fermentation ; on les emploie comme adoucissantes.

FABA S.-IGNATII, *Fèves de Saint-Ignace.*

GALLAE, *Noix de galle.* Les noix de galle sont des excroissances fort dures qui viennent sur le chêne, dans plusieurs pays.

Ces excroissances sont dues à la piqure de différens insectes qui s'attachent à l'écorce et au bois de cet arbre. On trouve deux sortes de noix de galle. Les premières sont de la grandeur d'une grosse noisette, pésantes, très-dures, épineuses et anguleuses à leur surface ; leur couleur est d'un brun verdâtre, plus ou moins foncé. Leur saveur est très-styptique. Ces noix viennent d'Alep, et on les nomme noix de galle d'Alep ou du Levant. Les autres viennent des départemens méridionaux de la France. Elles sont polies à leur surface, moins dures que celles d'Alep, spongieuses, et d'une couleur rougeâtre : on préfère les premières. Elles sont fort astringentes.

GRANA PARADISI, *Graine de paradis.* C'est le fruit d'un arbre qui croît aux Indes orientales.

Ce fruit, qui est environ de la grosseur d'une figue, est divisé intérieurement en trois cel-

Jules : chaque cellule contient deux rangs de petites graines semblables à celles de cardamome : elles sont plus agréables et beaucoup plus piquantes que les graines de cardamome ordinaire, et approchent plus à cet égard de la nature du poivre, auquel elles ressemblent par leurs propriétes pharmaceutiques.

Grossulariae, baccae, Ribesia, *Groseillier rouge.* Les groseilles rouges ont une saveur douce, mêlée d'un acide qui est assez agréable au palais et à l'estomac : elles sont rafraichissantes ; leur suc exprimé et épaissi a la consistance d'une gelée, qui, mêlée avec le sucre, nous donne ce que l'on nomme ordinairement gelée de groseilles.

Hederae baccae, *Baies de Lierre.* Les anciens croyoient que ces baies étoient vomitives et purgatives. Des écrivains modernes les ont recommandées, à petite dose, comme diaphorétiques et alexipharmaques. Boyle rapporte que la poudre de ces baies donnée avec du vinaigre, produisit d'excellens effets comme sudorifique, dans la peste de Londres.

Jujubae, *Jujubes.* Les jujubes sont les fruits d'un arbre qui croît dans les pays chauds. On en trouve dans les ci-devant provinces de Provence et de Languedoc. Cet arbre se nomme

Ziziphus, Jujubae majoris oblongae, *Jujubier.* Ces fruits que l'on fait secher au soleil, avant que de nous les apporter, sont oblongs et ridés. Au-dessous de leur écorce, qui est d'un jaune rouge, on trouve une pulpe blanchâtre, qui recouvre un noyau assez semblable aux noyaux des olives. La saveur de ce fruit est douce, sucrée et assez agréable. Les jujubes contiennent beaucoup de mucilage, et sont émollientes et adoucissantes.

Juniperi, baccae, *Genievre, Baies de Genevrier.* Ces bayes sont sphériques, et vertes d'abord; mais deviennent ensuite d'un bleu noirâtre; elles sont composées d'une pulpe tirant sur le rousseâtre, dont l'odeur et la saveur sont aromatiques et pénétrantes. La dernière a un peu de douceur, mêlée d'âcreté. On trouve dans cette pulpe trois espèces de pepins durs, oblongs et anguleux. Ces baies naissent sur un arbre qui est commun dans nos bois. On le nomme

Juniperus vulgaris, fructicosus, *Genevrier.* Les baies de genievre sont aromatiques, chaudes, discussives, carminatives, convenables dans les maladies qui dépendent de la mucosité, devenue lente et visqueuse.

Lauri, baccae, *Baies de Laurier.* Les baies qui succèdent aux fleurs de cet arbre, sont oblongues, et quelquefois rondes, noires extérieurement, et contenant une double graine renfermée dans une seule enveloppe. Leur odeur est aromatique, ainsi que leur saveur, qui est âcre, amère et huileuses.

Elles sont discussives, toniques, carminatives, emménagogues, propres à résoudre et à fortifier. Les baies sont plus actives que les feuilles.

Mespila, *Néfles*, Mespilus, *Néflier*. Cet arbrisseau, qui croît dans les contrées méridionales de l'Europe, et que l'on cultive en France, s'emploie rarement en médecine. Son fruit a un goût tellement austère et astringent, qu'on attend, pour le manger que l'excès de maturité ait diminué cette saveur acerbe.

Mori, cortex, *Murier*. L'écorce des racines est fort âcre et fort amère. On l'emploie dans les empâtemens des viscères.

Myrobalani, *Myrobolans*. Ce sont des fruits secs des Indes orientales. On en distingue de cinq espèces, savoir :

Myrobolans citrins. Ces fruits ont la forme d'une petite poire dont les deux extrémités sont aplaties. On apperçoit suivant toute leur longueur, cinq espèces de côtes saillantes; leur couleur est citrine, ou d'un jaune rougeâtre. Leur écorce extérieure est un peu glutineuse, et d'une saveur acerbe un peu âcre. On trouve au dedans un noyau oblong qui renferme une amande. Ces fruits viennent sur un arbre de la grandeur du prunier sauvage.

Myrobolans chébules. Les myrobolans chébules sont assez semblables aux citrins ; mais ils sont plus grands, et leur couleur est brune. Leur pulpe est plus épaisse, et le noyau qu'elle renferme est anguleux. L'arbre qui les produit est différent du précédent et ressemble par ses feuilles au pêcher.

Myrobolans indiens. Cette espèce de myrobolans est beaucoup plus petite que les deux autres. Ses fruits sont oblongs, ridés, noirs extérieurement, brillans et solides en dedans; sans amande. Leur saveur est acerbe et un peu amère, avec une légère âcreté. L'arbre qui les porte ressemble assez à celui qui donne les myrobolans citrins. Enfin, les deux autres espèces de myrobolans, mais dont on ne fait presque jamais usage, sont :

Myrobolans Bellirics.
Myrobolans Emblics.

Tous les myrobolans sont purgatifs à quelque dégré ; on ne peut douter qu'ils ne soient astringens, parceque les astrictions sont sensibles au goût ; parce que les Indiens s'en servent pour tanner les cuirs ; enfin, parce qu'ils colorent en noir les eaux qui contiennent du fer en dissolution.

Myrti baccae, *Baies de Myrthe*. On a employé quelquefois ses feuilles et ses baies comme astringentes, mais à présent on en fait rarement usage.

Nuxes juglandes, *Noix*. Les noix sont les fruits d'un arbre fort commun dans les campagnes, et connu sous le nom de noyer.

On employe en médecine les fleurs ou châtons de cet arbre, et ses fruits dans différens dégrés de maturité. On a attribué beaucoup de vertus aux noix, mais on ne s'en sert à présent que pour en tirer une eau distillée, connue sous le nom d'eau des trois noix, et une huile par expression.

Nux moschata, *Noix muscade*. La muscade est le noyau du fruit d'un arbre qu'on cultive à Banda. Cet arbre porte le nom de muscadier.

Le muscadier produit un fruit arrondi, composé de trois enveloppes sous lesquelles on trouve un noyau.

La première de ces enveloppes est pulpeuse, velue et rousse. La seconde enveloppe est mince, d'une substance ferme. Elle est visqueuse et huileuse; elle est divisée en plusieurs lanières et paroît comme réticulaire; sa couleur est rougeâtre; son odeur est aromatique : ainsi que sa saveur, qui a en même tems de l'âcreté. On conserve cette seconde enveloppe

enveloppe et on l'envoye sous le nom de macis.

Sous l'écorce nommée macis, on en rencontre une troisième fort dure, ligneuse, d'un brun rousseâtre. Cette troisième renferme le noyau qui est la noix muscade. Cette substance, qu'on nomme femelle, pour la distinguer d'une autre nommée mâle, qui est moins aromatique, et qui est produite par une autre espèce de muscadier : cette substance, dis-je, est compacte, dure, un peu ridée, d'une couleur cendrée à l'extérieur, et intérieurement d'un jaune pâle; et on y remarque des veines ondulantes, d'un rouge brun, et d'un jaune blanchâtre. Elle a à-peu-près la figure d'une olive, mais elle est moins pointue; elle est grasse au toucher; son odeur est très-aromatique et agréable, sa saveur l'est de même, mais avec de l'âcreté et de la chaleur. On fait macérer les noix muscades dans l'eau de chaux dès qu'on les a cueillies, on les lave ensuite dans l'eau pure, on les fait secher, et on les envoye en Europe.

La muscade est un aromatique chaud et actif.

Le macis a à-peu-près les mêmes vertus que la muscade.

Nux Pistachia, *Pistache*. C'est le fruit de l'arbre nommé *Terebinthus vulgaris*.

Pistachier. Cet arbre vient dans le Levant, dans les Indes et dans les pays chauds. On le cultive aussi en France.

La pistache est une noix assez grosse, qui contient une amande d'une couleur pâle, verdâtre, couverte d'une écorce rougeâtre. Elle a un goût agréable, doux et onctueux, qui ressemble à celui des amandes.

On met ce fruit au nombre des substances nourrissantes ou analeptiques. L'amande de la pistache est remplie d'une huile grasse qu'on retire par expression. Cette huile est adoucissante.

NUX VOMICA, *Noix vomique.* C'est un petit fruit plat, rond, ou orbiculaire, velouté ou lanugineux, de couleur gris de souris en dehors, dur comme la corne, de diverses couleurs en dedans, tantôt jaune, tantôt blanc, tantôt brun. Quelques-uns croyent que c'est le noyau d'un fruit gros comme une pomme, qui croît sur une grande plante en plusieurs endroits de l'Egypte; mais la vérité est qu'on ne sait point encore bien l'origine de la noix vomique, et qu'il n'y a rien de sur dans toutes les histoires qu'on en a rapportées.

Elle est détersive, dessicative, résolutive, étant appliquée extérieurement en poudre: on l'emploie aussi intérieurement, mais très-rarement.

NUCLEI PINEAE, PIGNEOLI, *Pignons doux.*

On nous envoie les pignons de Catalogne, et des ci-devant provinces de Languedoc et de Provence. On doit les choisir récents, assez gros, blancs, tendres, d'un bon goût, doux.

Les pignons sont pectoraux, restauraux; ils adoucissent l'âcreté des humeurs, ils excitent l'urine.

PASSULAE MAJORES, *Raisins secs*, ou *les Passes*. Ce sont des raisins qu'on a fait secher à la chaleur du soleil. On en distingue de plusieurs espèces: les uns sont gros, charnus, d'une saveur douce, mais peu agréable; ils nous viennent de Syrie, près la ville de Damas.

PASSULAE MINORES, PASSULAE CORINTHIACAE, *Raisins de Corinthe*. On nous apporte ces raisins des îles de Zacynthe et de Céphalonie. On n'en trouve plus auprès de Corinthe, dont ils portent le nom. Ces raisins sont très-petits, d'une couleur purpurine foncée, leur saveur est douce, agréable, mélée d'une légère acidité; ils n'ont point de pepins. Enfin, on trouve encore des raisins secs, à peu-près de la grosseur de ceux de Damas, mais plus petits, qui nous viennent de la ci-devant Provence, et on les nomme pour cette raison

Raisins, *Passes*, ou *Passerilles de Provence*. Leur saveur est douce et agréable.

On peut employer indifféremment toutes ces espèces. On les emploie ordinairement dans les tisanes pectorales.

Piper rotundum nigrum, *Poivre noir.* Le poivre noir est le fruit d'une plante ligneuse, qui croît dans le Malabar et dans les îles de Java et de Sumatra; elle est connue sous le nom de poivrier. Le fruit de cette plante est une semence ronde, ridée, dont l'écorce est noirâtre. L'intérieur est compacte, d'une couleur blanche, et d'un jaune verd à l'extérieur. Son odeur est légèrement aromatique, assez agréable, sa saveur est très-âcre et brûlante.

Piper album, lencopiper, *Poivre blanc.* Ce poivre ne diffère du précédent que par sa couleur, qui est d'un gris blanchâtre. On croit, avec assez de raison, que cette espèce de poivre est la même que la précédente dont on en a enlevé, par macération, l'écorce noire et ridée.

Piper longum orientale, *Poivre long.* Le poivre long est un fruit desséché avant sa maturité, qui croît sur une plante qui vient auprès de Bengale, et dans quelques autres endroits des Indes orientales.

Ce fruit est assez semblable aux châtons du coudrier ou du bouleau. Il est oblong, cylindrique, garni de plusieurs petites cellules, dans chacune desquelles on trouve une graine fort petite, arrodie, d'une couleur noirâtre extérieurement, grise ou blanchâtre intérieurement, d'une odeur aromatique, et d'une saveur plus âcre et plus brûlante que celle des deux premières espèces.

PIPER JAMAÏCENSE, SEU PIMENTA, *Poivre de la Jamaïque, Poivre de Thevet, Toutes-épices.* C'est le fruit d'un arbre qui croît dans les forêts de la Jamaïque, et dans plusieurs de nos îles Antilles, telles que la Martinique, la Guadaloupe. Cet arbre se nomme laurier aromatique.

Les trois premières espèces de poivre sont des aromatiques très actifs et très stimulans. Ils divisent les matières visqueuses, sollicitent fortement les ocillations des fibres, excitent les sueurs, et augmentent le mouvement du sang et des autres liqueurs.

Le poivre de la Jamaïque est différent des trois espèces de poivre dont je viens de parler. Il est moins âcre, et paroît assez analogue au gérofle.

PRUNA DAMASCENA NOSTRATIA, *Prunes de damas noirs.* Ce fruit est composé d'une pulpe charnue, revêtue d'une peau d'un violet foncé. On trouve au milieu de cette pulpe un noyau solide qui renferme une amande. La pulpe de ces prunes, qui est en usage, a une saveur sucrée, acidule et agréable.

La pulpe des prunes est rafraichissante et laxative.

SAMBUCI BACCAE, *Baies de sureau.* Ces baies ou fruits sont nommés *grana actes* quand elles sont seches. Ces baies sont rondes, de la grosseur à peu près de celles de genièvre, vertes d'abord, et noires dans leur maturité. Elles sont remplies d'un suc de couleur pourpre, et renferment trois graines assez menues. Le suc exprimé, épaissi à la consistance du rob, est un médicament apéritif; il détruit les obstructions des viscères, favorise les évacuations naturelles, et lorsqu'on en continue long-tems l'usage, il produit d'excellens effets dans plusieurs maladies chroniques.

SEBESTENAE, *Sebestes.* Les sebestes sont des fruits qu'on nous apporte du Levant dans lequel croît l'arbre qui les produit. Cet arbre est à peu-près de la hauteur de nos pruniers, et il est connu sous le nom de *sebestena domestica.* Ces fruits sont de la grosseur des prunes de la petite espèce; ils se terminent un peu en pointe à leur extrémité, leur couleur est noirâtre, et on trouve dans l'intérieur une substance d'un brun rougeâtre, pulpeuse, d'une saveur douce, qui renferme un petit noyau ordinairement aplati. On nous apporte ces fruits tenant encore à leur calice qui est membraneux, noirâtre extérieurement, et d'une couleur grise à l'intérieur.

On fait usage des sebestes dans la toux, et dans les maladies des conduits urinaires qui viennent d'irritation.

Spinae cervinae, baccae, Rhamni cathartici sive solutivi, *Nerprun, Baies de Noirprun, Bourg-Epine.* Le nerprun est un arbrisseau qu'on trouve dans les bois des environs de Paris. On n'emploie en médecine que ses fruits ou baies. Les baies de nerprun sont à peu-près de la grosseur des baies de genièvre. Elles sont molles, vertes avant leur maturité; mais lorsqu'elles sont mûres, elles deviennent noires, luisantes, et sont remplies d'un suc noirâtre tirant sur le verd. Ces baies renferment des semences ou pepins arrondis, dont l'écorce est noirâtre et d'une consistance très-ferme. Les baies de nerprun sont purgatives.

Tamarindi, *Tamarins.* Les tamarins sont les fruits d'un arbre de la grandeur et de la grosseur d'un noyer. Cet arbre croît dans le Levant, sur-tout en Arabie et en Egypte. On en trouve aussi dans les îles d'Amérique et dans les pays chauds : on le connoît sous le nom de

Tamarindus, *Tamarinier.* Cet arbre produit un fruit qui est une silique, ou gousse oblongue, dont la figure ressemble assez à celle des fèves de marais. Cette gousse est double et composée d'une enveloppe extérieure, charnue et rousseâtre. La silique intérieure est membraneuse et mince. On trouve dans l'intervale de ces deux siliques une substance pulpeuse traversée par quelques cordons de vaisseaux destinés à soutenir non-seulement cette pulpe, mais aussi les semences renfermées dans la gousse. Ces semences sont dures, aplaties, d'une figure irrégulière, souvent quadrangulaire, luisantes et d'un rouge fauve. On rompt la silique, et on nous envoie sa pulpe. Cette pulpe, à laquelle seule on donne le nom de tarmarins, est en masse gluante, d'une couleur noirâtre; sa saveur est acide et agace les dents; on la trouve mêlée avec les semences, et remplie de filamens membraneux et des débris de l'écorce de la silique qui la contient.

La pulpe des tamarins est laxative et légèrement purgative. Elle est en même tems rafraichissante, et on en fait un grand usage dans les fièvres ardentes et putrides, et dans tous les cas dans lesquels on a intention d'appaiser la chaleur et de lâcher le ventre.

Vanilla flore viridi et albo, frutu nigrescente, *Vanille*, Cette plante qui rampe et s'attache aux arbres comme le lierre, vient en Amérique. On en trouve dans le Pérou, dans le Mexique et dans l'île de Saint-Domingue.

On nous apporte sa silique, seule partie de la plante dont on fasse usage. Cette silique est longue d'environ six pouces ; elle est un peu aplatie, ridée, un peu molasse, d'un rouge foncé extérieurement. Elle contient une substance pulpeuse, rousseâtre et agréable. Cette pulpe renferme de petites semences noires et luisantes. On doit choisir la vanille récente, qui ne soit pas trop seche ni trop humide, d'une odeur agréable, et prendre garde qu'elle n'ait été frottée d'huile ou de baume.

La vanille est cordiale, sudorifique, stomachique, mais elle porte de la chaleur. On l'emploie dans la composition du chocolat.

CHAPITRE III.

Des Ecorces.

AURANTIORUM, CORTEX, *Ecorce d'Orange.* L'écorce jaune extérieure de ce fruit est un amer aromatique et agréable, et devient un excellent stomachique et carminatif dans les constitutions froides et phelgmatiques ; elle procure de l'appetit, échauffe tout le corps et fortifie les viscères par sa douce astriction. L'écorce d'orange paroît être beaucoup plus chaude que celle de limon, et abonde davantage en huile essentielle.

CASCARILLA, *Cascarille*, *Chacrille*. L'écorce de cascarille est roulée sur elle-même ; son épaisseur est d'une ou deux lignes ; elle est d'une couleur blanchâtre et cendrée à l'extérieur, mais intérieurement elle est d'une couleur semblable à la rouille de fer ; son odeur est aromatique, et assez agréable ; sa saveur est aussi aromatique et amere. On l'apporte de l'Amérique méridionale, sur-tout du Paraguay et du Pérou. On en trouve aussi dans la nouvelle Espagne, et dans les iles de Bahama. On ne sait pas bien certainement quelle est l'espèce d'arbre dont on la tire. Quelques auteurs pensent que la cascarille est l'écorce d'un arbre décrit par Catesby, dans son *Histoire naturelle de la Caroline*; *etc*, et nommé *ricinoides elæagni folio*.

Cette écorce passe pour tonique, discussive, et légèrement calmante. On le recommande encore dans les diarrhées, les fleurs blanches et quelques maladies des femmes.

CASSIA CARYOPHYLLATA, *Canelle gérofléе*. Cette écorce est mince, roussâtre, et roulée à peu-près comme la canelle ordinaire, dont elle a un peu le goût ; mais elle tient davantage du gérofle, ce qui lui a fait donner son nom ; et laisse même beaucoup d'âcreté sur la langue. L'arbre dont on tire cette écorce, naît dans l'île de Cuba, dans les forêts de la Jamaïque, et dans d'autres endroits de l'Amérique.

Cassia lignea, *Casse en bois.* Cette écorce est tirée d'un arbre qui paroît être le même que celui qui donne la canelle fine. Il croît dans l'île de Java, et dans le Malabar. La casse en bois est semblable pour l'extérieur à la vraie canelle; mais son odeur et sa saveur sont beaucoup plus foibles, et on sent, quand on la mâche, une espèce de viscosité que n'a pas la canelle. Il n'y a vraissemblablement d'autres différence entre ces deux écorces, que celle qu'apporte dans les plantes de la même espèce la différence du sol et de l'exposition. On substitue quelquefois la casse en bois à la canelle; on le préfère même dans certains cas, parce qu'il est actif, et contient une espèce de mucilage qui le rend propre à adoucir dans quelques circonstances.

Cinnamomum acutum, *Canelle fine.* La cannelle est la seconde écorce d'un arbre du genre du laurier qui croît dans les Indes orientales, et sur-tout dans l'île de Ceylan. Cet arbre est nommé *cinnamomum sive canella Zeylonica.*

C'est ordinairement au printems et en automne qu'on enlève l'écorce des canelliers qui ont trois ans. On sépare ensuite l'écorce extérieure, grise et raboteuse, et on garde l'intérieure, qu'on expose au soleil, où en se sechant elle se roule sur elle-même, et forme les bâtons qu'on nous apporte. On doit choisir l'écorce de cannelle mince, d'un jaune tirant sur le rouge, d'une odeur agréable et aromatique, d'un goût suave et un peu piquante en même tems. La canelle est cordiale, stomachique, carminative, convenable dans les cas d'atonie.

Costus corticosus, Canella alba, *Canelle blanche.* On donne le nom de canelle blanche à une écorce assez épaisse, et dont on ôte l'enveloppe extérieure. Elle est blanchâtre, tirant quelquefois un peu sur le jaune; on l'apporte en tuyaux oblongs, et un peu roulés sur eux-mêmes; son odeur est assez agréable; sa saveur l'est beaucoup moins que celle de la vraie canelle; elle est acre, aromatique, et tenant de la canelle et du clou de gérofle, et même un peu du gingembre. Cette écorce est tirée d'un arbre qui croit dans la Jamaïque, et dans plusieurs îles de l'Amérique, il se nomme *canella cubana.*

Cette écorce est dans la classe des aromatiques, et par conséquent elle est stomachique et carminative.

China Chinae, Kinakina, cortex peruvianus, *Quinquina, Ecorce du Pérou, ou des Jesuites.* Cette écorce si utile, se tire d'un arbre qui croit dans le Pérou, et surtout dans la province de Quito. Cet arbre est quelquefois de la grosseur d'un homme et même davantage, mais communément il n'est pas plus gros que le bras; il s'élève ordinairement à douze ou quinze pieds; ses feuilles sont lisses, d'un beau verd et se terminent en pointe; ses fleurs sont à peu-près de la grandeur et de la forme des yacinthes.

Pour recueillir l'écorce, seule partie de l'arbre dont on fasse usage, on se sert d'un couteau ordinaire qu'on élève le plus haut qu'il est possible. On commence à entamer l'écorce, et l'on va jusqu'en bas en pésant dessus l'entamure qu'on a faite d'abord. Toutes les saisons paroissent indifférentes pour cette récolte; pourvu qu'on la fasse dans un tems sec. Dès que l'écorce est enlévée, on doit l'exposer au soleil pendant plusieurs jours, pour lui faire perdre toute son humidité, et on ne doit l'emballer qu'après qu'elle est entièrement seche. Les écorces fines se sechent plus parfaitement que celles qui sont plus épaises, et c'est une raison de préférer les premières.

L'écorce du quinquina est apportée du Pérou à Cadix, et c'est de cette ville qu'elle se distribue dans toute l'Europe. Cette écorce doit être seche, d'une épaisseur médiocre. Extérieurement elle est rude, cassante, d'une couleur brune, et on y remarque des espèces de brisures; à l'intérieur elle est lisse, d'une couleur qui approche de celle de la canelle. La plus haute en couleur est la meilleure: Elle a une odeur aromatique, mais très-peu sensible ; sa saveur est amère, et elle laisse de l'astriction. Cette écorce est en morceaux plus ou moins longs, et plus ou moins roulés sur eux-mêmes. On doit rejetter le quinquina dont la couleur est foible, et l'écorce blanchâtre, qui est visqueuse, qui a peu d'amertume, qui est trop dur ou moisi, pour avoir été emballé avant que d'être bien sec. On falsifie quelquefois le quinquina en y mêlant d'autres écorces, telle que celle de l'alisier, dont la couleur est plus blanche en déhors et plus rouge intérieurement, et la saveur plus styptique : on y mêle aussi souvent des écorces de cascarille.

Il est inutile que je m'étende sur la vertu fébrifuge du quinquina ; personne n'ignore que cette écorce donnée avec les précautions convenables, peut-être regardée comme un spécifique contre les fièvres intermitentes.

Malgré les grands éloges que mérite le quinquina, il ne faut pas croire qu'il doive être administré indiféremment dans tous les cas et à tous les sujets. Quoiqu'il convienne très-souvent et à presque toutes les constitutions, on sait qu'un usage inconsidéré de cette écorce, et trop long-tems continué, peut porter une chaleur trop grande, et rendre la force vibratile des fibres trop considérable, et qu'elle produit aussi des obstructions.

C'est vers 1500, que les Indiens ont découvert la vertu fébrifuge du quinquina, qui n'a été connu en Europe qu'en 1638. La vice-reine du Pérou ayant été guérie d'une fiévre tierce opiniatre, par le moyen de l'écorce de quinquina, en donna aux Jésuites du Pérou, qui en envoyèrent à leurs confrères qui étoient à Rome. Ceux-ci en distribuèrent en Italie, en France, et dans d'autres endroits de l'Europe dans lesquels ce fébrifuge soutint la réputation que ses premiers distributeurs lui avoient donnée.

Citrum malum, *Citron.* Ce fruit a une écorce mince, jaune, dont l'odeur est très-agréable, et composée d'une infinité de vésicules, remplies d'huile essentielle. Sous cette écorce on en rencontre une autre fort épaisse, blanche, assez ferme, un peu cotoneuse, et peu odorante; enfin, sous cette enveloppe blanche on trouve des vésicules membraneuses très-fines, et remplies d'un suc jaune, pâle et d'une saveur acide et agréable. Au centre de la réunion des vésicules, on trouve une grande quantité de graines oblongues, couvertes d'une membrane jaune et amère, sous laquelle on apperçoit une amande blanche, dont la saveur a un peu d'amertume. L'écorce extérieure, le suc et les graines de citron sont d'usage; mais ces dernières le sont plus rarement. Le citron est le fruit d'un arbre connu sous le nom de

Citrus medica, *Citronier.* Cet arbre vient dans les pays chauds, et se conserve dans les serres de nos jardins.

Le suc est rafraichissant, calmant. L'écorce extérieure et jaune du citron est un très-bon aromatique; elle est regardée comme stomachique chaude, carminative et cordiale.

On confond souvent avec le citron un fruit qui lui est fort analogue. Ce fruit est connu sous le nom de

LIMON, MALUS, LIMONIA, *Limon.* Le fruit du limonnier est plus petit que celui du citron, d'une couleur plus claire, et d'une odeur plus foible. Le limon est plus rempli de pulpe et de suc que le citron; mais ce suc est beaucoup plus acide; on substitue ordinairement le citron au limon, qui est moins commun.

COECOGNIDII, THYMELAEA, *Garou* ou *Thymelée.* Cette plante croît dans le ci-devant Languedoc, aux lieux incultes. On nous apporte sa racine seche.

On se sert avec succès de son écorce pour former une plaie, semblable à celle que l'on fait avec l'emplâtre vessicatoire. Les anciens l'employoient pour les fluxions qui tombent sur les yeux. On perçoit l'oreille et on mettoit quelques fibres de cette écorce dans le trou, ce qui en faisoit sortir beaucoup de sérosité.

ALNI NIGRAE, SEU FRAUGULAE, CORTEX, *Aune noire, Bourgène.* L'écorce extérieure du tronc,

tronc, ou bien de la racine de cet arbre donnée à la dose d'un gros, purge avec beaucoup de violence, et cause des tranchées, des nausées et le vomissement.

Cet arbre croît dans l'Europe septentrionale, et habite les endroits humides.

FRAXINI, CORTEX, *Ecorce de Frêne*. L'écorce de frêne est légèrement astringente; on s'en est servi quelquefois dans des occasions où un remède de ce genre étoit indiqué.

GRANATUM MALUM, *Grenade*. La grenade est un fruit composé de plusieurs grains ou celules, d'une couleur rouge, plus ou moins foncé, et rempli d'un suc dont la saveur est acidule, souvent vineuse et agréable. Ce suc est rafraichissant, propre à appaiser la soif, et astringent. Ce fruit est produit par un arbre qui croît naturellement dans les Départemens méridionaux de la France, en Espagne et en Italie; on le cultive dans nos jardins et on le nomme grenadier à fruit, ou domestique. La grenade est recouverte d'une écorce dure, assez épaisse, ridée extérieurement, d'une couleur rouge dans sa maturité, jaune à l'intérieur, et dont la saveur est acerbe.

L'écorce de grenade est un astringent assez puissant.

Guajaci cortex, *voyez* Lignum guajacum.

Mori, fructus et cortex radicis, *Mûrier*. La mûre a les propriétés ordinaires des fruits doux, comme celle de rafraichir, de calmer la soif et de favoiser les secrétions.

L'écorce des racines a passé pour un excellent vermifuge ; son goût est amer et tant soit peu astringent.

Quercus, *Chêne*. L'écorce de chêne est un puissant astringent recommandé dans les hémorragies, les flux de ventre, et dans d'autres évacuations excessives et contre nature.

Sambuci mediani, *Ecorce moyenne de Sureau*. L'écorce intérieure du sureau est ordinairement purgatif; son infusion faite dans du vin, et son suc exprimé, purgent, dit-on, légèrement. Les jeunes pousses ou bourgeons nouvellement épanouis purgent et agissent si vivement, que c'est avec raison qu'on regarde leur usage comme dangereux.

Sassafras, *voyez* Lignum sassafras.

Tamarisci cortex, *voyez* Tamarisci folia.

Simaronba. Le simaronba est l'écorce d'une plante de l'Amérique. On nous envoie cette écorce en morceaux longs, épais, d'un jaune pâle et d'une amertume assez vive. On vante depuis quelques années, ce médicament comme très-efficace, contre les flux de ventre dyssenteriques, et il se donne en décoction.

WINTERANUS CORTEX, *Ecorce de Winter.* C'est l'écorce d'un arbre que le chevalier Hans Sloane appelle *periclymenum rectum, foliis laurinis, cortice acri aromatico.* Elle a été découverte sur la côte de Magellan par le capitaine Winter, l'année 1567. Les matelots s'en sont servi comme d'une épicerie, et l'on trouvé ensuite très-efficace contre le scorbut. Cette vertu la fait entrer encore aujourd'hui dans les boissons des malades. La véritable écorce de Winter se trouve rarement dans le commerce; on lui subsitue la canelle blanche, et plusieurs s'y méprennent. Il y a cependant entr'elles une différence marquée, tant pour les apparences que pour la qualité. L'écorce de winter se trouve en gros morceaux : elle a plus la couleur de canelle que la canelle blanche, et une saveur plus chaude et plus piquante.

Chapitre IV.

Des Bois et Guis,

Agallochum, seu, Lignum Aloes, *Bois d'Aloës.* On a formé différentes conjectures sur ce médicament, mais jusqu'à présent il n'a rien paru de satisfaisant sur son origine. Les auteurs distinguent plusieurs espèces de bois d'aloës, dont la plupart sont inconnues en Europe. Celui qu'on nous apporte est en petits morceaux durs, pesans, d'une couleur brun-jaunâtre, avec plusieurs veines noires ou pourprées. Il a un goût aromatique et amer, et une excellente odeur, sur-tout quand on le réduit en poudre, ou qu'on le brûle. Hoffmann en recommande beaucoup l'huile distillée et la teinture spiritueuse, et il regarde un mélange de cette dernière avec la teinture d'acier, comme un excellent fortifiant.

Aspalathum lignum, voyez Rhodium.

Buxi lignum, *Buis.* Le bois du buis est jaune, plus dur, plus pesant, et plus compacte qu'aucun autre bois de l'Europe. Il a un goût amer, dégoûtant, et lorsqu'il est encore verd une odeur fétide. On vante la décoction du buis comme un puissant sudorifique, préférable même au gayac, mais les qualités du buis n'indiquent pas cette supériorité de vertu.

GUAJACUM LIGNUM CORTEX, *Gayac*. Cet arbre, qui est ordinairement de la gandeur des noyers, vient dans plusieurs endroits de l'Amérique.

On en trouve au Mexique, à la Jamaïque, dans l'île de Saint-Domingue, et dans les autres îles des Antilles. On fait usage en médecine de son bois, de son écorce, et d'une résine, dont nous parlerons au chapitre V.

Le bois de gayac est résineux, dur, pesant, d'une couleur jaune-pâle à l'extérieur, mais dont l'intérieur est d'un gris verdâtre, tirant un peu sur le noir; son odeur lorsqu'on le frotte ou qu'on le rape, a quelque chose de balsamique; sa saveur est un peu amère et aromatique. L'écorce du bois de gayac est ligneuse, compacte, difficile à rompre; elle est grise extérieurement, et parsemée de taches de différentes couleurs, principalement verdâtre; sa couleur est plus pâle extérieurement; sa saveur est amère et assez désagréable.

Le bois de gayac est atténuant, stimulant et sudorifique.

JUNIPERI LIGNUM, *Bois de Genièvre*. Le bois de genevrier passe pour sudorifique; on en tire un esprit ou une huile par la distillation, mais on en fait peu d'usage.

LENTISCINUM LIGNUM, *Lentisque*. Cet arbre croît naturellement dans les contrées méridionales de l'Europe, spécialement dans l'île de Chio.

Ce bois est rempli de nœuds, couvert d'une écorce cendrée, blanc intérieurement, d'un goût âpre, un peu piquant, et d'une odeur foible, mais agréable; ce médicament passe pour un astringent balsamique dont l'action est modérée. Sa décoction est honorée, dans les *Ephémerides des curieux de la nature* du titre de *aurum potabile, vegetabile*; et on la recommande dans les cathares, les nausées, les foiblesses de l'estomac, et pour procurer la sécrétion des urines.

LIGNUM TINCTITE CAMPECHEUSE, *Bois de Campêche, Bois d'Inde*. Arbrisseau qui croît en Amérique, à quelques lieux de Campêche ou *San-Francisco*.

Ce bois se trouve pour l'ordinaire dans le commerce en gros morceaux fort durs, très-compactes et rouges. Il a une saveur douçâtre et astringente. Il passe pour tonique et astringent.

MOLUCCENSE LIGNUM, *Bois des Moluques*. Ce bois est tiré d'un arbre grand comme le coignier, qui croît aux îles Moluques en Amérique. Sa feuille ressemble à celle de la mauve, et son fruit à une aveline, mais il est plus petit, et son écorce est plus molle, de couleur noirâtre. Les habitans du pays l'appellent *pavana*.

Son bois est purgatif; mais s'il purge trop ceux qui en ont pris, on tempère son action en bûvant un verre de décoction d'orge.

Nephriticum lignum, *Bois Néphrétique*. Ce bois est en gros morceaux compactes et pesans, sans nœuds, d'une couleur blanche ou d'un jaune pâle à l'extérieur, et d'une couleur foncée ou rougeâtre en dedans. On en rejette communément l'écorce. Le bois néphrétique n'a presque point d'odeur, et fort peu de goût. On en recommande l'usage dans la difficulté d'uriner, les maladies néphrétiques, et toutes les maladies des reins et des voies urinaires. On dit qu'il a l'avantage de ne pas échauffer ni offenser ces organes, comme font les diurétiques chauds.

Rhodium lignum, *Bois de Rhodes, de Rose ou de Chypre* L'arbre dont on tire ce bois n'est pas encore bien connu. Quelques auteurs croyent que c'est le bois d'un arbrisseau qui est le vrai cytise de Marianthæ. Cet arbrisseau n'ayant aucune odeur agréable, il n'est pas vraisemblable, suivant la remarque de Geoffroy, qu'il fournisse ce bois qui en a beaucoup.

On nous l'apporte du Levant, principalement des îles de Rhodes et de Chypre. Il est en morceeux de différentes grosseurs. Ce bois est dur, sa couleur est brune extérieurement, fauve et quelquefois jaunâtre à l'intérieur. On y remarque plusieurs nœuds. Son odeur est agréable et semblable à celle des roses: cette odeur subsiste très-long-tems. On l'estime cordial.

SANTALUM, *Santal*. On trouve dans le commerce trois sortes de bois auxquels on donne le nom de santal, et qu'on distingue par leur couleur.

SANTALUM RUBRUM, *Santal rouge*. Le santal est un bois dur et compact, dont les fibres paroissent obliques. Extérieurement sa couleur est d'un rouge très-foncé et presque noirâtre. Intérieurement il est d'une rouge plus vif; il n'a point d'odeur ni presque de saveur; il laisse seulement une légère astriction. On nous apporte ce bois des Indes orientales, et sur-tout de la côte de Coromandel. L'arbre qui le produit est nommé *Pantoga*.

Le santal rouge est légerèment astringent.

SANTALUM CITRINUM, *Santal citrin*. Cette espèce de santal est dure et solide; ses fibres sont droites; sa couleur est citrine, ou d'un jaune pâle; son odeur est balsamique et agréable, et tient un peu de celle des roses; sa saveur est aromatique, et laisse une légère amertume dans la bouche. On nous apporte le santal citrin du royaume de Siam, et de quelques autres endroits des Indes orientales. L'arbre dont on le tire s'élève à la hauteur des noyers et se nomme *Sarcanda.*

Le bois de santal citrin est mis au nombre des remèdes nervins et cordiaux.

Santalum album, *Santal blanc.* Ce bois paroît venir du même arbre que le précédent, dont il n'est que la partie extérieure, ou l'aubier. Sa couleur est beaucoup plus pâle que celle du santal citrin, et presque blanche : il n'a qu'une odeur et une saveur très-foible. Il paroît avoir les mêmes vertus que le précédent.

Sassafras, *Sassafras*, Le sassafras est un bois assez léger et spongieux, revêtu d'une écorce de couleur cendrée à l'extérieur, rougeâtre et ferrugineuse à l'intérieur. La substance ligneuse est d'un blanc jaunâtre tirant sur le roux ; son odeur est aromatique, avec une légère âcreté. L'odeur de l'écorce est plus pénétrante que celle du bois, et approche de l'odeur du fenouil. Le sassafras paroît être la racine ligneuse, plutôt que le bois même d'un arbre qui croît dans plusieurs provinces de l'Amérique, surtout dans le Brésil, la Virginie et la Floride.

L'écorce de sassafras contient plus d'huile essentielle et paroît plus active que le bois même. Le sassafras est incisif, détersif, diaphorétique et sudorifique.

SUBERIS, CORTEX, *Liège*. La racine du liège a passé pour astringente, et a été recommandée comme salutaire dans les dissenteries et autres flux de ventre ; mais la pratique moderne ne l'emploie pas en pareils cas, et n'en attend pas de semblables effets.

Je ne crois pas hors de propos de remarquer ici que les bouchons de liège font éprouver des altérations sensibles à certaines liqueurs, quand elles y touchent. Neuman observe qu'ils font devenir plus ou moins jaunes ou bruns les acides et les alkalis tant fixes que volatils, les esprits acides et les alkalis dulcifiés, plusieurs liqueurs salines neutres, l'eau de chaux, les sucs bleus des végétaux, et les syrops ou entrent ces sucs.

VISCI QUERNI LIGNUM, *le Gui*. Cette plante croît naturellement sur le tronc de plusieurs arbres dans la plus grande partie de l'Europe.

Quoique cette plante croisse sur le tronc et sur les branches de différens arbres, on préfère le gui de chêne à tout autre.

Le gui étoit autrefois en grande vénération : on le portoit suspendu au cou comme un préservatif contre les charmes ou enchantemens : de nos jours on a vanté le gui comme un spécifique dans l'épilepsie, la paralysie, etc,

VISCUS BETULAE, *Gui de Bouleau.*

CORYLI VEL CORYLINUS, *Gui de Coudrier.*

QUERCINUS, *Gui de Chêne.*

SALICIS, *Gui de Saule.*

TILIAE, *Gui de Tillau.*

On fait actuellement très-peu d'usage en médecine de toutes ces espèces de gui, parce qu'on leur a reconnu très peu, ou même point de vertus.

CHAPITRE V.

Des Gommes et Resines.

AMMONIACUM GUMMI, *Gomme-Ammoniaque.* La dénomination de gomme qu'on a donnée à ce suc concret, est fort peu exacte. Cette substance est gomme-résineuse. On trouve deux sortes de gomme-ammoniaque dans le commerce : l'une, qui est la meilleure et préférable pour l'usage intérieur, est en larmes de différentes grosseurs, quelquefois rondes, anguleuses, d'un jaune clair et presque brun extérieurement, d'un jaune clair et blanchâtre intérieurement. L'autre espèce de gomme-ammoniaque est en grosses masses formées de grumeaux roussâtres ou bruns, et d'autres couleurs. Cette seconde espèce est ordinairement mêlée de sable et d'autres matières étrangères, et a besoin d'être purifiée. L'odeur de la gomme-ammoniaque est assez pénétrante et désagréable. Sa saveur est légèrement résineuse, avec un peu d'amertume, dont on ne s'apperçoit pas d'abord. Cette gomme-résine est résolutive, discussive, propre à lever les obstructions, et d'une utilité reconnue dans certaines espèces d'asthmes.

On nous apporte cette gomme des Indes orientales : nous ne savons rien de certain sur la plante qui donne ce suc.

Animae gummi, *Gomme anime*. C'est la résine qui transsude d'un grand arbre de l'Amérique, appellé par Pison *jetaiba*, et *courbaril* par les Indiens. Cette résine est de couleur d'ombre, transparente, d'une odeur légère et agréable, et n'a presque pas de goût Elle se dissout entièrement dans l'esprit-de-vin, quoique ce soit un peu lentement; les parties impures, qui y sont souvent en grande quantité, tombent au fond ou surnagent. On dit que les habitans du Brésil emploient l'anime en fumigation, contre les douleurs qui viennent de ce qu'on a ressenti du froid;

on s'en sert rarement en Europe, comme médicament.

Gummi arabicum, *Gomme arabique.* La gomme arabique découle de l'écorce du tronc de différens acacia, et, entre autres, de celui qui est connu sous le nom d'acacia d'Egypte, *Acacia vera.* On trouve ce suc gommeux en larmes de différentes grosseurs; leur figure varie aussi beaucoup: les unes sont presque rondes, mais avec quelques angles; les autres sont repliées sur elles-mêmes: on trouve de ces larmes claires, transparentes, presque blanches; elles sont les plus recherchées. D'autres ont la couleur du succin, avec beaucoup de brillant dans l'intérieur. La gomme arabique n'a point d'odeur, et n'a presque point de saveur. Elle est adoucissante.

On trouve dans le commerce une autre gomme entièrement semblable à la gomme arabique, On la nomme gomme du Sénégal, parce qu'on la tire de ce pays: on peut la substituer à la gomme arabique.

Enfin, plusieurs arbres de nos vergers et de nos campagnes, tels que les cerisiers, les pommiers, les pruniers, etc., fournissent une gomme, qui paroit être de même nature que les deux précédentes. On pourroit vraisemblablement s'en servir aux mêmes usages. On nomme ces dernières gommes, gommes de notre pays, *gummi nostras.*

Benzoinum, *Benjoin.* On tire cette résine par des incisions qu'on fait à une espèce de laurier qui croît dans l'île de Sumatra, dans le royaume de Siam, et dans quelques autres endroits de l'Inde. Cet arbre, qui est fort beau, porte le nom d'*arbor benzoini folio citri.*

On distingue deux sortes de benjoin, dont l'une est nommée *benzoinum amygdaloides*, benjoin amandé. Cette espèce de benjoin qu'on choisit toujours pour l'usage de la médecine, est sec, dur, fragile, inflammable. Il est d'un brun-pâle, quelquefois un peu rougeâtre, et parsemé de taches blanches et de grains blancs, qui ont la figure d'amandes, d'où lui est venu son nom. Son odeur est agréable, et assez pénétrante; elle le devient encore plus si on le brûle; sa saveur est résineuse, avec un peu d'âcreté. L'autre espèce de benjoin est d'une couleur obscure, noirâtre, et a très-peu de taches blanches.

Le benjoin est incisif et stimulant.

Asa-foetida, *Assa-fœtida.* L'assa-fœtida est une gomme-résine qu'on nous apporte de Perse. C'est le suc concret d'une plante ombellifere, qui croît aux environs de la ville de Heraat, et sur quelques montagnes de la province de Laar, qui s'étendent depuis le fleuve Cuur, jusqu'à la ville de Congo.

Cette gomme-résine se tire principalement de la racine de la plante. Par le moyen des incisions qu'on fait à cette racine, il découle un suc laiteux qu'on fait durcir au soleil. Lassa-fœtida est composé de différens grumeaux, dont les uns ont une couleur roussâtre, plus ou moins foncée, quelquefois même tirant sur le violet; les autres sont blanchâtres; quelques morceaux paroissent rougeâtres L'assa-fœtida s'amollit dans les mains par la chalenr; son odeur est très-désagréable, forte, pénétante, et semblable à celle de l'ail; son goût est âcre et amer. L'assa-fœtida est regardé comme un anti-hystérique très-puissant; il est rangé aussi dans la classe des fondans et des résolutifs.

Bdellium, *le Bdellium*. C'est une gomme-résine qu'on nous apporte en morceaux ou en espèce de l'armes de différentes grosseurs. La couleur de ces morceaux est ordinairement d'un jaune doré un peu rouge, plus brillant à l'intérieur qu'aux déhors; quelques uns de ces morceaux sont d'une couleur brune et plus foncée; en général, le bdellium a assez l'apparence de la myrrhe, avec laquelle on le trouve souvent mêlé. Son goût est un peu amer, son odeur, lorsqu'on en met sur le feu, n'est pas désagréable; on doit le choisir en morceaux clairs, transparens, d'un gris jaunâtre en dessus, et le plus sec qu'il est possible. On ne connoît point encore l'arbre dont on le retire.

Le bdellium est regardé comme atténuant et tonique. Il est mis au nombre des anti-hystériques.

CAMPHORA et CAPHURA, *Camphre*. Le camphre est une espèce de corps résineux, ou huile essentielle figée qu'on retire d'un arbre qui nait au Japon, à la Chine, et dans quelques autres endroits des Indes orientales. Cet arbre, du genre des lauriers, est nommé *arbor camphorifera Japonica*.

Pour rteirer le camphre, on fait bouillir dans l'eau les branches et les racines du camphrier; on remue continuellement avec un bâton, et lorsqu'on s'apperçoit qu'il s'attache à ce bâton une espèce de gelée blanche, qui n'est autre chose que la matière camphrée, on le rétire du feu, et on le passe; on laisse la matière qui a passé en repos pendant une nuit, et le lendemain on trouve le camphre coagulé en une masse. Le camphre en cet état est ce qu'on nomme camphre brut. Il est d'une couleur roussâtre ou grisâtre, et mêlé d'ordures. On nous apporte rarement du camphre brut. Les Hollandois vont l'acheter au Japon et à la Chine, l'apportent dans leur pays, où ils le rafinent et le vendent ensuite à toute l'Europe. Les Hollandois font une espèce de sécret de la méthode

qu'ils

qu'ils emploient pour rafiner le camphre. On sait, en géneral, que c'est en le sublimant qu'ils parviennent à le purifier ; mais on prétend qu'ils se servent d'une manipulation particulière, qui paroit assez compliquée par les descriptions qu'on en a données. Le camphe rafiné, qui seul est en usage en médecine, est blanc, léger, transparent ; il paroît légèrement onctueux au toucher ; son odeur est aromatique, très forte et très-pénétrante ; sa saveur est amère et fort- âcre, quoique en même tems elle cause un sentiment de froid ; il se dissout tout entier et très-aisément dans l'esprit-de-vin. Il s'enflamme et brûle sans laisser de charbon ; il se dissout aussi dans les huiles, et se fond dans les acides minéraux.

Cette substance passe pour un diaphorétique des plus efficaces, et on la vante depuis long-tems comme un puissant remède dans les fièvres et les maladies malignes, pestilentielles, et épidémiques.

Cancamum, *Cancamum.* Le cancamum est une gomme très-rare, qui semble plutôt un assemblage de plusieurs espèces de gommes ou résines unies, ou agglutinées les unes contre les autres, qu'une seule gomme.

On dit que cette gomme découle d'un arbre de moyenne hauteur, dont les feuilles approchent de celles du mirthe ; il croît en Afrique, au Brésil, et dans l'île de Saint-Christophe.

Le cancamum est propre pour déterger et consolider les plaies, pour resoudre et fortifier.

CARANNA, *Gomme caragne*. C'est une substance résineuse apportée de la nouvelle Espagne, et d'autres contrées de l'Amérique. Elle est en petites masses qu'on roule dans des feuilles d'iris : on dit quelle transsude d'une espèce de palmier. La gomme caragne sert très-rarement en médecine, et il s'en trouve peu de vraie dans le commerce.

COLOPHONIA, *Colophone*, ou *Colophane*. Cette substance est une térébenthine cuite, dont il y a deux espèces: la première et la meilleure, est de la térébenthine fine, qu'on a fait bouillir ou cuire dans l'eau jusqu'à ce qu'elle soit devenue solide, blanche et cassante.

La seconde, appellée par les marchands arcançon ou bray sec, est une matière noire, seche, friable, reluisante, qui ressemble à la poix noire, laquelle se trouve dans les cornues après la distillation de l'huile de térébenthine.

La première colophone est fort apéritive, résolutive, détersive, consolidante.

La seconde est digestive, résolutive.

Cette espèce de poix se préparoit autrefois dans Colophon, ville de l'Ionie.

Copal, *Gomme Copal.* Cette substance est fournie par de grands arbres qui croissent dans la Nouvelle-Espagne. Elle s'apporte en masses irrégulières, les unes transparentes, d'une couleur jaune ou brune, les autres moins transparentes et blanchâtres. Elle n'a jamais été fort usitée.

Elle ramollit et résout.

Elemi, *Gomme Elemi.* Ce qu'on nomme gomme élemi est une résine qu'on nous apporte d'Ethyopie et des Indes occidentales en forme de gâteaux ronds, qui sont la plupart envellopés dans des feuilles d'iris ou des cannes de palmiers. La meilleure espèce est un peu molle et transparente, d'un jaune blanchâtre tirant un peu sur le verd; l'odeur en est forte et assez gracieuse: elle approche de celle du fenouil: sa saveur n'est pas désagréable, et n'a que peu d'amertume.

La gomme élemi qui vient de l'Amérique (et c'est la plus grande partie de celle qu'on trouve dans le commerce) se retire d'un arbre que Breyn nomme *arbor surinamia sive americana mirthi laureæ foliis elemi resinam fundens.*

Elle est propre pour amollir, pour digérer, pour atténuer, pour résoudre, pour déterger et pour consolider.

Euphorbium, *Euphorbe.* L'euphorbe est

une gomme - résine qu'on retire d'une plante qui croît dans l'Afrique et dans les Indes orientales. On la nomme *euphorbium antiquorum verum*.

Cette plante est remplie d'un suc laiteux et fort âcre, qu'on retire par incision. Ce suc se condense, et on nous l'apporte en larmes de couleur jaune, quelquefois fort éclatantes, dont la figure et la forme varient. L'euphorbe n'a point d'odeur, mais sa saveur est fort âcre et brûlante sur la langue; elle excite souvent des nausées.

L'euphorbe est un remède trés-dangereux à l'intérieur, malgré les corrections qu'on peut lui donner; on ne doit s'en servir qu'à l'extérieur; c'est un sternutatoire très-violent, qu'on ne doit employer qu'avec précaution. Il est mis au nombre des résolutifs âcres et actifs.

Galbanum. Le galbanum est une gomme-résine qui nous vient du Levant, par la voie de Marseille. Ce suc concret n'est point tiré, comme on le pensoit avant Tournefort, de la plante nommée *ferula galbanifera*. On croît qu'on retire le galbanum par incision, ou que ce suc découle de lui-même d'une autre plante ombellifère, nommée *oreoselinum africanum galbani ferum frutesceus anisi folio*. Cette plante croît en Syrie, en Arabie, et dans quelques endroits des Indes.

Le galbanum est tenace, onctueux, ductile, il s'amollit par la chaleur des mains, comme la cire, sa couleur est jaunâtre et rousse, quelques endroits sont bruns, d'autres blanchâtres ; son odeur est forte et fétide ; sa saveur est âcre, un peu amère et désagréable. On trouve deux sortes de galbanum dans le commerce : l'un est en larmes, l'autre en pains.

Cette gomme-résine est mise au nombre des remèdes anti spasmodiques, nervins, et anti hystériques. Il est apéritif et résolutif intérieurement ; extérieurement on l'emploie comme digestif, émollient et résolutif.

GUAJACI, GUMMI VEL RESINA, *Gomme* ou plutôt *Résine de gayac*. Cette substance découle de l'arbre par des incisions faites au tronc ; elle nous vient en masses irrégulières, friables, d'une couleur pâle extérieurement, roussâtre intérieurement, et quelquefois blanchâtres, ou tirant sur le verd. Sa saveur a de l'âcreté ; elle répand une odeur agréable, lorsqu'on la brûle. Cette substance est le plus actif des médicamens que fournit le gayac, et l'efficacité des autres parties dépend de la quantité qu'elles contiennent de celle-ci.

GUTTA GUMMI, *Gomme-gutte*. La gomme-gutte est un suc gommo-résineux, sec et solide ; sa couleur est d'un jaune un peu rouge. Quand on en met dans la bouche, elle paroît d'abord n'avoir que peu de saveur; mais bientôt cette saveur devient âcre et cause beaucoup de secheresse. On nous apporte la gomme-gutte des grandes Indes, principalement de Camboge, de la Chine et du royaume de Siam. On nous en apporte aussi de l'Amérique. Il paroît qu'on n'est pas encore bien certain si l'on tire la gomme par une incision faite à deux arbres qui s'élèvent assez haut, dont l'un est nommé *carca putli œost cordam pulli*; l'autre se nomme *kanna ghoraha*; quelques auteurs prétendent, au contraire, que c'est d'une espèce de tithymale qu'on retire ce suc.

La gomme-gutte est un émétique et un purgatif drastique, dont les effets sont souvent dangereux. Il paroit que les alkalis fixes rendent cette substance moins corrosive, et qu'elle agit alors avec moins d'irritation.

Hederae gummi, *Gomme de lierre*, ou *Resine*. Cette substance contient plus de parties résineuses que de parties gommeuses : elle est seche, compacte, couleur de rouille à l'extérieur, et rouge à l'intérieur : quand elle brûle elle exhâle une odeur foible d'encens; sa saveur est âcre et astringente. Ce médicament passe pour détersif, résolutif, fortifiant, topique.

La résine a été mise par les anciens au nombre des dépilatoires. On l'a ôtée de cette lasse où elle ne devoit pas être, et elle a été rangée dans celle des remèdes agglutinans, que l'on croit hâter la réunion des plaies et leur guérison.

Lacca, *Lacque*, *Gomme-lacque*. C'est une espèce de cire rouge, que des insectes dans les Indes orientales, ramassent et déposent sur des bâtons que l'on plante dans la terre à ce dessein. On nous l'apporte attachée aux bâtons, ou en petits grains transparens, ou en gâteaux plats à demi-transparens : la première s'appelle lacque en bâtons, la seconde lacque en grains, et la troisième lacque en coquille. Si l'on casse un morceau de la lacque en bâton, elle paroît composée de cellules régulières comme celles des abeilles et de petits corps renfermés dans ces cellules ; ces petits corps d'un rouge foncé sont les jeunes insectes, et c'est à eux que la lacque doit sa propriété de teindre en rouge ; car lorsqu'elle en est séparée, sa couleur est fort claire. Les deux autres espèces de lacques, où l'on ne trouve ni insectes ni cellules, ne sont, selon toute apparence, que des préparations artificielles de la première. On prétend que la lacque en grains est la lacque en bâtons broyée et privée de ses parties les plus solubles ; et que la lacque en coquille est la lacque en bâton fondue, et à qui on a donné la forme de gâteaux. La lacque en bâtons doit donc être regardée comme la vraie, naturelle et par conséquent mérite d'être employée par préférence pour les usages de la médecine.

On ne se sert en médecine que d'une teinture faite de la substance de la lacque avec de l'esprit-de-vin. On administre cette teinture intérieurement contre les fleurs blanches et les affections rhumatismales et scorbutiques. La gomme-lacque sert principalement dans quelques arts mécaniques, par exemple, pour faire la cire à cacheter ; en médecine, on la regarde comme tonique, et propre à raffermir les parties.

Labdanum, seu ladanum. On trouve deux espèces de labdanum : l'une est molle, gluante, en grandes masses, d'une couleur qui tire sur le noirâtre, d'une odeur et d'une saveur pénétrante ; si on en met sur le feu, il en sort une odeur assez agréable. Cette espèce est la plus estimée et la plus rare. L'autre est sous la forme de pains entortillés et se nomme par cette raison *labdanum in tortis*. Elle est seche, dure, d'une couleur noire, d'une odeur et d'une saveur plus foibles que la première. Elle est ordinairement mêlée d'un sable ferrugineux très-fin, dont il faut la purifier. On doit choisir le labdanum le moins chargé de ce sable noir et d'ordures qu'il est possible. Le labdanum est une résine qui contient cependant aussi quelques parties gommeuses. On nous l'apporte des îles de l'Archipel, et sur-tout de l'île de Candie. On retire cette substance d'un arbrisseau nommé *cistus ladanifera cretica*, *flore purpureo*. On n'emploie ordinairement le labdanum qu'extérieurement. Il est atténuant, tonique et résolutif.

MASTICHE, RESINA LENTISCINA, *Mastic*. Le mastic est une résine qu'on trouve sous la forme de grains ou de larmes plus ou moins petites, seches, fragiles, s'amollissant un peu sous les dents, lorsqu'on la mâche un pendant quelque tems, s'enflammant au feu. La couleur de cette résine est d'un jaune de citron très-pâle; son odeur est douce et légèrement aromatique: sa saveur est foible et balsamique, avec une légère astriction. Lorsqu'on la brûle, elle répand une odeur aromatique. On doit rejetter le mastic dont la couleur est foncée, livide, et qui est mêlée d'ordures.

Le mastic découle des incisions que l'on fait, au mois de septembre, à l'écorce des troncs d'un arbre qui croît dans l'île de Chio. Cet arbre se nomme *lentiscus*, *lentiscus vulgaris*.

Le mastic est tonique, consolidant, légèrement astringent: il est propre à raffermir les gencives, il rend l'haleine plus douce.

MYRRHA, *Myrrhe*. La myrrhe est une gomme-résine, qu'on nous apporte d'Ethiopie. On dit qu'il s'en trouve aussi en Egypte et en Arabie. On ne connoît point encore l'arbre ou la plante d'où découle ce suc. On trouve la myrrhe en morceaux de différentes grosseurs : ces morceaux ou larmes sont quelquefois transparens et assez brillans, d'autres sont plus obscurs et plus ternes ; leur couleur varie aussi. On trouve de ces larmes d'un jaune pâle, d'autres sont rousses, et quelques unes d'une couleur ferrugineuse. En rompant les larmes de myrrhe, on y trouve de petites marques blanches semblables à des coups d'ongle. L'odeur de cette gomme-résine est aromatique, mais fade et peu agréable : sa saveur a de l'amertume, et une âcreté désagréable, qui excite quelques nausées.

La myrrhe tient un des premiers rangs parmi les discussifs, les appéritifs et les résolutifs fortifians. Elle est détersive et antiputride : on l'emploie à l'intérieur et à l'extérieur en cette dernière qualité, et comme fondante et résolutive.

Olibanum, *Oliban*, *Encens mâle*. L'oliban est une résine, qui contient cependant quelques parties gommeuses, mais en petite quantité. On le trouve en larmes assez grosses, arrondies, formées de deux gouttes réunies ensemble, et quelquefois de plusiéurs. Elles sont seches, fragiles, d'une couleur jaune, légèrement blanchâtres intérieurement. L'odeur de l'obilan est résineuse, assez douce ; elle devient forte et pénétrante lorsqu'on le brûle ; sa saveur est balsamique, et a un peu d'amertume, avec une tres-légère âcreté. On le distingue en encens mâle et encens commun. Ce dernier est la même substance que la première, mais plus impure, et on doit préférer pour l'usage de la médecine l'oliban en belles larmes, seches, dorées et transparentes. On nous apporte l'oliban du Levant; on croit qu'on en recueille principalement en Arabie et en Ethiopie, mais on ignore quel est l'arbre qui fournit cette substance.

On recommande l'oliban comme légèrement discussif, et propre à adoucir les âcres: on l'emploie en fumigation dans quelques maladies, tels que les rhumes, les cathares, etc.

Opopanax, *Opopanax*. L'opopanax est une gomme-résine, en larmes de différentes grosseurs, d'une consistance un peu grasse, quoique friable. Il est roussâtre extérieurement, et blanchâtre dans l'intérieur. Son odeur est forte et désagréable; sa saveur est amère, âcre et excite des nausées. En vieillissant il devient d'un rouge assez foncé: et perd beaucoup de son odeur.

L'opopanax paroît contenir une beaucoup plus grande quantité de gomme que de résine. Il ressemble assez au galbanum pour les vertus.

Pix, *Poix*. On donne le nom de poix a

des substances résineuses qu'on tire d'un arbre connu sous le nom de pin, et dont il y a plusieurs espèces. Une des plus communes est le *pinus sylvestris vulgaris genevensis*. Les différences des poix sont dues à la préparation qu'on donne à ces sucs résineux. En général, les poix sont digestifs, résolutifs et maturatifs.

PIX ARIDA, *Poix seche, Bray sec.* On a coutume dans les pays dans lesquels croissent les pins, telles que les ci-devant Provence et Guyenne, la Norvege et autres pays du Nord, de faire des incisions aux troncs de ces arbres. Ces incisions pénetrent jusqu'à l'aubier, et il en sort une substance résineuse ou espèce de térébenthine connue sous le nom de galipot. Le galipot est asssz fluide et blanchâtre : on le distile, et on en retire une huile semblable à celle de la térébenthine. Le résidu de cette distilation est sec, résineux, friable, et d'une couleur plus ou moins foncée : c'est ce qu'on nomme poix seche.

PINEA RESINA, *Poix résine.* Elle diffère peu du galipot fondu et cuit jusqu'à une certaine consistance. Elle est seche et d'une couleur jaunâtre.

PIX BURGUNDINA, *Poix de Bourgogne.* La poix de Bourgogne est une substance résineuse blanchâtre et moins solide que les autres. Elle se fait ordinairement en mêlant au galipot fondu de l'huile de térébenthine commune.

Pix liquida, *Poix liquide, goudron.* Le goudron est une substance noire et assez liquide qu'on retire en mettant dans un fourneau des morceaux de bois de pin. On met le feu à ce bois, et son action fait sortir la résine qui y est contenue. Elle est noire, coulante, et a une odeur empyreumatique que le feu lui a fait contracter. C'est principalement des pins rouges que l'on retire une plus grande quantité de goudron.

On a vanté pendant long-tems le goudron comme très-bon dans les maladies d'obstruction, et propre à rectifier les mauvaises digestions : malgré les éloges qu'on a données à l'eau de goudron, on est convenu que cette boisson désagréable soulageoit rarement, et incommodoit souvent. On a regardé aussi le goudron comme un très-grand antiputride.

Lorsqu'on laisse reposer la poix liquide, on trouve sur sa superficie une liqueur huileuse et noire, nommée huile de poix, et par quelques autres auteurs huile decade. On l'emploie quelquefois à l'extérieur comme résolutive.

Pix navalis, *Poix navale.* On la confond souvent avec le goudron dont je viens de parler. Mais la vraie poix navale est un composé de poix-résine, de suif et de goudron fondus ensemble.

Pix nigra, *Poix noire seche*. Cette poix est seche, solide, cassante, d'un noir brillant, d'une odeur empyreumatique et désagréable. On la fait ordinairement avec du galipot qu'on fait fondre, et dans lequel on mêle du goudron pendant qu'il est encore chaud. On la fait aussi en mêlant du noir de fumée à la poix de Bourgogne, ou plus ordinairement en faisant brûler les pailles qui ont servi à filtrer la résine de pin et les feuilles qui en sont imbues. On doit la choisir seche, et de l'odeur la moins désagréable qu'il est possible.

Sagapenum, *Sagapenum* ou *Gomme Séraphique*. Le sagapenum est une gomme-résine qu'on nous apporte de Perse et de quelques autres endroits du Levant.

On la trouve en larmes et en grosses masses d'une couleur roussâtre extérieurement, blanchâtre et terne à l'intérieur. Son odeur est forte et fétide; et lorsqu'on en jette sur des charbons ardens, cette odeur approche de celle de l'ail. Sa saveur est âcre, amère et désagréable. On doit le choisir le plus clair et le plus transparent qu'il est possible. Il doit plier sous les doigts lorsqu'on le manie, et son odeur doit être pénétrante. On en trouve en morceaux gras, d'une couleur obscure, mêlées de matières hétérogènes. Ce dernier a besoin d'être purifié par le vinaigre. On doit choisir le premier pour l'usage intérieur. On ne connoît point la plante d'où découle cette gomme-résine.

On employe le sagapenum à l'intérieur comme tonique, appéritif, anti-hystérique, emménagogue et fondant. Extérieurement, il est atténuant, maturatif et résolutif.

Sandaracha, *Sandaraque, Gomme ou plutôt Résine de genevrier, Vernix.* La sandaraque est une résine qu'on trouve en morceaux ou en larmes de différentes formes, tantôt allongées et quelquefois rondes, un peu repliées sur elles mêmes. La couleur de cette résine est d'un jaune pâle ou citrin; son odeur est balsamique, et sa saveur a de l'âcreté. On retire cette résine du genevrier qui croît dans les pays chauds, surtout en Afrique. Il paroît que c'est le même arbre qui croît dans nos bois, et que la différence ne vient que du climat. La sandaraque nous arrive par Marseille.

Cette résine est tonique, résolutive et anti-putride à l'extérieur. On en fait peu d'usage intérieurement.

Sanguis draconis, *Sang-de-dragon.* Le sang-de-dragon est une résine seche, inflammable, d'une couleur rouge foncé et presque brun à l'extérieur, d'un rouge de sang intérieurement, et lorsqu'il est pilé. Il n'a ni odeur ni saveur sensible. Lorsqu'on le brûle, il répand une odeur légèrement balsamique. On le retire d'un arbre qui croît dans les îles Canaries, et dans la Jamaïque. Cet arbre s'élève assez haut : on le connoît sous le nom de *draco arbor*.

On retire aussi cette résine de quelques autres espèces d'arbres qui croissent dans les Indes orientales. On doit choisir le sang-de-dragon pur, et prendre garde qu'il ne soit altéré ou avec le bol d'Armenie, ou avec des briques. La fraude est assez aisée à appercevoir, parce qu'une masse donnée de cette résine, doit se dissoudre entièrement dans l'esprit-de-vin, au lieu que le bol ou les briques se précipitent.

Le sang-de-dragon est astringent : on l'emploie en cette qualité à l'intérieur comme à l'extérieur.

Sarcocolla, *Sarcocolle*. La sarcocolle est une gomme mêlée de quelques parties résineuses qu'on nous apporte de Perse et d'Arabie. On trouve la sarcocolle en larmes ou en petites masses friables, et qui s'égrainent aisément. Sa couleur est d'un blanc jaunâtre ou rougeâtre. Quelques unes de ces parties sont d'un blanc éclatant. Elle a peu ou même point d'odeur. Sa saveur est douce, fade, et mêlée d'une amertume et d'une âcreté désagréable.

désagréable. On trouve de la sarcocolle en masses brunes, et remplies de saletés. On doit rejetter cette dernière. On n'emploie la sarcocolle qu'à l'extérieur. Elle est détersive, consolidante et cicatrisante.

STORAX OU STYRAX, CALAMITA, *Styrax calamite ou en larmes*. Le storax calamite (1) est un suc résineux qu'on tire par incision d'un arbre qui croît en Syrie, en Perse, et dans quelques départemens méridionaux de France; mais ces derniers donnent très-peu de résine. Cet arbre a quelque ressemblance avec le coignassier, et est nommé *styrax folio mali cotonei*. On recueille les larmes qui d'écoulent les premières, et on les fait secher promptement. Ce sont ces larmes qu'on nomme proprement storax calamite. Elles sont assez solides; elles s'amollissent sous les dents et dans les mains; elles sont d'une couleur roussâtre, parsémées de taches blanchâtres; leur odeur est pénétrante, balsamique, agréable, et tient de celle du baume du Pérou, et un peu de celle du Benjoin; leur saveur est balsamique, un peu âcre, sans être désagréable. On trouve aussi le storax en masses; on le nomme storax commun, ou en masses, *styrax vulgaris*,

(1) On lui a donné le nom de calamite, parce qu'on l'apportoit autrefois renfermé dans des roseaux qu'on nommoit quelquefois *calami*.

seu in glebas compactus. C'est le suc du même arbre qui a coulé par des incisions plus grandes, et qui ne s'est épaissi qu'après un tems considérable. Ces masses sont moins solides que les larmes; elles sont un peu gluantes et mielleuses : leur couleur est rougeâtre, même un peu brune.

Le storax calamite est tonique, nervin, propre à fortifier les parties. Il est incisif et propre à résoudre. On l'emploie intérieurement et extérieurement.

TACAMAHACA, *gomme Tacamaque.* On trouve quelquefois deux sortes de tacamaque : la meilleure est en coques, parce qu'on la trouve renfermée dans des portions de courges. Cette espèce est la plus estimée. Celle qu'on rencontre ordinairement est une substance résineuse, friable, divisée en morceaux de différentes grosseurs, d'une couleur jaunâtre, et quelquefois roussâtre, assez brillante intérieurement, et demi transparente; son odeur est pénétrante et agréable, sur-tout lorsqu'on la brûle. Sa saveur est résineuse et a un peu d'âcreté. L'arbre dont découle cette résine, soit naturellement, soit par incision, croît dans la nouvelle-Espagne et dans quelques endroits des Indes orientales, telles que l'île de Madagascar. Cet arbre ressemble beaucoup au peuplier: on le nomme *arbor populo similis resinosa altera.* On en fait peu d'usage intérieurement;

extérieurement elle appaise les douleurs, elle est résolutive et tonique. Les Indiens s'en servent en topique pour mûrir les tumeurs et calmer les douleurs dans les membres.

TRAGACANTHA, *Gomme adragant.* Cette gomme se retire d'un arbrisseau épineux nommé tragacantha. Il croît dans les contrées méridionales de l'Europe, et spécialement dans l'île de Candie.

On trouve la gomme adragant sous la forme de filets, plus ou moins épais, repliés sur eux-mêmes en forme de petits vers. La couleur de cette gomme est plus ou moins blanchâtre. Elle est seche, sans odeur, et n'a qu'une saveur douceâtre et fade, comme les autres sucs gommeux. Il faut la choisir nette, blanche et transparente, et rejetter celle qui est noire et remplie d'ordures. On nous l'apporte de l'Asie et du Levant.

Cette gomme se dissout dans l'eau. Le mucilage que fournit la gomme adragant, est plus épais et plus visqueux que celui des autres gommes, et par cette raison, on le choisit presque toujours pour les préparations que l'on nomme trochisques ou tablettes. Cette gomme, en général, est adoucissante, émolliente, propre à diminuer l'âcreté des liqueurs qui irritent souvent le larinx et le commencement de la trachée artère dans les rhumes.

CHAPITRE VI.

Des Résines liquides et des Baumes naturels.

BALSAMUM CANADENSE, *Baume blanc du Canada.* On recueille ce baume sur une espèce de sapin nommé petit épicia de Virginie, où sapinette de Canada, *abies minor pectinatis foliis, virginiana conis parvis subrotundis.*

Ce baume est une espèce de térébenthine assez fluide, claire, d'une couleur blanchâtre, dont l'odeur et la saveur sont beaucoup plus douces que celles de la térébenthine ordinaire.

On le donne avec succès dans les maladies de poitrine et dans tous les cas où les balsamiques conviennent.

BALSAMUM COPAIBA, *Baume de Copahu.* Le baume de copahu se tire par l'incision qu'on fait à l'écorce d'un arbre assez élevé qui vient dans l'Amérique méridionale, et principalement au Brésil. On en trouve aussi dans les Antilles. Cet arbre se nomme *arbor balsamifera brasiliensis, fructu monospermo.*

Le baume de copahu est une résine liquide dont la couleur est d'un jaune pâle; son odeur aromatique est assez agréable, et sa saveur est un peu amère. On trouve encore une autre espèce de baume de copahu d'une consistance plus épaisse que la précédente, et semblable à celle du miel; sont goût est aussi plus amer et assez désagréable. Cette dernière espèce doit être rejettée.

On emploie ce baume assez fréquemment dans les ulcères du poumon, dans ceux des reins et de la vessie, et dans les fins de gonorrhées.

Balsamum indicum, vel Peruvianum album, *Baume blanc du Pérou.* Ce baume est d'une consistance moins épaisse que le noir; sa couleur est d'un blanc jaunâtre; son odeur est assez agréable, tenant un peu de celle du benjoin et du styrax. Ce baume est apporté de l'Amérique méridionale, et principalement du Pérou. Il se tire par incision d'un arbre qui croît dans l'Amérique méridionale; c'est en faisant bouillir dans l'eau les branches, l'écorce et le tronc du même arbre coupé en morceaux que les Indiens retirent le baume noir, que l'on nomme

Balsamum indicum, vel Peruvianum nigrum. Cette espèce est d'une consistance qui approche de celle de la térébenthine: sa couleur est d'un rouge tirant beaucoup sur le noir; son odeur est aromatique, et assez agréable : sa saveur est âcre, et un peu amère.

Le baume noir du Pérou est fort employé. Le blanc se trouve plus rarement. Ce baume est nervin, anti-spasmodique, consolidant.

On trouve encore dans le commerce une troisième espèce de baume de Pérou, qu'on nomme

Balsamum indicum, vel Peruvianum siccum, *Baume du Pérou sec.* Ce baume est d'une couleur jaune doré, assez brillante; mais il est assez difficile de la distinguer du baume de tolu, dont nous allons parler, et il y a apparence que c'est la même chose, ou du moins que ces deux baumes ont beaucoup d'analogie ensemble, et qu'on peut les confondre.

Balsamum orientale verum, Judaicum, ex Mecha Syriacum, Opobalsamum, *Baume de la Mecque, Baume de Judée, d'Egypte, de Constantinople, ou Baume vrai.* Ce baume précieux découle et se tire d'un arbrisseau nommé *balsamum syriacum, rutæ folio.*

Cet arbrisseau croît dans l'Arabie heureuse, et sur-tout à la Mecque, qui y est située. C'est des incisions faites à l'écorce du baumier que sort le baume le plus précieux et le plus estimé; mais cette espèce fort rare est destinée ordinairement pour le Grand-

Seigneur. La seconde espèce de baume de la Mecque se recueille en faisant bouillir dans l'eau les feuilles et les branches du baumier.

Le baume de la Mecque est une résine fluide, dont la couleur est blanchâtre, l'odeur très-aromatique, semblable, en quelque sorte à celle de l'ecorce de citron; sa saveur est âcre et pénétrante, mais son âcreté n'est point désagréable, et ce baume laisse dans la bouche un goût aromatique qui dure très-long-tems.

L'usage de ce baume est très-étendu. Les parties subtiles et pénétrantes dont il est composé, le rend propre à se porter dans les plus petits vaisseaux, à augmenter légèrement leurs oscillations, à les consolider et les refermer lorsqu'ils sont ouverts. On l'emploie souvent aussi à l'extérieur pour guérir les plaies, pour faire renaître les chairs et pour différens usages dont le détail me méneroit trop loin. Son usage exige les précautions que demandent les remèdes de ce genre; c'est-à-dire, qu'on doit toujours se souvenir que c'est en irritant et en échauffant un peu qu'ils agissent. Le baume de la Mecque est un des plus estimés, et on ne sauroit s'empêcher de convenir qu'il paroît possèder dans un degré éminent toutes les qualités propres aux substances balsamiques.

Balsamum tolutanum, *Baume de Tolu*;

on le nomme aussi *Baume de Carthagène*, *Baume d'Amérique*.

Le baume de tolu est un suc résineux, solide, sec et un peu friable; sa couleur est d'un jaune doré, tirant quelquefois un peu sur le rouge; son odeur approche beaucoup de celle du benjoin, et est assez agréable; son goût est fort doux, sans être âcre ni amer, comme celui des autres baumes, dont la saveur excite quelquefois des nausées. On trouve souvent ce baume d'une consistance moins seche et moins friable, et tenant le milieu entre l'état de solidité, et celui de fluidité.

On nous l'apporte dans des calebasses; il vient de l'Amérique méridionale, dans les environs de Carthagène; on le tire par incision de l'écorce d'un arbre qui ressemble un peu aux bas pins.

Le baume de tolu est beaucoup moins âcre et moins irritant que le baume du Pérou ordinaire; on le donne avec succès dans les maladies de poitrine, et dans tous les cas où les balsamiques conviennent.

Styrax liquida, *Styrax liquide*. Le styrax liquide a la consistance d'un baume épais. Il est tenace et visqueux; sa couleur est d'un brun rougeâtre; son odeur est forte et pénétrante, peu agréable, quoiqu'elle approche un peu de celle du storax solide; sa saveur est âcre, aromatique et huileuse. On trouve quelquefois le styrax liquide d'une consistance encore plus épaisse, d'une couleur opaque, d'un brun-grisâtre. Ce dernier a besoin d'être purifié. On nous apporte le styrax liquide du Levant; mais on ne connoît pas bien la nature de cette substance. La plus grande partie des auteurs, pensent que cette espèce de baume est factice, et que c'est un mélange de galipot, d'huile et de borax calamite. Cependant un apothicaire de Londres prétend dans un mémoire inséré dans les transactions philosophiques, et cité par Geoffroy, que le styrax liquide est le suc d'un arbre qui croît dans une île de la mer rouge. Cet arbre se nome *rosa mallos*. On pile son écorce et on la fait boullir dans de l'eau de mer jusqu'à la consistance de glu. On ramasse la substance résineuse qui surnage, on la passe et on la renferme dans des tonneaux. On fait rarement usage du styrax liquide à l'intérieur; extérieurement cette substance est tonique et anti-putride.

TEREBINTHINA, *Térébenthine*. La térébenthine est un baume naturel, ou suc résineux, plus ou moins fluide, qui découle de plusieurs arbres, tels que les sapins, les mélèzes, etc. On en trouve de plusieurs sortes.

TEREBINTHINA CHIA; VEL CYPRIA, *Térébenthine de Chio, ou de Chypre*. Cette es-

est d'une consistance plus ferme que les autres térébenthines. Elle est un peu gluante et flexible, quelquefois elle est friable, souvent elle s'attache aux doigts. Elle est d'un jaune tirant un peu sur le verdâtre, transparente, d'une odeur balsamique et forte ; d'une saveur âcre et amère. Cette résine se tire de l'arbre nommé *terebinthus vulgare*, qui croît dans l'île de Chypre, et dans la partie orientale de l'île de Chio, aux environs de la ville du même nom.

TEREBINTHINA ARGENTORATENSIS, SEU ABIETINA, *Térébenthine de Strasbourg* ou *de sapins*. C'est un suc résineux assez fluide auquel on a donné ce sur-nom, parce qu'on nous l'apporte ordinairement de cette ville. On le tire des sapins qui croissent en abondance dans le nord de l'Allemagne, et dans plusieurs autres contrées, telles que la Suisse, les Alpes, etc. L'espèce de sapin qui le fournit le plus communément est celle qu'on nomme *abies taxifolio, fructu sorsum spectante*.

Cette espèce de térébenthine est fluide, mais elle s'épaissit un peu par la suite. Elle est transparente, d'un jaune très-clair et blanchâtre, d'une odeur et d'une saveur qui approchent de celles de la térébenthine de Chio.

TEREBINTHINA VENETA, *Térébenthine de Vénise*. On a donné pendant quelque tems le nom de térébenthine de Vénise à la térébenthine de l'île de Chio, parce que les Vénitiens qui, pendant long-tems, ont fait seuls le commerce du Levant, alloient chercher cette dernière espèce de térébenthine, qu'ils distribuoient ensuite dans toute l'Europe. Mais il y a déjà long-tems que la dénomination de térébenthine de Vénise ne se donne, quoiqu'assez improprement, qu'à la térébenthine qu'on tire de l'arbre connu sous le nom de mélèze. Cet arbre croît dans les Alpes, dans les montagnes du ci-devant Dauphiné, dans les Apennins, et dans plusieurs autres endroits.

Cette espèce est fluide, limpide, gluante et tenace, de la consistance à peu-près du miel, mais un peu plus coulante; sa couleur est d'un blanc un peu jaunâtre; son odeur est forte, résineuse, tenant un peu de celle du citron, quoiqu'en même tems peu agréable; sa saveur est balsamique, âcre et amère. On doit la choisir récente, fluide, la plus transparente et la plus blanche qu'il est possible. Il faut prendre garde qu'elle ne soit point mêlée d'ordures.

Ces trois espèces de térébenthines diffèrent peu entre-elles, quoiqu'on estime ordinairement davantage celle qui vient de Chio.

La térébenthine a des vertus analogues aux autres baumes naturels dont j'ai déjà parlé. On en fait fréquemment usage à l'intérieur, et sur-tout extérieurement. Prise intérieurement elle est vulnéraire, diurétique, propre à déterger et à consolider les ulcères internes, à redonner du ton aux parties. On en fait usage dans les maladies de la vessie et des conduits urinaires. Extérieurement elle est digestive, maturative, vulnéraire.

Chapitre VII.

Des Sucs épaissis et concrets.

Acaciae aegiptiacae succus, *Suc d'Acacia.* C'est le suc épaissi du fruit d'un arbre qui croît en Egypte et en Arabie. On le nomme *acacia vera.* Cet arbre fournit aussi la gomme arabique, comme je l'ai dit article *gomme arabique.*

On prend les gousses des fruits de l'acacia, lorsqu'elles ne sont pas encore mûres, et on les arose d'eau; on les broie, on en exprime le suc, et on le fait épaissir jusqu'à consistance d'extrait solide; on en forme alors des boules de cinq ou six onces, et on les enveloppe dans des vessies minces. C'est ainsi qu'on nous l'envoie d'Egypte. Ce suc doit être d'un rouge assez beau, d'une substance assez solide, et en même tems aisée à rompre; il doit s'ammolir dans la bouche; son goût est austère, astringent, cependant assez agréable. Il est dissoluble dans l'eau. Si on le rompt avec un marteau, l'intérieur ou le morceau cassé doit être net et luisant.

On trouve encore dans le commerce un autre acacia, sur-nommé

ACACIA NOSTRAS et GERMANICA, *Acacia d'Allemagne*. Ce suc est tiré des fruits mûrs d'un arbre nommé prunelier ou prunier sauvage. Il diffère cependant du vrai acacia par son goût qui est plus acide, et par sa couleur qui est presque noire et assez semblable au suc de reglisse.

Le suc du véritable acacia, ou de l'acacia d'Egypte est astringent.

ALOE et SUCCUS, *Aloès*.

ALOE SOCCOTRINA, *Aloès soccotrin*.

ALOE HEPATICA, *Aloès hèpatique*.

ALOE CABALLINA, *Aloès caballin*.

Telles sont les trois espèces d'aloès; mais on ne fait usage en médecine que des deux premières, la troisième étant destinée pour les chevaux.

L'aloès est un suc épaissi, tiré d'une plante qui porte le même nom. Pour retirer se suc, on coupe et on incise les racines et les feuilles qui sont près de ces dernières; on en exprime le suc, et après l'avoir séparé des parties grossières qu'il contenoit on l'expose au soleil, ou on le met sur un feu doux pour l'épaissir et le durcir. L'aloès est composé d'une partie gommeuse et d'une partie résineuse ; sa saveur est fort amère, et d'une amertume assez désagréable ; sa couleur est d'un jaune rouge, plus ou moins tirant sur le brun, suivant l'espèce dont il est.

L'aloès soccotrin, ainsi nommé parce qu'il vient de l'île de Soccotora, ou Soccotera, située entre l'Arabie heureuse et l'Afrique, est ordinairement très-pur, friable léger d'une couleur jaune, ou d'un pourpre roussâtre, approchant un peu de la couleur d'un beau verd d'antimoine : mis en poudre, il paroît d'un beau jaune doré ; échauffé dans les mains il devient flexible ; son goût est fort amer, son odeur est légèrement aromatique ; quelques morceaux ont beaucoup de transparence et de brillant, ce qui l'a fait nommer, aloès lucide. L'aloès nommé hépatique, quoique moins beau, est cependant d'un assez grand usage, et on le substitue au premier. L'aloès hépatique nous vient quelquefois de Camboge et de Bengale, mais plus ordinairement des provinces de l'Amérique, telles que le Mexique, le Bresil, la Nouvelle-Espagne, les îles Barbades. On tire l'aloès hépatique des feuilles et de la racine d'une plante nommée *aloœ vulgaris*. L'aloès hépatique est d'une couleur qui approche du foye des animaux. Cette couleur est plus foncée et moins brillante que celle de l'aloès soccotrin ; son odeur est aussi plus désagréable, et sa saveur plus amère. Il faut rejetter celui qui est d'une couleur tannée, et d'une odeur fétide. L'aloès est un des médicamens les plus employés et les plus utiles : il est purgatif, et en même tems capable de raffermir le ton des viscères du bas ventre. C'est un anti-putride chaud et aromatique, il est anti-vermineux, il provoque les secrétions, sur-tout les sanguines ; à l'extérieur il peut empêcher ou retarder la pourriture, la gangrène et la carie.

HYPOCISTIDIS, *Hypociste.* Herbe parasite qui croît sur les racines de plusieurs espèces de cistes dans les contrées méridionales de l'Europe.

Le suc épaissi de l'hypociste est astringent et ressemble au suc d'acacia, mais il a plus d'action : à présent on ne l'emploie que dans quelques-unes des anciennes compositions.

LIQUIRITIAE SUCCUS, *Jus, ou Suc de Reglisse.* C'est une espèce d'extrait que l'on prépare en Espagne avec la racine de reglisse, qu'on fait bouillir dans l'eau, qu'on exprime et qu'on réduit en consistance solide. Ce suc est sec, brillant lorsqu'on le brise, d'une couleur noire ; sa saveur est douce, mais mêlée d'un peu d'âcreté ; il se fond aisément dans la bouche. On l'apporte en masses de quatre, six ou huit onces. Il est enveloppé dans des feuilles de laurier. Ce suc a les mêmes vertus que la reglisse. On l'emploie dans les maladies de poitrine.

MANNA, ROS CALABRINUS, *Manne de Calabre.* La manne est un suc concret dont la forme varie, un peu onctueux, d'un blanc roussâtre. Son odeur tient un peu du miel, mais elle a quelque chose de désagréable; sa saveur est sucrée, et laisse une légère âcreté; lorsqu'elle est fondue dans l'eau, sa saveur a un goût douceâtre, fade et qui excite des nausées. La manne découle d'elle-même, et plus ordinairement par les incisions qu'on fait pendant les grandes chaleurs de l'été au tronc et aux branches de deux espèces de frênes qui croissent en Calabre, et dans quelques endroits d'Italie. L'un de ces arbres, qui a la feuille ronde, est nommé *fraxinus rotondiore folio.* L'autre s'élève très-peu, et a les feuilles très-petites: on le nomme *fraxinus humilior sive attera Theophrasti, minore et teniore folio.*

On trouve dans le commerce différentes espèces de manne. La plus estimée est celle qu'on nomme manne en larmes, ou en grains. Une autre espèce est la manne en sorte, qui est en grumeaux irréguliers un peu gras, d'un roux assez foncé. On doit la choisir la plus nette d'ordures qu'il est possible. Enfin, il y a une autre sorte de manne, presque

syropeuse,

syropeuse, onctueuse, d'un roux tirant sur le noir, mêlée de paille et d'ordures. Cette dernière, qui doit porter réellement le nom de manne grasse, ou grossière, ne peut jamais servir à l'intérieur.

La manne est un purgatif doux qui convient à presque toutes les constitutions, et dont on ne voit que de très-bons effets.

Mel, *Miel*. Dans le même tems que les abeilles se portent sur les fleurs, pour tirer des sommets des étamines la matière propre à construire leurs alvéoles, elles recueillent, par le moyen de leurs trompes, une substance bien plus précieuse. Cette liqueur, connue sous le nom de miel, est renfermée dans la partie de la couronne de la fleur nommée *nectarium* par Linneus. Les abeilles vont ensuite se décharger, dans les alvéoles de leurs rûches, du miel que contenoit leur estomac. Lorsqu'on veut retirer le miel on prend les gâteaux ou rayons de la rûche; on les rompt et on les met sur des nattes d'osier sous lesquelles il y a des vaisseaux pour recevoir le miel qui en découle, et qui acquiert bientôt de la consistance. Le premier miel est le plus pur; on l'appelle miel vierge; les autres sont mêlés de cire et d'autres impuretés : mais le dernier est le moins bon. Le meilleur miel est épais, blanchâtre : il a une odeur agréable et un goût légèrement aromatique. Cependant sa couleur et son odeur diffèrent selon les fleurs dont les abeilles le retirent. Celui du ci-devant Languedoc, où il y a beaucoup de romarin, a très-sensiblement le goût de cette plante. Le miel que nous retirons du Gatinois est le plus ordinaire ; il est, pour la bonté, immédiatement après le miel de Narbonne. On doit le choisir d'une consistance qui ne soit point trop liquide ; il doit être épais et grénu ; le plus blanc est toujours le meilleur.

Le miel, considéré comme médicament, est un très-bon remède détersif, apéritif, et un puissant dissolvant des humeurs épaisses et visqueuses : il facilite l'expectoration de la pituite épaissie.

Opium thebaicum, meconium, *Opium*. L'opium se retire par incision ou par expression des têtes du pavot. On nous l'apporte en gâteaux ordinairement arrondis et aplatis, d'une substance compacte, pliante et s'amollissant un peu sous les doigs. Sa couleur est d'un rouge brun tirant sur le noir ; son odeur est fétide, porte à la tête, cause l'assoupissement et excite des nausées ; sa saveur est âcre, amère et chaude : on le trouve enveloppé dans des feuilles qui paroissent être des feuilles de pavot. On doit rejetter celui qui est trop sec, qui semble brûlé, ou qui est mêlé de terre et d'ordures. On n'est pas encore bien certain si tout l'opium qu'on nous envoie se tire par incision de ces mêmes têtes, des feuilles et des tiges de cette plante. C'est cet extrait auquel les anciens avoient donné le nom de *meconium*. Mais il paroît, d'après le témoignage de Kempfer, et de Belon, que c'est principalement par l'incision du pavot blanc que l'on retire l'opium.

L'opium est d'un usage très-étendu en médecine : mais ce remède demande beaucoup de prudence dans son administration. L'opium et ses différentes préparations procurent le sommeil, calment les douleurs, favorisent souvent une transpiration utile dans plusieurs maladies, arrêtent et modèrent les évacuations trop abondantes ; mais on sait en même tems que le calme procuré par l'opium, n'est ordinairement que momentané ; que ce calme est souvent trompeur ; que l'opium, en supprimant la plupart des évacuations, diminue quelques accidens de la maladie, mais en augmente souvent la cause.

SACCHARUM, *Sucre*. Le sucre est un sel essentiel d'une nature particulière qu'on retire du suc d'une espèce de roseau, qu'on cultive principalement dans les climats chauds du nouveau-monde et dans les Indes orientales. On le connoît sous le nom de canne de sucre, *arundo saccharifera*.

Après que l'on a exprimé le suc de la tige de la canne à sucre, on le clarifie en y ajoutant de l'eau de chaux, et on le fait bouillir jusqu'à une certaine consistance ; pour lors on ôte le mélange de dessus le feu ; aussitôt le sucre paroît sous la forme concrete, et laisse après lui une matière grossière et onctueuse, qu'on appelle mélasse. Comme le sucre, dans cet état, est brun, et contient encore beaucoup de matière étrangère, on le purifie en le mettant dans des moûles coniques renversés, sur la base desquels on verse de la terre argilleuse, détrempée dans de l'eau, et fortement humectée. L'eau se filtre doucement au travers du sucre, et emporte avec elle une quantité considérable de la matière grossière et onctueuse. En Europe les raffineurs font fondre ce sucre dans l'eau ; puis ils le clarifient avec des blancs d'œufs et l'écument. Après l'avoir laissé évaporer pendant un certain tems, ils le versent dans des moûles ; aussi-tôt qu'il a pris la forme solide, et que l'eau s'est écoulée, on étend sur la surface une terre argilleuse, délayée dans de l'eau comme auparavant. En répétant ce procédé, on a le sucre doublement raffiné.

On distingue plusieurs qualités dans le sucre, dont voici les noms :

Sucre brut ou *Moscovade*. On emploie ce sucre dans les lavements ; il est purgatif.

Sucre rouge ou *de Chypre*, nommé aussi *Sucre de St.-Thomas*.

Cassonade, ou *Castonade*, *Sucre raffiné ordinaire*, *Sucre en pain.*

Sucre candi. Pour obtenir ce sucre, on fait bouillir une dissolution de sucre jusqu'à une certaine épaisseur, et en la tenant dans un endroit chaud, et dans un vase où l'on met en travers de petites baguettes, afin que le sucre s'y fige. Il s'y forme des crystaux bruns ou blancs, selon que le sucre a été plus ou moins purifié.

On connoît assez l'usage du sucre comme substance propre à rendre les alimens plus doux, et à leur donner une saveur agréable. Le sucre le moins pur contient une matière onctueuse ou huileuse, qui le rend émollient et relâchant. Le sucre candi ne se fond qu'avec peine ; c'est pourquoi il convient davantage quand on a besoin d'une substance douce, lubrifiante, qui ne fond que lentement.

Scammonium, *Scammonée*. La Scammonée est un suc résineux un peu gommeux, sec et friable, d'une couleur légèrement cendrée, et un peu jaunâtre extérieurement, d'un gris noirâtre à l'intérieur. Son odeur est désagréable, fétide, et excite des nausées, ainsi que sa saveur qui est âcre. Il y a deux espèces de scammonée : l'une nous vient d'Alep, et c'est la plus estimée ; elle est légère et d'une couleur moins noire que la seconde, qui nous vient de Smirne. Cette dernière est fort compacte, pesante, d'une couleur noire et foncée, plus difficile à mettre en poudre que celle d'Alep. Ces deux espèces de scammonée sont tirées de la racine d'une plante du genre des *convolvulus*, nommés en françois liserons.

La scammonée est un purgatif violent et efficace. Quelques-uns l'ont regardée comme nuisible, et lui ont attribué plusieurs mauvaises qualités ; son opération est, dit-on, incertaine. On ne doit l'employer qu'avec précaution ; elle ne convient pas dans les sujets dont les fibres sont naturellement tendues et irritables, ni dans les cas dans lesquels on peut craindre que, par le défaut du mucus destiné à enduire les parois de l'estomac et des intestins, cette substance ne porte une impression trop vive sur les fibres intestinales, demeurées alors presque à nud et exposées à l'action des irritans.

TARTARUM *Tartre*. On en trouve de deux couleurs différentes: l'un *tartarum rubrum*, tartre rouge, l'autre *tartarum album*, *seu Monspeliense*, tartre blanc ou de Monpellier.

Le tartre est une substance saline, terreuse et huileuse, dont toutes les parties rapprochées et liées intimément ensemble, forment un corps solide, dont la dûreté égale celle d'une pierre. Sa saveur est acide. Il se forme et s'attache aux parois des vaisseaux qui contiennent des liqueurs qui ont éprouvé la fermentation spiritueuse, tels que le vin qui fournit le plus de tartre, et le seul dont on fasse usage.

Le tartre blanc est celui qu'on tire des tonneaux qui ont contenu du vin blanc : il passe pour le plus pur et le plus salin. On doit le choisir épais, facile à casser, et brillant intérieurement. On nous l'apporte de différens endroits, sur-tout d'Allemagne, des environs du Rhin et de la Moselle, de Montpellier, etc.

Le tartre rouge est produit par le vin rouge. Il est d'un rouge faux, ou d'une couleur qui approche de la lie de vin ordinaire. On le tire de différens endroits, sur-tout d'Italie et de la ci devant Provence.

Le tartre est un médicament doux, rafraîchissant, appéritif et laxatif.

Terra japonica, Catechu, *Cachou*. Le cachou est un extrait solide d'un fruit nommé arec. Ce fruit naît sur une espèce de palmier, qui croît sur la côte de Coromandel et dans d'autres endroits des grandes Indes, sur-tout sur les côtes maritimes, et dans les terrains sabloneux.

Le cachou paroît composé de parties résineuses, et de parties gommeuses ; car il se dissout dans l'eau et dans l'esprit-de-vin. Il est d'une consistance solide et seche ; sa couleur est d'un rouge noirâtre, plus marqué à l'extérieur qu'à l'intérieur ; sa saveur est astringente et un peu amère. Il n'a point d'odeur. On l'apporte des Indes orientales et quelquefois du Japon ; quoique l'arec ne vienne point dans ce pays, et que le cachou qu'on trouve au Japon arrive des côtes de l'Inde.

Le cachou est un tonique astringent, qui convient très-bien lorsqu'il est nécessaire de raffermir le ton de l'estomac et des intestins.

CHAPITRE VIII.

Des Champignons et des Mousses.

AGARICUM, *Agaric.* C'est une substance spongieuse qui vient sur le tronc du mélèze (*larix*), arbre qui donne aussi la térébenthine quand il est jeune ; mais quand il est vieux il cesse ordinairement de fournir cette résine, et produit l'excroissance fongueuse dont nous parlons. L'agaric nous vient des pays dans lesquels croissent les mélèzes, tels que le Levant, les Alpes, le ci-devant Dauphiné. Ce champignon est blanc, léger, tendre et friable. Il est revêtu d'une écorce calleuse et grise qu'il faut enlever ; on l'apporte en morceaux de différentes grosseurs ordinairement arrondis, et souvent anguleux. L'agaric a un goût douceâtre, qui bientôt devient amer et âcre. C'est un purgatif dont on a fait plus d'usage autrefois qu'on n'en fait à présent.

On distingue l'agaric blanc qui naît sur le mélèze, par le nom d'agaric femelle d'une autre espèce d'agaric qui naît sur le tronc du chêne et de plusieurs autres arbres. Cet agaric se nomme ordinairement

Agaric de chêne. Ce champignon naît sur les troncs des vieux chênes, des ormes, des charmes, des noyers. Sa substance est solide, compacte et ligneuse dans plusieurs endroits. Il est recouvert supérieurement d'une écorce calleuse et blanchâtre. Au dessous de cette écorce on trouve une substance fongueuse assez molle, douce au toucher, et comme veloutée, dont la couleur est d'un jaune tirant plus ou moins sur le brun; toute la partie inférieure est ligneuse; cette excroissance fongueuse n'a servi pendant longtems qu'à faire de l'amadou.

La partie médullaire de ce champignon amollie et appliquée extérieurement a été fort vantée depuis peu comme un styptique ou astringent; et on dit qu'elle arrête non-seulement les hémorragies des veines, mais même celle des artères, sans qu'on soit obligé d'avoir recours aux ligatures. On doit cette découverte à Brossard, chirurgien de Lachâtre dans la ci-devant province de Berry.

FUNGUS SAMBUCI, AURICULA JUDAE, *Oreille de Judas*. C'est un champignon qui croît sur des sureaux : quelques-uns le disent un violent cathartique, d'autres le regardent seulement comme astringent. De judicieux auteurs ont dit qu'il seroit dangereux de s'en servir intérieurement.

SPONGIA, *Eponge fine*. L'éponge est une espèce de champignon qui se trouve attaché aux rochers qui sont dans la mer. La substance de l'éponge est fongueuse, mollasse quoiqu'elle ait en même-tems de l'élasticité. Cette substance est percée d'une infinité de petits trous ; on en trouve en abondance dans la mer méditerranée. L'éponge a été mise pendant long-tems au nombre des plantes marines ; mais il paroît que c'est l'ouvrage de différens insectes qui s'y creusent des loges qui leur servent de demeure. L'éponge a quelque usage en médecine et en chirurgie. J'en parlerai dans la suite ; on trouvera la méthode d'obtenir les cendres de l'éponge, ainsi que la préparation de cette substance avec la cire.

Il existe encore plusieurs autres mousses dont on ne fait plus usage. Si l'on désire les connoître plus particulièrement on peut consulter Zornius, *page* 13. Geoffroy, Widelius, Heucherus : je vais les énoncer.

MUSCUS ACACIAE, *Mousse de prunier sauvage.*

MUSCUS ARBOREUS, QUERNUS, *Mousse de chêne.*

MUSCUS, SIVE USNEA CRANII HUMANI, *Mousse, ou Usnée du crâne humain.*

MUSCUS TERRESTRIS, CLAVATUS, LYCOPODIUM, *Mousse terrestre.*

RÈGNE ANIMAL.

SECTION III.

Des Animaux et de leurs parties.

AEGAGROPILAE, BEZOAR, *Bézoard*. On distingue deux sortes de bézoards : l'oriental et l'occidental.

Le bézoard oriental est une matière solide qu'on trouve dans le quatrième ventricule d'une gazelle ou espèce de chèvre. Cet animal, qui est à peu-près de la grandeur de nos chêvres ordinaires, se trouve en Perse, et dans plusieurs endroits de l'Inde. C'est ordinairement dans la vieillesse de ces animaux que le bézoard se forme dans leur estomac. Ces pierres paroissent être composées de plusieurs couches ou lames appliquées les unes sur les autres. Elles doivent être d'une couleur bleue, ou verdâtre, ou composée de ces deux couleurs, et tirant légèrement sur le noir; il ne faut point qu'elles ayent beaucoup d'odeur. Elles sont rondes ou ovales, quelquefois d'une figure irrégulière.

Le bézoard est une substance à laquelle on a attribué les plus grandes vertus. Les Arabes, les empyriques, et les charlatans avoient commencé à le vanter, comme l'alexipharmaque le plus puissant, propre à combattre toutes les espèces de venins, et comme un spécifique dans toutes les maladies pestilentielles. On est enfin revenu de l'admiration qu'on avoit eue pour le bézoard ; on a observé plus attentivement ses effets, et on s'est apperçu que le bézoard n'étoit qu'un absorbant, dans lequel il peut se trouver quelques parties volatiles, que la nature animale lui procure.

Bézoard occidental. Ce bézoard se trouve au Pérou et au Brésil, dans l'estomac d'une espèce de chèvre, *capricerva occidentalis.* Cet animal tient du cerf et de la chèvre. Le bézoard occidental est plus fragile, et d'une texture plus lâche que l'oriental ; on y rencontre aussi plus souvent des poils ou d'autres matières semblables placées dans son centre. Il est beaucoup moins estimé que l'oriental.

Alcis ungulae, *Pied d'Elan.* L'élan est un grand animal qui approche du cerf. On le trouve dans la Moscovie et dans d'autres pays froids. On a beaucoup vanté la corne des pieds de derrière contre l'épilepsie ; fondé sur cette opinion ridicule, que l'élan est sujet à cette maladie et qu'il la dissipe ou même la prévient en se grattant l'oreille avec ses pieds de derrière.

Anguillae hepar, *Foie d'anguille.* Ce foie

et le fiel sont extrêmement âcres, on les a regardés comme des remèdes spécifiques dans les acouchemens laborieux ; et ils entrent dans plusieurs compositions d'usage en pareil cas, quoiqu'il soit certain que des médicamens âcres et irritans comme ceux-ci, soient alors réellement nuisibles.

ARANEARUM TELAE, *Toiles d'araignée.* On ne les rencontre jamais dans les ordonnances des médecins, mais on s'en sert quelquefois pour arrêter le sang qui découle d'une blessure légère; ce qu'elles paroissent opérer en s'attachant à la partie de manière à fermer les orifices des vaisseaux, et par conséquent à empêcher la sortie du sang.

ASELLI, SIVE MILLEPEDES, *Cloportes, Millepieds.* Ces insectes se trouvent dans les caves et sous les pierres.

Les cloportes ont une odeur désagréable, et un goût un peu piquant, douceâtre, et qui soulève l'estomac. On les a beaucoup vantés contre les suppressions d'urine, contre les obstructions des viscères, la jaunisse, la foiblesse de la vue, et contre une infinité d'autres maladies. Il y a lieu de douter si c'est à juste titre qu'on leur a attribué ces vertus ; mais assurément il s'en faut de beaucoup que leurs véritables effets ne soient aussi considérables qu'on le dit ordinairement.

Bovis fel inspissatum, *Fiel de Bœuf épaissi*. Ce médicament entre dans plusieurs compositions tels que onguents, emplâtres; on le regarde comme anti-vermifuge.

Bufo, *Crapaud*. Cet animal a été généralement regardé comme venimeux, particulièrement sa salive, et une certaine liqueur âcre que l'on croit être son urine, qu'il lance a une distance assez considérable lorsqu'on l'irrite. On a, dit-ton, reconnu sa vertu médecinale par la guérison d'un hydropique, qui voulant se faire mourir, prit des crapauds pulvérisés; mais cette poudre le fit uriner si abondamment qu'il fut guéri: depuis ce tems-là le crapaud, desseché à une chaleur douce et pulvérisé, a été regardé comme un puissant diurétique.

Cancer, *Ecrevisse*. Il y a plusieurs espêces d'écrevisses: les unes se trouvent dans la mer, les autres habitent les rivières et les ruisseaux. Parmi les premières la médecine emploie les extrémités des pattes de l'espèce nommée.

Cancres de mer, *Crabes*. Ces animaux, recouverts d'une écaille ou croûte fort dure, ont plusieurs pattes, fendues à leurs extrémités, et formant deux espèces de pinces solides et noires intérieurement. Ce sont ces extrémités dont on se sert, et qu'on nomme

Pattes d'Écrevisse. Elles sont absorbantes.

Ecrevisses de rivière. Ces animaux, fort connus, qui fournissent un aliment très-sain, quoiqu'un peu lourd pour certains estomacs, sont employés aussi comme remède; on les fait entrer dans les bouillons qu'on donne dans les éruptions cutanées, et dans quelques autres maladies; mais la partie de ces animaux la plus employée en médecine, est celle qu'on nomme vulgairement et faussement

OCULI CANCRORUM, *Yeux d'Écrevisse.* Ce sont des espèces de pierres rondes, ordinairement de la grandeur d'une fève, quelquefois plus petites, convexes d'un côté, concaves de l'autre. Leur couleur est blanche, bleuâtre, et ordinairement d'un rouge pâle, ou couleur de chair. On les trouve dans le tems de la mue des écrevisses. Elles sont situées auprès de l'estomac de ces animaux, auquel elles tiennent.

Les yeux d'écrevisse sont un très-bon absorbant et fort en usage en cette qualité.

CANTHARIDES, *Mouches Cantharides.* Les cantharides sont des insectes du genre des scarabées, dont la couleur est d'un beau verd doré, tirant quelquefois sur l'azur; leurs aîles sont très-éclatantes. Leur saveur paroît d'abord légère, mais bientôt elle devient

vient âcre et caustique ; leur odeur est très-désagréable, lorsqu'elles sont récentes ; elles la perdent lorsqu'on les garde quelque tems. On trouve des cantharides dans les environs de Paris ; elles sont en grande quantité dans les pays chauds, tels que l'Italie et l'Espagne. On doit les choisir entières et nouvelles ; la préparation qu'on leur donne avant que de les employer, consiste à les enfermer dans un nouët après qu'on les a ramassés, et à les exposer à la vapeur du vinaigre pour les faire mourir ; on les fait ensuite secher, et on leur ôte les aîles qui ont très-peu d'âcreté, et beaucoup moins que le corps.

On emploie ces mouches pour former les remèdes épispastiques ou les vissicatoires. Ces remèdes sont destinés à excorier la peau, et à y faire élever des vessies qu'on perce ordinairement et dont on favorise la suppuration, suivant les indications qu'on se propose. Prises intérieurement, les cantharides occasionnent souvent un écoulement de sang par les canaux urinaires, avec une douleur très-vive plusieurs médecins s'en servent cependant avec succès dans les hydropisies, les suppressions d'urine opiniatres ; mais ils ont soin de faire boire copieusement au malade des émulsions, du lait, et d'autres liqueurs semblables.

Castoreum, *Castoreum*. On donne le

nom de castoreum à une substance qui paroît grasse et huileuse au toucher. Elle devient seche ensuite, et peut se réduire en poudre. Cette substance se trouve entremêlée de petites membranes fines; elle est d'une couleur qui approche beaucoup de celle de la canelle, mais ordinairement un peu plus foncée. Son odeur est très-forte, désagréable et même fétide; sa saveur est un peu amère, âcre et dégoûtante. Cette substance est renfermée dans deux vésicules membraneuses, environ de la grosseur d'un œuf de poule, qu'on trouve dans les aînes d'un quadrupède amphibie, connu sous le nom de castor.

Si l'on désire connoître l'histoire de cet animal, ainsi que l'analyse du castoreum, on peut consulter un mémoire que j'ai lu à la séance publique du collège de pharmacie et qui se trouve imprimé dans le *Journal de Physique*, *année* 1792. *Tome XL* *page* 65.

Le castoreum a été regardé par plusieurs médecins comme un spécifique dans toutes les maladies spasmodiques, convulsives et hystériques; il passe pour calmant, nervin et emménagogue.

Cervi cornu, *Corne de Cerf.* Le cerf est un quadrupède fort connu qui habite dans nos forêts. On fait usage en médecine de quelques-unes de ses parties, telles que ses os, sa moëlle, sa graisse, etc. Mais celle qu'on emploie le plus souvent est son bois. Cette corne est un peu velue à l'extérieur ; on enlève cette écorce velue, et on choisit les cornes dures, pesantes, blanches en dedans. La corne de cerf n'agit que comme absorbant, et c'est en cette qualité qu'elle est utile : on la rape, on la met en poudre.

Ceti sperma, *Blanc de Baleine.* On a donné le nom de *sperma ceti*, ou de blanc de baleine, à une substance tendre, douce et un peu grasse au toucher, quoique friable, d'une couleur blanche, un peu brillante et comme soyeuse, légèrement transparente. Cette substance a très-peu d'odeur, et tout au plus celle de la graisse recente. Sa saveur est fade, visqueuse, grasse et peu agréable.

On a cru long-tems que le blanc de baleine étoit la semence même de ce poisson; mais on sait à présent que cette substance se trouve dans la tête de l'espèce de baleine qui a des dents, et qu'on nomme cachalot.

Le *spermà ceti* est regardé comme adoucissant, émollient et anodin.

Coccinella, *Cochenille.* La cochenille est un insecte qui s'attache à une plante nommée *opuntia*, en françois raquette ou figue d'Inde. Cette plante, qui croît dans plusieurs pays chauds, communique son suc rouge à l'insecte qui s'en nourrit. C'est principalement au Mexique, et dans l'Amérique méridionale que l'on recueille la cochenille, telle qu'on nous l'apporte. Elle ressemble à une graine, et cette ressemblance a fait croire long-tems qu'elle étoit la semence d'une plante. Les graines de cochenille ont une figure irrégulière : elles sont communément assez petites, quelques endroits sont convexes, d'autres concaves, et en quelque manière cannelée : leur couleur est d'un rouge tirant sur le gris ou sur le noir à l'extérieur, intériurement elle est pourpre. La cochenille n'a presque point d'odeur, sa saveur est un peu amère, avec très-peu d'âcreté.

La cochenille sert beaucoup dans la teinture et dans la peinture : c'est avec cette substance qu'on fait la couleur écarlate, et elle est employée pour le carmin, en y ajoutant une lessive d'alun, et quelques autres matières. Elle sert beaucoup moins en médecine, quoiqu'elle ait passé pendant long-tems pour cordiale, sudorifique ; mais on est revenu de toutes ces vertus imaginaires ; on ne s'en sert plus que pour colorer les teintures, les poudres et les autres médicamens qu'on veut déguiser.

Cochleae, *Limaces terrestres*, *Escargots*. Le suc gluant de ces animaux les a fait regarder comme nourrissans, adoucissans; et on les recommande aux phthisiques, et dans les cas d'âcreté des humeurs.

Ebur, *Yvoire*. Ce sont les dents de la machoire supérieure de l'élephant, d'une couleur blanche, spongieuse, sans goût ni odeur, jaunissant par l'espace de tems. On se sert en médecine de cette substance rapée : on lui donne la vertu astringente.

Formicae, *les Fourmis*. Ces insectes ne sont aujourd'hui d'aucun usage en médecine, quoiqu'on les ait fort employés autrefois, à cause de leur vertu aphrodisiaque.

Il est à remarquer que ces insectes contiennent un suc vraiement acide, qu'ils jettent en petites gouttes lorsqu'on les irrite. Si l'on fait infuser une certaine quantité de grosses fourmis vivantes dans de l'eau, on obtient une liqueur presque aussi forte que le bon vinaigre.

Grana kermes, *Graines de Kermès ou d'écarlate*. Les graines de kermès ont été regardées long-tems comme des fruits qui croissent sur une espèce de chêne verd, connu par les botanistes sous le nom d'*ilex aculeata cocci glandifera* ; des observations plus exactes ont appris que les graines qu'on recueilloit sur cet arbrisseau n'étoient que des insectes de la famille nommée par Dereaumur *gallinsecte*. Cet insecte s'attache et répose ses œufs sur les feuilles et sur les rejettons de l'ilex. Cet arbrisseau vient dans les pays chauds ; on en trouve beaucoup dans les ci-devant provinces de Languedoc et de Provence. C'est ordinairement des environs de Montpellier qu'on nous envoie les graines de kermès, dont on fait la recolte dans les mois de mai et de juin. Ces graines sont rondes, membraneuses, de la grosseur d'un pois, lisses; leur couleur est d'un rouge-brun; elles sont remplies de petits œufs rouges; mais lorsque le kermès est ancien, on n'y trouve qu'une substance qui se réduit en poussière. L'odeur du kermès est foible, et n'est pas désagréable; sa saveur a une légère âcreté mêlée d'amertume, et laisse sur la langue un peu d'astriction.

Les graines de kermès sont légèrement stimulantes et discussives: elles passent aussi pour cordiales et stiptiques.

On emploie le suc tiré du kermès et les graines sechées. Le premier se prépare ordinairement en Languedoc: du kermès récent on forme généralement un syrop, avec une suffisante quantité de sucre, et on l'envoie dans différens pays. On le connoît sous le nom de conserve, suc, ou syrop de kermès.

HIRCI SANGUIS EXSICCATUS, *Sang de Bouc préparé.* On a recommandé cette préparation dans l'appauvrissement du sang et dans les dissenteries; mais actuellement cette préparation est peu en usage.

Hirudines, *Sangsues*. La sangsue est un insecte aquatique, ayant la figure d'un gros ver, long comme le petit doigt : sa tête est garnie de trois petites dents fort aigues et assez fortes ; sa couleur est variée. Il y en a de plusieurs espèces et grosseurs : celles dont on se sert en médecine doivent être les plus petites, ayant la tête menue, le dos rayé d'une couleur verte-jaune, et le ventre rougeâtre. Elles sussent le sang ; et quand elles sont pleines, elles se retirent quelquefois d'elles-mêmes ; souvent on est obligé de les irriter avec un peu de sel pour leur faire lâcher prise. Ce remède est propre pour détourner les fluxions, et diminuer la trop grande quantité de sang qui s'amasse en certains endroits, comme aux hémorroïdes.

Hirundo, *Hirondelle*. C'est un oiseau printanier, agréable à la vue, noir sur le dos, blanc sous le ventre, garni de beaucoup de plumes, et ayant peu de chair ; sa queue est longue et fourchue ; ses pieds sont petits, foibles, de couleur noire.

Les hirondelles sont propres pour l'épilepsie, pour fortifier la mémoire, pour les inflammations de la gorge, pour éclaircir la vue.

Le nid de l'hirondelle est propre pour la squinancie, appliqué extérieurement.

Ichthyocolla, *Colle de Poisson*. C'est

une substance solide, collante, que l'on obtient en faisant bouillir dans l'eau la peau et plusieurs autres parties de divers poissons, mais principalement de l'espèce que les auteurs nomment *huso germanorum*, le colpesse; et lorsque la décoction a acquis la consistance convenable, on en forme des gâteaux minces, que l'on fait dessecher parfaitement, ou que l'on coupe, tandis qu'ils sont encore mols; ensuite on les plie, ou on les roule de différentes manières. On emploie cette colle dans plusieurs arts mécaniques plus qu'en médecine; cependant on peut en faire prendre, quand les humeurs sont trop âcres, trop fluides.

LUMBRICI, SEU VERMES TERRESTRES, *Vers de terre.* Le verre de terre est un insecte hermaphrodite, de la grosseur d'une plume d'oye, long d'environ un doigt, dont le corps est composé de plusieurs anneaux qui servent à cet animal, qui n'a point de pieds, à se porter d'un lieu à un autre, par la contraction et le relâchement alternatif qui se font dans les fibres qui composent ces anneaux. On trouve cet insecte par tout, mais principalement dans les terres grasses et fumées.

On emploie les vers de terre intérieurement et extérieurement. Il paroissent contenir un sel analogue au nitre, et sont apéritifs et diurétiques : à l'extérieur ils sont résolutifs et nervins.

Moschus, *Musc.* Le musc est une substance grumeleuse, seche, mais qui paroît onctueuse au toucher, d'une couleur tannée ou brune. Sa saveur est un peu âcre, avec une légère amertume. Son odeur est très-forte et très-pénétrante, agréable pour quelques personnes, insupportable pour d'autres. L'animal qui fournit cette substance est encore peu connu. Quelques auteurs prétendent que l'animal qui donne le musc, est une espèce de chèvre ou gazelle qu'on trouve dans le Thibet et le Tunquin. A la Chine on trouve une espèce de chevreuil qui fournit cette substance. Mais il paroît par d'autres descriptions que cet animal a un caractère particulier, et que ce n'est ni une chèvre, ni un chevreuil, ni une espèce de lievre comme des voyageurs l'ont avancé.

On apporte et on vend le musc enfermé dans des vessies. On doit le choisir bien sec, et l'enveloppe ou la vessie doit être mince; le poil qui la recouvre doit être de couleur brune. C'est à cette marque qu'on reconnoît le musc de Tunquin, qui est le plus estimé. Celui dont les vessies sont couvertes de poil blanc, vient de Bengale, et lui est inférieur. On en apporte aussi de Russie qui n'est point estimé.

Le musc est regardé comme un anti-spasmodique très-efficace. On convient que son odeur est capable de produire des mouvemens convulsifs, et de porter le désordre dans le genre nerveux ; mais on soutient que le musc pris intérieurement est propre à appaiser les mêmes mouvemens que son odeur peut produire.

OVA GALLINACEA, *Oeufs de poule*. Toutes les parties de l'œuf sont d'usage en médecine, la coquille extérieure, le blanc et le jaune.

Les coquilles d'œufs sont regardées comme absorbantes et comme diurétiques ; mais il paroît qu'on ne doit leur attribuer que la première de ces qualités, et que ce n'est qu'en absorbant les acides qui peuvent se trouver dans les premières voies, qu'elles les rendent capables de passer dans les vaisseaux destinés à la secrétion de l'urine.

Le jaune d'œuf est digestif, anodin, adoucissant et propre à détendre. On l'emploie fréquemment à l'intérieur et à l'extérieur. On le fait entrer dans les potions béchiques, dans les loks et dans les lavemens adoucissans. On le mêle aux cataplasmes et aux onguents destinés à appaiser les douleurs des hémorroïdes.

Le blanc d'œuf est une matière lymphatique qui contient beaucoup de phlegme uni à une très-petite portion d'huile, de sel et de terre. Le blanc d'œuf est rafraichissant et repercussif. On s'en sert extérieurement dans les collyres. On emploie aussi le blanc d'œuf pour clarifier les syrops.

TESTUDO, *Tortue*. La tortue est un animal aquatique, testacé, dont le mouvement est fort lent, ayant quatre pieds, ressemblant à un lézard, fort laid en tous ses membres, mais couvert d'une belle écaille large, voutée, dure, osseuse, ovale ou faite en écusson, marbrée de couleurs différentes, obscures, luisantes, composée de plusieurs pièces lisses, polies, jointes et comme articulées ensemble, ayant diverses figures, la plupart pentagones ; c'est ce qu'on appelle écaille de tortue, dont on fait des boëtes, des peignes, et plusieurs autres instrumens. Il y a des tortues de différentes grandeurs : on en voit beaucoup dans l'Amérique qui ont jusqu'à cinq pieds de long et quatre pieds de large; elle sont si fortes, qu'un homme peut se tenir debout sur chacune d'elles sans les incommoder.

La chair de tortue est bonne pour les maladies de poitrine et de consomption.

Sa graisse ou huile est amollissante et résolutive.

VIPERA, *Vipère*. La vipère est un reptile du genre des serpens : elle rampe lentement et ne saute point en s'élevant comme la plupart des autres serpens. On trouve des vipères dans plusieurs endroits de France, tels que les ci-devant provinces de Poitou et de Touraine. Elle sont ordinairemen tdeux pieds de long et quelquefois davantage. Le poison de cet animal n'est contenu qu'en la base des longues dents avec lesquelles il mord. On y voit un petit sac où est logé son venin, dont la moindre portion mêlée avec le sang produit les effets les plus funestes. Les preneurs de vipères previennent, à ce qu'on dit, ces effets, en frottant les parties mordues avec de l'huile d'olive chaude. La chair de vipère n'est nullement nuisible; on la recommande même beaucoup comme très-efficace dans les maladies scrophuleuses, lépreuses, et autres affections chroniques opiniâtres. Mais il y a lieu de croire que l'on exagère trop ses vertus dans de pareilles circonstances. La vipère est sans doute un aliment très-nourrissant, et elle passe pour un excllent restaurant dans certains états de foiblesse, et dans les tempéramens usés; mais pour qu'elle produisit cet effet d'une façon marquée il ne faudroit manger abondamment que de la chair de vipère. Cette chair seche ne paroit avoir aucune propriété.

ZIBETHUM, *Civette*. C'est une substance molle et onctueuse, d'une couleur blanche, brune ou noirâtre. On nous l'apporte du Brésil, de la côte de Guinée, et des Indes orientales. Elle se trouve dans de petits sacs situés dans la partie inférieure du ventre d'un animal qui passe pour être une espèce de chat. On l'emploie principalement dans les parfums, mais rarement comme médicament.

On peut placer aussi dans le règne animal les suifs, les graisses et cires. On ne se sert en médecine que du

SEBUM OVILLUM, *Suif de Mouton.*

SEBUM ARIETINUM, *Suif de Bellier.*

SEBUM HIRCINUM, *Suif de Bouc.*

SEBUM BOVINUM, *Suif de Bœuf.*

SEBUM CERVINUM, *Suif de Cerf.*

On donne le nom de suif à cette graisse ferme et solide qu'on trouve dans le bas-ventre et sur-tout autour des reins des animaux qui ne vivent que de végétaux. Le suif ne diffère de la graisse que par sa fermeté. Cette qualité paroît devoir être attribuée à l'acide qui s'y trouve dans une quantité plus grande que dans la plupart des graisses et des autres matières animales. En effet, lorsqu'on est parvenu à enlever, par la distilation, l'acide qui étoit contenu dans le suif, la partie qui demeure encore figée a beaucoup moins de consistance qu'auparavant.

Le suif n'est employé qu'à l'extérieur ou dans les lavemens adoucissans qu'on ordonne dans les dissenteries, et les douleurs des intestins. Le suif est adoucissant, émollient et propre à détendre. Le suif des différens animaux dénommés ci-dessus a les mêmes propriétés.

Axungia, *Graisse*. Les Arabes ont introduit en médecine l'usage de beaucoup d'espèces de graisses, et les ont recommandées comme possédant des vertus différentes. Le collège de médecine de Würtemberg, dans la dernière édition de son dispensaire, publiée en 1741, a prescrit jusqu'à 28 différentes espèces de graisses : quelques-unes de celles-ci, à ce qu'on y dit, sont atténuantes et résolutives : telles sont les graisses de héron, de chat sauvage, de cigogne, de perdrix, de lapin, de lièvre, de renard, de marmotte, de blaireau, de sanglier, de loup, de couleuvre, de vipère ; d'autres sont échauffantes, détersives et sceptiques, comme celles d'anguille, de brochet, d'ombre. Une troisième classe de ces graisses est émolliente, et spécialement celles de bœuf, de cerf et de chèvre. La quatrième classe est émolliente, digestive et calmante : elle comprend les graisses de canard, d'oie, de poule, de chien, de chapon, de castor, de cheval, et la graisse humaine. Le dispensaire d'Edimbourg a retranché plusieurs de ces graisses. Le collège de Londres n'a retenu que le saindoux ou la graisse de porc, le suif de mouton, et la graisse de vipère : trois espèces de graisses dont la nature est différente, et qui sont assurément suffisantes pour remplir toutes les indications pour lesquelles on emploie ces sortes de substances. La qualité émolliente leur est commune à toutes : elles relâchent les parties aux quelles on les applique, et elles empêchent la transpiration : ces propriétés, ainsi que leurs effets, appartiennent à toutes les graisses en général, mais dans un dégré plus ou moins grand.

Cera citrina, seu flava, *Cire jaune.*

Cera alba, *Cire blanche.* La cire est le fruit du travail des abeilles. Ces insectes industrieux vont ramasser sur les fleurs cette poussière ordinairement renfermée dans le sommet des étamines, mais qui en sort souvent, et se répand sur différentes parties, de la fleur, par une mécanique particulière, destinée à la fécondation de la plante.

La cire est une substance concrete ferme, qui se retire des rayons du miel, après que le miel en a été séparé, en échauffant et pressant les rayons seuls entre des plaques de fer : la cire qui s'en détache a une couleur jaune, vive, et une odeur agréable, qui approche de celle du miel. Lorsqu'elle est nouvelle, elle est visqueuse, et cependant assez facile à se casser. En vieillissant elle devient plus dure et plus friable : elle perd sa belle couleur et une grande partie de son odeur. La cire blanche, comme on sait, est une prèparation de la cire jaune, qu'on réduit en lames minces, et qu'on expose en plein air pendant un tems considérable; lorsque ces lames sont suffisamment blanchies, on les fond pour en faire des gâteaux. La meilleure espèce de cire blanche est d'un blanc clair, presque transparent, et d'une odeur légère, agréable, comme celle de la cire jaune, mais beaucoup plus foible.

Le principal usage de la cire en médecine est de servir à faire des cérats, des emplâtres, des onguents émolliens, pour favoriser la suppuration; elle s'unit promptement avec les huiles et les graisses des animaux, mais jamais avec les liqueurs aqueuses ou spiritueuses.

Lac, *Lait*. Le lait est cette liqueur blanche, douce et légèrement sucrée, qui se sépare dans les glandes des mamelles, et qui coule ensuite par des tuyaux excrétoires qui vont s'ouvrir autour du mammelon. On sait que le lait n'est qu'un chyle peu altéré et qui n'a pas encore subi de la part des vaisseaux toutes les préparations nécessaires pour

pour le faire devenir du sang, dont il est l'origine et dont il fournit la matière. Transporté des veines lactées, et du reservoir de Pecquet dans la veine sous-clavière gauche, il est poussé immédiatement par le cœur dans les vaisseaux mammaires, destinés à le porter dans les glandes qui doivent opérer sa séparation. On sent aisément que le lait doit participer de la nature des alimens; aussi on remarque que dans les animaux qui ne se nourrissent que de végétaux, il tient beaucoup de la nature végétale. Quoique le lait récemment tiré des mammelles paroisse homogène, on sait cependant qu'il est composé de trois parties différentes dont l'union n'est pas bien intime, puisqu'on peut les séparer à l'aide du repos et d'une légère chaleur. Une de ces parties a la fluidité de l'eau: elle renferme une matière saline, et est connue sous le nom de petit-lait; l'autre plus légère, plus épaisse et huileuse, est la crême. Cette crême séparée presqu'entièrement des portions caseuses et du petit-lait qui y étoient mêlées, donne une substance que l'on nomme

Butyrum, *Beurre*. Cette séparation s'exécute en battant la crême ou le lait tout chaud dans un vaisseau de bois, destiné à cet usage. Par ce moyen la partie butireuse se met en masse, d'une consistance un peu solide, quoique molle. Il est adoucissant, légèrement émollient.

Enfin, la dernière partie du lait est connue sous le nom de partie caseuse ou fromage. Cette dernière est la plus ferme et la plus pesante.

L'usage du lait en médecine est trop étendu pour qu'il me soit possible d'indiquer tous les cas dans lesquels on l'emploie. En général, il fournit une nourriture très-douce, très-analogue au chyle et aux liqueurs destinées à la nutrition.

On se sert du lait extérieurement. Il est anodin, adoucissant, propre à détendre. On le fait entrer dans les injections et les lavemens du même genre, et on l'employe dans les cataplasmes adoucissans et émolliens.

On se sert du lait de différens animaux : les plus usités sont les

Lac vaccinum, *Lait de vache.* Ce lait est très-nourrissant.

Lac caprinum, *Lait de chèvre.* Ce lait resserre un peu, et convient par conséquent à ceux auxquels les autres laits rendent le ventre trop lâche.

Lac asininum, *Lait d'anesse.* Ce dernier est rafraichissant et nourrit légèrement. Il convient aux malades qui ont la poitrine et l'habitude du corps échauffées.

MATIÈRE MÉDICALE

PRÉSENTÉE

PAR ORDRE DE PROPRIÉTÉS (1).

INTRODUCTION.

On a crû essentiel de ranger aussi par ordre de propriétés les différentes substances des trois règnes dont il a été question dans la partie qui traite de la matière médicale. Rien de plus difficile que de trouver, pour les ranger ainsi une méthode parfaite qui ne laisse rien à désirer. Certains médicamens ayant à la fois plusieurs propriétés, on est forcé dans la méthode qu'on va

(1) Dans le moment où l'on imprimoit mon ouvrage, on me fit naître l'idée de présenter les médicamens par ordre de propriétés : quoique cette méthode ait aussi ses inconveniens, j'ai pensé que l'on ne pouvoit fournir trop de détails et d'éclaircissemens à ceux qui commencent à se livrer à l'étude de la pharmacie. J'ai donc pensé, devoir suivre l'avis que l'on m'avoit donné; mais des occupations particulières m'ayant empêché de me livrer à ce travail, j'ai prié le citoyen Lemanceau, officier de santé et pharmacien des armées de la République, de vouloir bien s'en charger.

tracer de les répéter autant de fois qu'ils ont de vertus différentes. Par exemple, l'ipécacuanha est émétique, mais il est aussi atténuant, expectorant, etc. ; la rhubarbe est purgative, apéritive ; l'absinthe tonique, emménagogue, anti-spasmodique, fébrifuge, etc. ; l'orange, le citron, suivant leurs différentes parties, sont toniques, anti-septiques, anti spasmodiques. Il faut donc de toute nécessité ranger ces différentes plantes dans les sections qui annoncent leurs propriétés. Cet inconvenient ne doit pas, ce me semble, faire rejetter les méthodes qui classent les médicamens suivant leurs propriétés : elles sont très-commodes pour le jeune praticien, qui d'un coup d'œil découvre toutes les substances qui lui conviennent pour opérer la guérison des différentes maladies qu'il traite.

La méthode qu'on donne ici est calquée sur celle de Desbois, universellement estimée.

Les médicamens sont divisés en quatre classes, qui sont subdivisées en sections. Première Classe Evacuans ; 2e. Altérans ; 3e. Specifiques ; 4e. Poisons.

1o. On appelle évacuans les médicamens qui favorisent ou excitent les différentes excrétions. On distingue les émétiques, les purgatifs, les sudorifiques, etc.

Les émétiques. . { exitent. . . . . . . le vomissement.
Les purgatifs. . { ou favorisent. . . . . . les selles.
Les sudorifiques. . . . . la transpiration.
Les diurétiques. . . . . l'excrétion des urines.
Les emménagogues. . . . . . . les règles ou lochies.
Les expectorans . . . . les crachats.
Les sialagogues. . . . . la salivation.
Les errins. . . . l'excrétion du mucus des narines.

2°. Les altérans ont la propriété de changer la constitution des solides et des fluides, lorsqu'ils sont affectés de quelques vices, sans procurer d'évacuation sensible. Les uns agissent sur les solides.

Les toniques agissent en donnant du ressort, du ton.
Les astringens. . . . . en resserant la fibre.
Les émolliens . . . . en la relâchant.
Les anti-spasmodiques. . . en remédiant à l'irrégularité des nerfs.

Les autres agissent sur les fluides

Les apéritifs en leur donnant plus de fluidité.
Les incisquans en les épaississant.
Les anti-septiques en remédiant à leur tendance à la putridité.

3°. Les spécifiques sont destinés à la guérison de maladies particulières ou d'organes particuliers.

Les anti-scorbutiques . . à la guérison du scorbut.
Les fébrifuges. . . . . des fièvres.
Les anthelmentiques. . . . . des vers.
Les carminatifs. . . . . des vents.
Les anti-vénériens. . . . des maladies vénériennes.
Les anti-herpetiques. . . . . des dartres.
Les anti-psoriques. . . . . de la peau.

Les anti-laiteux. . . . . des maladies occasionnées par le lait.
Les anti-arthritiques . . . . . . de la goutte et des rhumatismes.
Les céphaliques sont destinés aux maladies de la tête.
Les ophtalmiques. . . . . des yeux.
Les pectoraux ou béchiques. . . de la poitrine.
Les stomachiques. . . . . de l'estomac.
Les hépatiques et spléniques du foie et de la rate.
Les diurétiques. . . . . des voies urinaires.
Emménagogues. . . . . de la matrice.

4°. Les poisons. Un poison est une substance qui, prise á une dose même très modérée, peut exciter de grands accidens et même la mort. Employés avec les précautions nécessaires, les poisons peuvent devenir des médicamens fort utiles. Il y a trois genres de poisons: 1°. les narcotiques ; 2°. les irritans; 3°. les amers. Je les indiquerai à la suite des trois premières classes, afin que le jeune praticien puisse voir, dans un seul apperçu, toutes les substances vénéneuses, qu'il ne doit employer qu'avec les plus grandes précautions.

CLASSE I.

ÉVACUANS.

SECTION PREMIÈRE.

ÉMÉTIQUES.

RÈGNE MINÉRAL.

L'ANTIMOINE. Ses préparations sont les seuls médicamens de ce règne qu'on emploie aujourd'hui : comme le soufre doré, le kermès minéral, et sur-tout le tartre stibié.

RÈGNE VÉGÉTAL.

L'ipécacuanha, l'ellébore, le cabaret, la scille, le simarouba, l'écorce de sureau et d'yèble, la gratiole, la soldanelle.

SECTION II.

PURGATIFS.

RÈGNE MINÉRAL.

Les sels neutres, le sel de Glauber, le tartre vitriolé, le sel fébrifuge de Sylvius, le sel d'Epsom, le nitre à base terreuse, les eaux salines, le mercure doux.

RÈGNE VÉGÉTAL (1).

Racines : de rhubarbe, de rhapontic, de jalap, de méchoacan, de turbith, d'hermodattes, d'iris, de brione, de polipode, de chêne. *Feuilles* : de séné, d'azarum, de gratiole. *Fruits* : les mirobolans, la casse, les tamarins, les pruneaux, le neprun, la coloquinte. *Fleurs* : roses pâles, de pêcher. *Semences* : de carthame, de violette. *Sucs* : de scammonée, gomme-gutte, manne, aloès, élaterium, huile de palma chisti.

(1) On doit distinguer trois sortes de purgatifs : 1°. les doux minoratifs, comme le polipode, la casse, les tamarins, la manne, les pruneaux, etc. 2°. ; les moyens ou cathartiques, tels que le séné, la rhubarbe, le jalap, les sels neutres, etc. ; 3°. les forts ou drastiques, tels que la scammonée, l'aloès, la gomme-gutte, la coloquinte, le nerprun, etc.

SECTION III.

SUDORIFIQUES.

RÈGNE MINÉRAL.

Le soufre, les sulfures, alkalins calcinés ou volatils; l'alkali volatil, le sel-ammoniaque, l'antimoine diaphorétique, le kermès, le soufre doré.

RÈGNE VÉGÉTAL (1)

Racines : salsepareille, squine, serpentaire, contrayerva, nard ou spica-nard, l'aunée, l'asclepiart, le souchet, la carline, la bardane, la scorsonère. *Ecorces et Bois :* gayac, sassafras, canelle. *Feuilles :* les labiées, le scordium, la petite sauge, etc. *Fleurs :* le girofle, l'œillet rouge, les fleurs de sureau, de coquelicot. *Baies :* de sureau. *Semences :* des ombellifères en général, celles de chardon bénit. *Huiles essentielles.*

---

(1) On distingue trois sortes de sudorifiques dans ce règne : 1°. les légers ; savoir, les feuilles, des labiées, celles du sureau et de coquelicot. 2°. Les moyes ; la canelle, le girofle, la serpentaire, l'asclepias, etc. 3°. Les très-forts, tels que la sasespareille, la squine, le gayac, le sassafras, les semencesdes ombellifères en général, et celles de chardon bénit, les huiles essentielles.

SECTION IV.

DIURETIQUES.

RÈGNE MINÉRAL.

La plupart des sels neutres à petite dose, et sur-tout le nitre, les acides minéraux très-étendus, les alkalis fixes.

RÈGNE VÈGÈLAL. (1)

Racines : pareira-brava, scille, colchique, asperge, arrête-bœuf, petit-houx, persil, ache, ivèche, caprier, oseille, garance, chardon-roland, chausse-trape, fraisier. *Ecorces* : de bouleau, bois néphrétique. *Feuilles* : cerfeuil, bourrache, buglose, pariétaire, turquette, raisin-d'ours. *Fruits* : alkekenge. *Baies* : de genièvre. *Semences mucilagineuses* : de lin, de melon, etc.

---

(1) On distingue trois sortes de diurétiques : 1°. les légers, comme la mercuriale, les fruits acides, les racines et semences mucilagineuses, sur-tout celle de lin ; 2°. les moyens : les racines de persil, d'asperge, de houx, d'arrête-bœuf, les feuilles de bourrache, de pariétaire, les baies de genièvre ; 3°. les forts, le colchique, la scille, le cerfeuil.

SECTION V.

EMMÉNAGOGUES (1)

RÈGNE MINÉRAL.

Le fer et le soufre.

RÈGNE VÉGÉTAL.

Racines : d'aristoloche, de brione. *Feuilles* : d'absinthe, d'armoise, de matricaire, de rhue, de sabine. *Fleurs* : de camomille, de safran, la coloquinte à petite dose. *Sucs* : l'aloès, la scammonée, le jalap, la gomme-gutte à dose trés-modérée, la mirrhe, la gomme-ammoniaque, l'assa-fétida, l'opoponax, le sagapenum, le bdellium, le galbanum.

(1) On distingue, 1°. les doux, les fleurs de camomille et de safran ; 2°. les toniques, la matricaire, l'armoise, l'absinthe ; 3°. les anti-hystériques, la rhue, la sabine, l'opoponax, lassa-fétida, etc ; 4°. les forts : la brione, la coloquinte, la gomme-gutte, la scammonée.

SECTION VI.

EXPECTORANS ET BÉCHIQUES.

RÈGNE MINÉRAL.

L'antimoine, le kermès.

RÈGNE VÉGTÉAL (1).

Racines : de poligala de Virginie, d'ipécacuanha, de capillaire de Canada, d'arum, de réglisse, d'iris de Florence, de scille. *Feuilles* : de bourrache, de buglose, de germandrée, d'hysope, de marrube, de la camphrée. *Fleurs* : de violette, de tussilage de sureau, de coquelicot, de bouillon blanc, de mauve, etc. *Fruits* : les jujubes, les sebestes, les dattes, les figues, les raisins de Corinthe, les différentes gommes. *Semences* : de lin, de psyllium; le sucre.

(1) On distingue : 1°. les béchiques, les capillaires, les fleurs de mauve, guimauve, bouillon blanc, sureau, tussilage, violette, les jujubes, les sebestes, les dattes, les figues, les raisins de Corinthe, les gommes ; 2°. les moyens, les racines d'aunée, de l'ivèche, les feuilles des borraginées ; les fleurs et feuilles aromatiques ; 3°. les forts ou atténuans, l'ipecacuanha, le poligala, l'arum, la scille, etc.

RÈGNE ANIMAL.

Poumons de veau, limaçons, grenouilles, lait, petit-lait, miel.

SECTION VII.

SIALAGOGUES.

RÈGNE MINÉRAL.

Le mercure et ses préparations.

RÈGNE VÉGÉTAL.

L'arum, le poligala de Virginie, la scille, la pyrethre.

SECTION VIII.

ERRINS.

RÈGNE VÉGÉTAL.

Racines : d'ellébore blanc, de cabaret. *Feuilles :* de muguet, de bétoine et de tabac.

CLASSE II.

ALTÉRANS.

SECTION PREMIÈRE.

TONIQUES (1).

RÈGNE MINÉRAL.

Le fer.

RÈGNE VÉGÉTAL.

Racines : de contrayerva, de spica-nard, de souchet, de serpentaire, de gingembre, de zédoire, de curcuma, de galenga, de ginseng, d'angélique, d'impératoire, de salep (préparation tirés de la racine des orchis *morio* et *mascula*). *Ecorces* : de canelle, de

(1) On distingue quatre espèces de toniques ; 1°. les légers, comme les feuilles et les fleurs des plantes aromatiques ; 2°. les moyens, comme la canelle, le cassia lignea, l'écorce de Winter, de citron, l'angélique ; 3°. les nourrisans, le salep, le ginseng ; 4°. les très-forts, dits stimulans, comme la zédoire, le gingembre, la muscade, le poivre, le girofle, etc.

cassia ligna de Winter. *Feuilles* : des labiées en général, celles de la matricaire, de l'aurone, de l'absinthe, de persil, de cerfeuil, et sur-tout celles de petite sauge; celles de germandrée, de sarriete, de romarin, de lierre terrestre, de lavande, de camapitis, de menthe. *Fleurs* : de girofle, des labiées en général, des œillets rouges. *Fruits* : la muscade, le macis, le poivre. *Ecorces* : d'orange, de citron, de limon. *Sucs* : les baumes de la Mecque, de Copahu, de Tolu, du Pérou, la térébenthine, le styrax, le goudron.

RÈGNE ANIMAL.

La vipère, la gomme-lacque, les pétroles.

SECTION II.

ASTRINGENS (1).

RÈGNE MINÉRAL.

Les acides minéraux, les terres absorbantes, l'alun, le plomb et ses préparations.

---

(1) On distingue trois espèces d'astringens ; 1°. les doux, comme les roses rouges ; 2°. les moyens, comme la tormentille, les balaustes, le sucs de plantin et de grénades ; 3°. les forts, comme le sang-de-dragon, les sucs d'ortie, d'acacia, la bistorte.

RÈGNE VÉGÉTAL.

Racines: de bistorte, de tormentille. *Ecorces*: de simarouba, de frêne, de cerisier, de chêne, de tamarisc, la noix-de-galle. *Feuilles* : d'ortie, de plantain, de salicaire. *Fleurs*: les balaustes, les roses rouges. *Fruits*: la grenade, le coing, la nefle. *Sucs*, le sang-de-dragon, le cachou, le suc d'acacia. Le vinaigre.

RÈGNE ANIMAL.

Les substances gélatineuses animales en général, la corne de cerf, la colle de peau d'âne.

SECTION III.

EMOLLIENS.

RÈGNE MINÉRAL.

L'eau.

RÈGNE VÉGÉTAL.

Racines : de mauve, de guimauve, de nénuphar, de grande consoude, de cynoglosse, le bulbe du lys. *Feuilles* : de bouillon blanc, des

des chicoracées, des solanées, de seneçon, de pariétaire, de mercuriale, d'acanthe, de joubarbe, de poirée, des malvacées, de sagou. *Fleurs* : de violette, de tussilage, de bouillon-blanc, de coquelicot; de sureau. *Fruits* : les sébestes, les jujubes, les dattes, les figues, les pruneaux, les raisins de Corinthe. *Semences* : de lin, le psillium, les pignons doux, les pistaches; les semences froides majeures, de melon, de concombre, de potiron et de courge; les mineures, celles d'endive, de chicorée, de laitue et de pourpier. *Sucs* : gomme-arabique, adraganthe, huiles.

RÈGNE ANIMAL.

La substance lymphatique étendue dans l'eau, comme l'eau de veau, de poules, le lait, le miel.

SECTION IV.

ANTI-SPASMODIQUES (1).

RÈGNE MINÉRAL.

Le zinck, les éthers.

RÈGNE VÉGÉTAL.

Racines : de gui de chêne, de valériane, de pivoine, de lys, de nénuphar. *Feuilles* : d'absinthe, d'armoise, de matricaire, de rhue, de sabine, d'oranger. *Fleurs* : de bouillon blanc, de sureau, de coquelicot, de tilleul, de muguet, d'orange, de saffran, de tussilage. *Sucs* : le benjoin, le succin, le camphre, l'opium, la jusquiame, la belladonne.

RÈGNE ANIMAL.

Le castoréum, la civette, le musc.

---

(1). On distingue trois espèces d'anti-spasmodiques 1°. les anti-spasmodiques, proprement dits, la racine de pivoine, de gui, de valériane, les feuilles d'oranger, le camphre, le benjoin, le succin ; 2°. les anodins, les fleurs de coquelicot, de sureau, de tilleul, de lys ; 3°. les narcotiques, l'opium, la jusquiame, la belladonne.

SECTION V.

APÉRITIFS.

RÈGNE MINÉRAL (1).

Le soufre, les foies de soufre, l'eau de chaux, les trois alkalis, les savons, l'antimoine, le kermès, différentes préparations mercurielles, telles que le sublimé corrosif, la panacée mercurielle, le mercure-doux, le fer et ses préparations.

RÈGNE VÉGÉTAL.

Racines : d'ellébore noir, d'azarum, de brione, de jalap, de rhubarbe, d'esquine, de salsepareille, de scille, d'arum, de patience, de carotte, de chiendent, de chicorée sauvage. *Feuilles* : des chicoracées, comme la lampsane, la laitue, le pissenlit, la chicorée sauvage, le trefle d'eau, l'arnica,

(1) On distingue trois sortes d'apéritifs; 1°. les doux, tels que le chiendent, les chicoracées, les borraginées, les feuilles de patience et les fruits murs; 2°. les moyens, la racine de patience, les racines diurétiques; 3°. les forts atténuans, les purgatifs drastiques à petite dose, les feuilles de cerfeuil, de ciguë, la ciguë, l'arnica, les sucs gommo-résineux.

la ciguë, le cerfeuil. *Fruits:* les fruits murs et sur-tout les rouges, le raisin. *Sucs* : la gomme-ammoniaque, le galbanum, le bdellium, le sagapenum, l'opoponax, la gomme-gutte, la scammonée.

RÈGNE ANIMAL.

Les cloportes, la vipère, les cantharides, qu'on ne doit employer qu'avec circonspection, le miel, le petit-lait, la bile.

SECTION VI.

INVISQUANS.

RÈGNE VÉGÉTAL.

Les substances gommeuses et mucilagineuses, le ris, le sagou, camphre à haute dose, le quinquina.

RÈGNE ANIMAL.

La gelée de corne de cerf, les substances gélatineuses.

SECTION VII.

ANTI-SEPTIQUES.

RÉGNE MINÉRAL.

Les acides minéraux à petite dose.

RÈGNE VÉGÉTAL.

L'oseille, l'alleluia, la groseille, la cerise, la fraise, la framboise, l'épine-vinette, la grenade, le jus d'orange, de citron, de limon, le vinaigre, l'esprit de mendererus, la crême de tartre, la terre foliée de tartre.

CLASSE III.

LES SPÉCIFIQUES.

Les spécifiques sont destinées à des maladies particulières ou à des organes particuliers ; ceux destinées aux maladies particulières, sont :

1°. LES ANTI-SCORBUTIQUES.

RÈGNE VÉGÉTAL.

Les acides végétaux en général, ou les plantes crucifères, suivant les différens symptômes du scorbut. On fait sur-tout usage parmi ces derniers du cresson de fontaine, du cochléaria, du raifort sauvage, de la roquette, du chou, du navet, de l'érysimum, de la semence de moutarde : les racines de parelle, de trefle d'eau et sur-tout celle de pastel *(isatis tinctoria)* sont de fort bons anti-scorbutiques (1), ainsi que les bourgeons

(1) L'esprit de cochléaria peut supléer à ces plantes lorsqu'on est dans l'impossibilité de s'en procurer.

de sapinette, et les substances balsamiques résineuses, comme la térébenthine.

RÈGNE ANIMAL.

La gomme-lacque.

2°. LES FEBRIFUGES.

RÈGNE MINÉRAL.

L'alkali volatil, l'éther, la liqueur d'Hofmann.

RÈGNE VÉGÉTAL

Racines : de gentiane. *Ecorces* : de quinquina, de cascarilles, de tamarisc, de cerisier, de hêtre, de chêne, de maronnier d'Inde. *Feuilles* : de plantain, d'ortie, celles aromatiques et amères, de germandrée, d'yvette, d'absinthe d'aurone, de santoline, de sabine, de rhue, etc. *Fleurs* : de camomille. *Fruits* : acides murs. *Semences* : de panais, les fèves d'Ignace.

3°. LES ANTHELMINTIQUES.

RÈGNE MINÉRAL.

Le mercure, les acides minéraux.

RÈGNE VÉGÉTAL.

Les purgatifs, les amers, les acides végétaux, les huiles, le quinquina, le camphre agissent d'une manière générale. Les spécifiques sont les racines de fougère, de murier blanc, les feuilles d'absinthe, de santoline, de tanairie, d'aurone, de semen-contra, les fleurs de pêcher.

RÈGNE ANIMAL.

La coralline de Corse.

4°. LES CARMINATIFS.

RÈGNE VÉGÉTAL.

Les anti-spasmodiques, les émolliens, les anti-septiques, les acides suivant les différentes circonstances; les spécifiques sont la racine d'angélique, les feuilles d'absinthe, d'aurone, les fleurs de petite centaurée, de camomille, les semences de plusieurs ombellifères, comme de panais, carotte, persil, anet, coriandre, anis, fénouil, carvi, cumin.

5o. LES ANTI-VÉNÉRIENS.

RÈGNE MINÉRAL.

Le mercure : ses préparations qui sont le plus en usage sont : l'éthiops minéral (1), le cinabre (2), le sublimé corrosif (3), le mercure doux (4), la panacée mercurielle ou calomelas, le sel acéteux mercuriel, (5), le sel tartareux mercuriel (6), le mercure gommeux, l'onguent napolitain.

RÈGNE VÉGÉTAL.

Les purgatifs, sur-tout les résineux, les sudorifiques, les quatre bois, la ciguë, le cerfeuil, la saponaire, la lobélie anti-syphillitique; les remèdes anti-vénériens du règne végétal peuvent être utiles, mais le véritable spécifique est le mercure.

Noms nouveaux.

(1) Oxide de mercure sulfuré noir.

(2) Oxide de mercure sulfuré rouge.

(3) Muriate mercuriel corrosif.

(4) Muriate mercuriel doux.

(5) Acétite de mercure.

(6) Le tartrite de mercure.

6°. LES ANTI-HERPETIQUES.

OU

ANTI-DARTREUX

RÈGNE MINÉRAL.

Le mercure, l'antimoine, le soufre.

RÈGNE VÉGÉTAL.

La douce-amère, l'orme pyramidal, la fumeterre, la patience, la chicorée, le pissenlit, la bourrache, la dentelaire, l'aunée, la gentiane, la scabieuse, le crême-de-tartre.

RÈGNE ANIMAL.

La tortue, la vipère, le petit-lait.

7°. LES ANTI-PSORIQUES.

RÈGNE MINÉRAL.

Le mercure, les antimoniaux, le soufre.

RÈGNE VÉGÉTAL.

La grande éclaire, la patience, l'aunée, la gentiane, la fumeterre, la chicorée, la scabieuse, la dentelaire, le tabac.

RÈGNE ANIMAL.

Le petit-lait.

8°. LES ANTI-LAITEUX.

RÈGNE VÉGÉTAL.

Les purgatifs drastiques, les sudorifiques, les diurétiques en général, et particulièrement la menthe, le cerfeuil, la canne de Provence, le souci.

9°. LES ANTI-ARTHRITIQUES ET ANTI-RHUMATISANS.

RÈGNE VÉGÉTAL.

Les plantes amères, les purgatifs et les sudorifiques en général. Le spécifique promis par Sydenham, n'est pas encore trouvé. Desbois vante la résine de gayac.

RÈGNE ANIMAL.

Le lait.

SUITE DES SPÉCIFIQUES.

Les spécifiques destinés particulièrement aux différens organes sont :

1°. LES CÉPHALIQUES.

RÈGNE MINÉRAL.

L'éther.

RÈGNE VÉGÉTAL.

Les substances légèrement aromatiques, les baumes qui ont une odeur agréable, le camphre, les eaux distillées de fleurs d'orange, de tilleul, de muguet, de sureau, la verveine, et dans certaines circonstances les anti-spasmodiques.

2°. LES OPHTALMIQUES.

RÈGNE ANIMAL.

L'ambre gris.

RÈGNE MINÉRAL.

Le vitriol de zinc (sulfate de zinc), la tuthie, l'alun, l'extrait de saturne ou l'acétite de plomb.

RÈGNE VÉGÉTAL.

Le plantain, l'euphraise, la rose, le bluet, la ronce, et, en général, les plantes astringentes et résolutives, l'alkohol ou esprit-de-vin; le sucre candi.

3°. MÉDICAMENS PROPRES AUX MAUX DE GORGE.

RÈGNE MINÉRAL.

L'acide sulfurique très-étendu.

RÈGNE VÉGÉTAL.

L'aigremoine, l'argentine, la quintefeuille, le chèvre-feuille, les mures, l'herbe-à-Robert (*geranium*), le vinaigre, le miel.

4°. LES PECTORAUX OU BÉCHIQUES.

Voyez l'article *Expectorans*, classe des *Evacuans*. On peut y ajouter le lichen *pyxidatus*, spécifique de la coqueluche suivant quelques modernes.

5°. LES STOMACHIQUES.

On a fait mention des plus efficaces à l'article toniques ; on peut y ajouter le colombo, excellent stomachique suivant Desbois.

6°. LES HÉPATIQUES.

RÈGNE VÉGÉTAL.

L'aunée, la patience, la chélidoine, la gentiane, le colombo.

7°. LES SPLÉNIQUES.

Les mêmes que les hépatiques auxquels on peut ajouter le safran.

8°. LES DIURÉTIQUES. 9°. LES EMMENAGOGUES.	Il a été question de ces médicamens dans la classe des *Evacuans*

CLASSE IV.

POISONS.

RÈGNE MINÉRAL.

Tous les acides minéraux purs, les alkalis fixes et volatils purs, l'arsenic, le beure (1), le nitre (2) et le vitriol (3) d'antimoine, beaucoup de préparations mercurielles, comme le nitre mercuriel (4), le précipité rouge (5) le sublimé corrosif, les solutions de mercure par les acides végétaux, le verd de gris (6), les préparations salines d'or et d'argent, la pierre infernale (7), l'or fulminant (8). Ces différens poisons sont corrosifs; le plomb seul agit comme astringent et stupéfiant.

(1) Muriate d'antimoine sublimé.
(2) Nitrate d'antimoine.
(3) Sulfate d'antimoine.
(4) Nitrate mercuriel.
(5) Oxcide de mercure rouge par l'acide nitrique.
(6) Oxide de cuivre verd.
(7) Nitrate d'argent fondu.
(8) Oxide d'or ammoniacal.

On distingue trois sortes de poisons végétaux; 1°. les narcotiques; 2°. les irritans; 3°. les amers,

Narcotiques.

La jusquiame, le stramonium, la belladonne, la douce-amère, la morelle, l'opium, la mandragore, les pavots.

Irritans.

Le napel, le garou, les feuilles de renoncule, ses fruits, ceux de tithimales, des ésules, les semences des ésules, des euphorbes, des épurges, des fèves d'Ignace, les pignons d'Inde, la noix vomique, la noix d'acajou, les coigner du Levant, le staphis-aigre, la ceradille, l'euphorbe, (un des plus violens drastiques connus), les champignons, l'agaric de chêne, le colchique,

Amers.

Le quinquina, la gentiane, le colombo, les fèves d'Ignace, la petite centaurée, l'absinthe, l'aurone. Les patiences données à trop haute dose et continuées trop longtems deviennent des poisons dangereux. Il en en est de même de la famille des lauriers et des amandes amers (1).

RÈGNE ANIMAL.

Les cantharides, le venin de la vipère et des autres animaux vénéneux, le virus rabique, le virus vérolique, la peste. En général, ces poisons sont contagieux ; ce qui est particulier aux poisons de ce règne, car ceux des deux autres ne le sont pas.

On peut comparer le tableau qu'on vient de lire à une palette chargée de différentes couleurs : le peintre habile sait les choisir et les mélanger suivant l'effet qu'il veut produire.

Parmi les divers médicamens d'une même section le choix et le mélange ne sont pas indifférens. Il faut n'employer qu'avec la plus grande circonspection les substances du rè-

(1) Les poisons, en général, et sur-tout ceux du règne végétal, administrés avec prudence, peuvent être dans quelques circonstances d'une fort grande utilité pour la guérison de certaines maladies. Ceux qui désireront acquérir des connoissances sur cette matière doivent lire l'ouvrage de Stork, sur les poisons qui peuvent être utiles en médecine.

gne minéral et celles actives du règne végétal. On a traité en détail, dans le cours de cet ouvrage, de chaque substance en particulier, énoncée dans ce tableau.

FORMULAIRE
PHARMACEUTIQUE,

A l'usage des Hôpitaux militaires de la République Françoise.

AVERTISSEMENT.

En traçant ces formules, on n'a eu d'autre motif que de présenter, pour les hôpitaux militaires, un modèle de précision et de simplicité, qui rendit les prescriptions plus faciles et plus uniformes. La nature et l'art fournissent des secours très-nombreux : les officiers de santé choisiront dans le catalogue qui suit le formulaire, les moyens les plus appropriés à leurs vues et à leur expérience; et la pharmacie de l'hôpital auquel ils sont attachés, sera approvisionnée en conséquence. Mais dans tous les cas où il sera possible de remplacer les remèdes exotiques par les indigènes, les officiers de santé sont invités à les préférer, en attendant que la médecine françoise, devenue plus simple et plus sage, s'affranchisse tout-à-fait du tribut qu'elle paye encore à l'étranger.

Il est aussi de leur devoir d'examiner scrupuleusement ces formules et ce catalogue, de faire des notes sur les omissions, les superfluités, les défauts qui auroient pu échapper aux rédacteurs, afin que dans un tems plus opportun, on puisse donner à cette pharmacopée militaire, la perfection dont elle est susceptible.

Pour prévenir toute équivoque, on a conservé aux plantes leur nom le plus usité; mais relativement aux remèdes chimiques, on a cru devoir substituer aux vaines et ridicules dénominations des anciens, des titres plus conformes aux progrès de la science.

Sans doute il est à désirer que ces noms insignifians tombent insensiblement en désuétude ; mais dans la circonstance présente, on n'a dû s'écarter qu'avec réserve des dénominations vulgaires, dans la crainte des dangers auxquels on seroit exposé, dans les hôpitaux, si on substituoit tout-à-coup, au langage des praticiens, celui des chimistes modernes. Pour adopter exclusivement la nouvelle nomenclature, on attendra l'époque où les praticiens et les chimistes se seront complettement accordés sur les termes.

FORMULAIRE PHARMACEUTIQUE.

SECTION PREMIÈRE.

BOISSONS.

1. *Tisanne Commune.*

Prenez orge entier . . . . . *quatre livres.*
Après l'avoir lavé à l'eau chaude,
faites bouillir dans eau commune *soixante-quatre livres.*
Ajoutez vers la fin,
Racine de réglisse effilée . . . *quatre onces.*
Passez à travers un tamis de crin.

Nota. Cette tisanne peut être remplacée très-avantageusement par une décoction légère de polipode et de chiendent, par la petite-bière, par une dissolution très-légère de suc de réglisse; enfin, de plusieurs manières au gré des officiers de santé en chef, qui seuls ont le droit d'en prescrire la formule.

2. *Infusion Pectorale.*

Prenez espèces pectorales . . . . *une demi-poignée.*
Réglisse contuse . . . . *une once.*
Versez dessus eau bouillante . . . *douze livres.*
Laissez infuser pendant un quart-d'heure.

3. *Infusion de fleurs de Sureau.*

Prenez fleurs de sureau. . . . *une pincée.*
Versez dessus eau bouillante . *deux livres.*
Faites infuser huit ou dix minutes.

4. *Infusion de Sassafras.*

Prenez sassafras coupé menu. . . *une once.*
Versez dessus eau bouillante . . *huit livres.*
Faites infuser pendant quatre heures, dans un vase bien clos.
La dose sera de six onces, plusieurs fois répétée dans le jour.

5. *Décoction de Racine de Patience.*

Prenez racines de patience fraîches, *quatre onces.*
Faites bouillir dans tisanne commune . . . . *douze livres.*
A défaut de racines fraîches, on emploira les mêmes racines séchées, au poids de . . *deux onces.*

6. *Eau de Riz.*

Prenez riz bien lavé . . . . *une demi-once.*
Faites bouillir dans eau commune, *deux livres.* jusqu'à ce que le grain soit crévé.
Ajoutez, vers la fin, écorce d'orange séchée. . . . . *une dragme.*

7. *Décoction Blanche.*

Prenez mie de pain . . . . . . *deux onces.*
Faites bouillir dans eau commune *quatre livres.*
Ajoutez sur la fin canelle. . . *un scrupule.*
Faites fondre dans la colature, sucre . . . . *une once.*

8. *Solution de Gomme Arabique.*

Prenez gomme arabique pulvérisée *une once.*
Sucre . . . . *trois onces.*
Dissolvez dans eau commune . . *six livres.*

9. *Infusion Amère.*

Prenez espèces amères. . . . . *une demi-once.*
Versez dessus eau bouillante . *six livres.*
Faites infuser pendant une heure.

10. *Infusion de Graine de Lin.*

Prenez graine de lin, enfermée
dans un nouët . . . . *une demi-once.*
Réglisse contuse . . . . *une demi-once.*
Faites infuser pendant une heure
dans eau bouillante . . . . . . *quatre livres.*

11. *Décoction de Racine de Guimauve.*

Prenez racine de guimauve sé-
chée . . . . *six gros.*
Faites bouillir légèrement dans
tisanne commune . . . . *six livres.*

BOISSONS ACIDULÉES.

12. *Oxicrat.*

Prenez eau commune . . . . *deux livres.*
Vinaigre de vin jusqu'à une
agréable acidité. . . . . *quant. suffisante.*
Sucre . . . . *une once.*

13. *Limonade avec Suc de Citron.*

Prenez eau commune. . . . . *deux livres.*
Suc de citron . . . . *une onc .*
Sucre . . . . *deux onces.*
Nota. Cette limonade ne sera prescrite qu'autant qu'on pourra se procurer facilement des citrons.

14 *Limonade avec la Crême de Tartre.*

Prenez crême de tartre . . . . , . *trois gros.*
Sucre . . . . *six onces.*
Huile essentielle de citron . . . *une goutte.*
Mêlez exactement, jettez le mélange dans eau bouillante . . . *douze livres.*
Laissez refroidir.

Nota. A défaut d'essence de citron, on peut l'aromatiser avec une pincée de semence de fenouil, ou de coriandre.

15. *Limonade avec l'Acide du Tartre.*

Prenez acide du tartre concret . *vingt-quatre grains.*
Sucre . . . . *une once.*
Mêlez, faites fondre dans eau commune . . . . *deux livres.*

16. *Limonade Minérale.*

Prenez eau commune . . . . . . , *deux livres.*
Sucre . . . . *deux onces.*
Quelques gouttes d'acide sulfurique affoibli, pour donner à cette boisson une agréable acidité.

Nota. Le pharmacien en chef surveillera de près la préparation de cette boisson.

17. *Eau de Tamarins.*

Prenez tamarins . . . . *une once.*
Ajoutez, s'il est prescrit, nitre. *un demi-gros.*
Delayez dans un vase de fayance, en versant dessus peu à-peu eau bouillante. . . . . *deux livres.*
Passez avec expression.

18. *Petit-Lait.*

On coagulera le lait avec le vinaigre de vin, et on clarifiera le petit-lait avec le blanc-d'œuf.

Nota. Le petit-lait et la limonade au citron étant des boissons qu'il est quelquefois difficile de se procurer, l'officier de santé ne doit les prescrire que dans les cas absolument nécessaires, et lorsque les circonstances des tems et des lieux n'y apporteront pas d'obstacles.

19. *Bière Sapinette.*

Prenez bourgeons de sapin, et à leur défaut, feuilles du même arbre . . . . *une once.*

Racine de raifort sauvage. . . *une demi-once.*

Faites macérer pendant trois jours, dans un vase clos, avec bonne bière . . . . *quatre livres.*

La dose sera de quatre onces, deux fois par jour.

SECTION II.

APOZÊMES ET SUCS D'HERBES.

1. *Suc d'Herbes.*

Les plantes dont on est dans l'usage de prescrire les sucs, sont :

la bourrache,
la buglosse,
la chicorée sauvage,
le pissenlit,
la fumeterre,
le cerfeuil,
le cresson de fontaine associé à l'oseille et autres dites anti-scorbutiques.

La dose sera d'une à trois onces, une ou deux fois par jour.

2. *Apozême Anti-Scorbutique.*

Prenez racine de bardane . . . . . *deux onces.*
Faites bouillir dans eau commune *cinq livres.*
Réduites à quatre.
Après avoir retiré la décoction du feu, ajoutez :
Racine de raifort sauvage, coupée en menues tranches. . . . *une once.*
Feuilles récentes d'oseille . . . *une once.*
de cochlearia. . . . . . *une once.*
Passez avec expression. La dose sera de six onces, une, deux ou trois fois par jour.

Nota. Le cresson de fontaine sera substitué au cochlearia, à défaut de celui-ci.

3. *Apozême Apéritif.*

Prenez racines fraiches de chicorée sauvage ou de dent de lion, ou de l'une et de l'autre mélangées . . . . *deux onces.*
Feuilles des mêmes plantes. . . } *une poignée de*
d'oseille. . . . . } *chaque.*
Faites bouillir dans une suffisante quantité d'eau commune, réduite à . . . . *quatre livres.*
Passez avec expression. On ajoutera à chaque dose, la quantité de solution de terre foliée de tartre qui aura été prescrite.

Nota. A défaut des plantes fraiches, on en emploiera de seches, en diminuant un tiers des quantités prescrites.

4. *Apozême Diurétique.*

Prenez racines d'arrête-bœuf . . } *de chaque, une*
d'eryngium . . . . } *demi-once.*
de petithoux. . . . . }
Faites bouillir dans une suffisante quantité d'eau réduite à . . . . *six livres.*
Vers la fin de l'ébullition, ajoutez feuilles de pariétaire . . . . . *deux poignées.*
Passez. On ajoutera à chaque dose la quantité d'oxymel scillitique qui aura été prescrite.

5. *Décoction de Kinkina.*

Prenez kinkina concassé. . . . . . *trois onces.*
Nitre. . . . . *un gros.*
Faites bouillir dans sept livres d'eau que vous réduirez à . . . *six livres.*
Passez. La dose sera de six onces, deux ou trois fois par jour.

SECTION III.

EAUX.

1. *Eau Stibiée.*

Prenez tartre stibié . . . . *trois grains.*
Dissolvez dans eau tiède. . . . *douze onces.*
Divisez en trois parties égales, à prendre de quart en quart-d'heure, avec les précautions connues.

2. *Eau Cathartique.*

Prenez sel cathartique amer . . *une once.*
Nitre. . . . . *une demi-dragme.*
Faites dissoudre dans eau commune . . . . *une livre et demie.*
Divisez en quatre parties égales, qui seront prises de demi en demi-heure.

3. *Eau de Goudron.*

Prenez poix navale; ou goudron. *deux livres.*
Versez dessus eau commune. . *quinze livres.*
Agitez souvent, pendant trois jours. Passez la liqueur, et conservez-la pour l'usage.

La dose est de six onces, une ou deux fois par jour. Cette eau peut être coupée avec le lait.

4. *Eau Martiale.*

Prenez boule de Nanci . . . . . *dix à douze grains.*
Triturez l'espace de tems nécessaire, avec eau tiède. . . . . *une livre.*
Cette eau se divisera en trois doses, à prendre de demi-heure en demi-heure.

5. *Eau Anti-Syphilitique.*

Prenez mercure sublimé corrosif. *huit grains.*
Eau distilée. . . . . *une livre.*
La dissolution se fera toujours dans des vaisseaux de verre ou de fayance.

Nota. Chaque once de cette solution contenant un demi-grain de sublimé; les premières prises ne devront être, par jour, que de deux gros, puis de trois, de quatre, en augmentant successivement de trois jours en trois jours, jusqu'à ce qu'on soit parvenu à l'once.

Le véhicule sera une livre de décoction légère de racine de guimauve, mondée de son écorce, ou une dissolution d'un gros de gomme arabique dans une livre d'eau.

SECTION IV.

POTIONS.

1. *Potion Purgative ordinaire.*

Prenez feuilles de séné . . . . . *deux dragmes et demie.*
Sel cathartique . . . . *trois dragmes.*
Faites bouillir légèrement dans eau commune. . . . . *six onces.*
Faites une potion pour une dose.

2. *Potion Purgative Majeure.*

Prenez poudre cathartique . . . . *un scrupule.*
Délayez avec miel écumé. . . . *une once et demie.*
Ajoutez potion purgative ordinaire. . . . . *quatre onces.*
Pour une dose.

3. *Potion Purgative avec la Manne.*

Prenez potion purgative no 1. . . *quatre onces.*
Dissolvez manne . . . . *deux onces.*

4. *Potion avec Rhubarbe et Manne.*

Prenez rhubarbe. . . . . *une dragme.*
Faites bouillir légèrement dans suffisante quantité d'eau, réduite à . . . . . . , ... *quatre onces.*
Dissolvez manne. . . . . *deux onces.*

5. *Potion avec l'Ipécacuanha.*

Prenez ipécacuanha en poudre . *vingt grains.*
Delayez dans eau commune . *quatre onces.*
Pour une dose.

6. *Potion Confortante.*

Prenez vin rouge . . . , ... *quatre onces.*
Eau de mélisse. . . . . *un gros.*
Poudre de canelle. . . . . *dix grains.*
Sucre. . . . . *demi-once.*
Mêlez. Cette potion sera prise par cuillerées.

7. *Potion Cordiale.*

Prenez thériaque d'andromaque *une dragme.*
Vin généreux. . . . . *quatre onces.*
Sucre. . . . . . . ' . . . . *une demi-once.*
Cette potion se prend par cuillerées.

8. *Potion Cordiale Acidulée.*

Prenez infusion de menthe poivrée *quatre onces.*
Teinture de canelle. . . . . . } *une demi-dragme de chaque.*
Esprit de nitre dulcifié par distillation. . . . . }
Sucre blanc. . . . . *une demi-once.*
Mêlez, pour une potion qu'on administrera par cueillerées.

9. *Potion de Rivière.*

Prenez alkali fixe . . . . *un srcupule,*
Suc de limon, ou bon vinaigre *quant. suffisante:* jusqu'au point de saturation.
Ajoutez eau commune . . . . *trois onces.*
Ce mélange se fera auprès du lit du malade, qui le prendra au moment même de l'effervescence.

10 *Potion avec le Kinkina.*

Prenez kinkina en Poudre. . . . *une dragme.*
Sel ammoniac . . . . *six grains.*
Infusion amère. . . . . *quatre onces.*
Pour une dose. Cette potion peut être réitérée deux, trois ou quatre fois par jour.

11. *Potion avec le Kermès.*

Prenez gomme adragant . . . . *dix grains.*
Kermes minéral . . . . , *trois grains.*
Triturez, en y mêlant peu-à-peu
Syrop de guimauve . . . . . *une once.*
Ajoutez tisanne ordinaire . . *quatre onces.*
Pour une potion à prendre par cuillerées.

12. *Emulsion.*

Prenez amandes douces pelées. . *dix-huit.*
Eau commune . . . . *une livre.*
Sucre. . . . . *une once.*
Faites, selon l'art, une émulsion à prendre en trois parties égales.

SECTION V.

VINS ET TEINTURES.

1. *Vin Amer.*

Prenez espèces amères. . . . . *une once.*
Semences de coriandre . . . . . *deux gros.*
Bon vin blanc . . . . *quatre livres.*
Faites infuser à froid, pendant trente-six heures. Filtrez. Ajoutez eau-de-vie . . . . *deux onces.*
La dose sera de six onces.

2. *Vin Scillitique.*

Prenez squammes de scille séchées et coupées menues . . . . . *deux onces.*
Mettez dans un matras. Versez dessus vin blanc de bonne qualité. . . . . *deux livres,*
Laissez infuser à froid ; pendant trois jours, passez à travers un linge, et filtrez la liqueur ;
Ajoutez-y eau-de-vie . . . *deux onces.*
On en prescrira la dose ainsi que le véhicule.

3. *Vin d'Aunée.*

Prenez racine d'aunée seché . . *une once.*
de roseau aromatique *une demi-once.*
Vin blanc. . . . . *deux livres.*
Coupez les racines, faites-les infuser à froid pendant quatre jours ; filtrez, et ajoutez eau-de-vie. . . . . *deux onces.*
Conservez pour l'usage.

4. *Vin de Kinkina.*

Prenez kinkina grossièrement pulvérisé . . . . *deux onces*
Ecorce d'oranges . . . . *une demi-once.*
Mettez dans un matras; versez dessus vin blanc de bonne qualité . . . . *deux livres.*
Laissez digérer, pendant vingt-quatre heures, en remuant de tems à autre le mêlange.
La liqueur étant filtrée,
Ajoutez-y eau-de-vie. . . . . . . *deux onces et demie.*
La dose sera de deux à quatre onces.

5. *Vin Chalybé.*

Prenez limaille d'acier non-rouillée. . . . . *trois onces.*
Racine de roseau aromatique . *une once.*
Ecorce d'oranges . . . . *une once.*
Gérofle . . . . *un scrupule.*
Après avoir concassé le tout, faites infuser à froid, pendant quatre jours, dans bon vin blanc . . . . *quatre livres.*
Conservez pour l'usage. La dose sera d'une ou deux onces, une ou deux fois le jour.

6. *Vin-AntiScorbutique.*

Prenez racine de raifort sauvage . . *deux onces.*
Feuilles de cresson de fontaine } de chaque, une
de cochlearia . . . . . } poignée.
Semence de moutarde . . . . . . *une once.*
Sel ammoniac. . . . . *une demi-once.*
Pilez dans un mortier de bois ou de marbre; mettez ensuite dans un matras; et versez dessus.

Vin blanc de bonne qualité, *quatre livres.*

Laissez en digestion pendant trois jours ; ensuite filtrez et ajoutez eau-de-vie . . . . *quatre onces.*

La dose sera d'une à deux onces, une ou deux fois par jour.

7. *Teinture de Kinkina.*

Prenez écorce de kinkina. . . . . . *une once.*

Ecorce d'oranges séchée. . . . . *deux gros.*

Racine de gentiane . . . . . , *quatre gros.*

Versez dessus bonne eau-de-vie . *une livre.*

Faites digérer pendant six jours, dans un vase clos, filtrez et conservez pour l'usage.

La dose sera d'une demi-once à une once et demie, dans un véhicule approprié.

8. *Eau-de-Vie Cathartique.*

Prenez jalap en poudre grossière . *une once.*

Canelle concassée. . . . . *deux gros.*

Eau-de-vie . . . . *deux livres.*

Faites digérer pendant trois jours, au bain de sable, en agitant de tems à autre.

Filtrez.

Ajoutez sucre blanc. . . . . *une demi-livre.*

La dose est d'une à deux onces.

9. *Vinaigre Scillitique.*

Prenez squammes de scille séchées et coupées menues . . . . . *deux onces.*

Vinaigre de bonne qualité. . . *une livre et demie.*

Mettez le tout dans un matras, et laissez digérer pendant quinze jours, soit au soleil, soit à la douce chaleur d'un poële.

On filtre la liqueur, et on la conserve bien bouchée.

10 *Oxymel Scillitique.*

Prenez vinaigre scillitique . . . *une livre et demie.*
Miel blanc . . . . *trois livres.*
Faites cuire à une douce chaleur dans un vase de fayance (1), jusqu'à consistance convenable.

SECTION VI.

JULEPS.

1. *Julep Pectoral.*

Prenez infusion pectorale . . . *quatre onces.*
Gomme arabique en poudre. . *dix huit grains.*
Syrop de guimauve . . . . . *une once.*
Mêlez, pour une dose.

2. *Julep Anodin.*

Prenez tisanne commune . . . *quatre onces.*
Sucre. . . . . *une demi-once.*
Laudanum liquide . . . . . *dix gouttes.*
Pour deux doses qu'on administre à une heure d'intervalle.

3. *Julep Opiatique.*

Prenez opium. . . . . *un grain.*
Délayez avec oxymel simple. . *une once.*
Ajoutez tisanne ordinaire . . . *quatre onces.*
Ce julep se divisera en deux doses, entre lesquelles on laissera deux ou trois heures d'intervalle.

---

(1) C'est dans les préparations de ce genre qu'il faut éviter d'employer des vaisseaux de terre vernissée par le plomb, ou des vaisseaux de cuivre, quelque bien étamés qu'on les suppose.

4. *Julep diurétique.*

Prenez apozême diurétique. . . . *quatre onces.*
Sucre . . . . *une demi-once.*
Esprit de nitre dulcifié par distillation. . . . . *quinze gouttes.*
Faites un julep qu'on divisera en deux parties égales.

SECTION VII.

POUDRES.

1. *Poudre Cathartique.*

Prenez jalap en poudre. . . . . *cinq onces.*
Crême de tartre en poudre . . . *deux onces.*
Diagrède . . . . *une once.*
Mêlez exactement.
La dose sera de dix-huit grains à deux scrupules.

2. *Poudre Anthelminthique.*

Prenez coralline de Corse . . .
Semen - contra . . . .
Racine de fougère mâle . . .
} *de chaque, parties égales.*
Mêlez, et réduisez en une poudre très-fine.
La dose sera d'une demi-dragme à une dragme, dans un véhicule approprié, ou sous forme de bol.

SECTION VIII.

BOLS.

1. *Bol Purgatif.*

Prenez jalap en poudre. . . . . . *deux scrupules.*
Crême de tartre . . . . *douze grains.*
Mêlez avec suffisante quantité de miel, pour prendre sous forme de bol.

2. *Bol Anthelminthique.*

Prenez poudre Anthelminthique . *quarante-huit grains.*
Mercure doux . . . . *quatre grains.*
Miel . . . . *quant. suffisante.*
Divisez en bols pour une seule dose.

3. *Bol de Thériaque, avec Rhubarbe*

Prenez rhubarbe en poudre . . . *six grains.*
Thériaque . . . . *douze grains*
Mêlez. Faites un bol, qu'on peut réitérer deux, trois et quatre fois par jour.

4. *Bol Calmant.*

Prenez opium gommeux . . . . *un grain.*
Poudre de réglisse . . . . *douze grains.*
Conserve de roses . . . . *quant. suffisante.*
Faites un bol.

5. *Bol de Térébenthine.*

Prenez térébenthine de Vénise. *douze grains.*
Poudre de réglisse. . . . . . *quant. suffisante.*
Faites un bol qu'on répétera deux ou trois fois le jour.

6. *Bol Antimonial.*

Prenez Antimoine crud, porphirisé . . . . *un gros.*
Canelle en poudre. . . . . . . *un scrupule.*
Après avoir mêlé, ajoutez une suffisante quantité de conserve de roses, pour former dix-huit bols. On en donnera un, deux, trois ou quatre par jour.

7. *Bol Camphré.*

Prenez camphre. . . . . *six grains.*
Nitre en poudre . . . . *six grains*
Mêlez avec quantité suffisante de conserve de roses, pour former un bol, qu'on réitérera plusieurs fois par jour.

SECTION IX.

PILULES.

1. *Pilules Savoneuses.*

Prenez savon officinal . . . . . *quatre onces.*
Pilez-le dans un mortier de fer ou de marbre, avec quelques gouttes d'huile d'olives, pour en former des pilules de cinq grains, dont la dose sera depuis une jusqu'à quatre, par jour.

2. *Pilules Scillitiques.*

Prenez scille en poudre. . . . . *une demi-once.*
Savon officinal . . . . *deux onces.*
Oxymel Scillitique . . . . *quant. suffisante.*
Faites des pilules de trois grains. On en prescrira le nombre.

3. *Pilules Mercurielles.*

Prenez mercure purifié . . . . . *une once.*
Crême de tartre . . . . *une demi-once*
Diagrède . } De l'un et de l'autre pulvérisé. } *une once de chaque.*
Jalap . . . }
Eteignez le mercure avec la crême de tartre et un peu de syrop de noirprun, en continuant la trituration jusqu'à ce que les globules mercuriels aient entièrement disparu.
Ajoutez alors le jalap et le diagrède; et avec suffisante quantité du même syrop, formez

une masse qu'on divisera en pilules de quatre grains. On en prescrira le nombre, depuis deux jusqu'à huit, et même douze, si l'intention est de purger le malade.

Nota. A défaut de syrop de noirprun, on peut employer celui de capillaire ou de guimauve.

4. *Pilules de Ciguë.*

Prenez extrait de ciguë, préparé à la manière de Stork . . . . *deux onces.*
Ajoutez poudre de ciguë . . . . *quant. suffisante.*
pour former du tout une masse dont vous ferez des pilules de trois grains chacune
On en prescrira le nombre, depuis trois jusqu'à vingt et trente.

SECTION X.

COLLYRES.

1. *Collyre Vitriolique.*

Prenez vitriol de zinc . . . . *un scrupule.*
Faites dissoudre dans eau commune . . . . *six onces.*

2. *Collyre de Saturne.*

Prenez infusion de fleurs de sureau *quatre onces.*
Vinaigre de saturne . . . . *six gouttes.*
Eau-de-vie . . . . *deux dragmes.*
Mêlez

3. *Collyre Détersif.*

Prenez espèces vulnéraires . . . . *une pincée.*
Faites infuser, à chaud, dans
eau commune. . . . . *quatre onces.*
Passez. Ajoutez teinture de mirrhe et d'aloës, ... *six gouttes.*
Mêlez.

Nota. On n'ajoute pas ici un plus grand nombre de collyres, parce que le besoin et les circonstances en détermineront mieux la prescription

---

SECTION XI.

GARGARISMES.

1. *Gargarisme Adoucissant.*

Prenez décoction de racine de guimauve . . . . *huit onces.*
Miel écumé . . . . *une once.*
Mêlez.

2. *Gargarisme Détersif.*

Prenez feuilles d'aigremoine. . . } *de chaque, une pincée.*
de ronce. . . . . }
Faites bouillir légèrement dans
eau commune . . . . *huit onces.*
Passez et ajoutez à la colature
Miel rosat . . . . *une once et demie.*
Acide sulfurique, jusqu'à une
agréable acidité. . . . . *quant. suffisante.*

3. *Gargarisme Anti-Scorbutique.*

Prenez apozême anti - scorbutique *huit onces.*
Esprit ardent de cochlearia. . . . *deux dragmes.*
Miel écumé . . . . *une once.*
Ajoutez acide sulfurique, jusqu'à une acidité convenable.

4. *Gargarisme Anti-Septique.*

Prenez kinkina . . . . *une once.*
Faites bouillir dans suffisante quantité d'eau, jusqu'à réduction de. . . . . *huit onces.*
Ajoutez oxymel simple . . . . *une once.*
Mêlez. Ajoutez, selon les circonstances et la prescription,
Eau-de-vie camphrée . . . . *une demi-once.*
Sel ammoniac . . . . *douze grains.*

SECTION XII.

FOMENTATIONS ET INJECTIONS.

1. *Fomentation ou Injection émolliente.*

Prenez espèces émollientes . . . *une once.*
Faites bouillir dans
eau commune . . . . *quatre livres.*

2. *Injection ou Fomentation Résolutive.*

Prenez infusion d'espèces aromatiques . . . , ... *deux livres.*
Miel rosat . . . . *deux onces.*
On peut ajouter, au besoin, eau-de-vie camphrée . . . . *depuis deux dragmes jusqu'à une once.*

3. *Injection Anti-Septique.*

Prenez kinkina. . . . . *une once.*
Faites bouillir dans eau commune . . . . *deux livres.*
Ajoutez, sur la fin, fleurs de camomille . . . . *une demi-poignée.*
Passez. Ajoutez eau-de-vie camphrée. . . . . *deux onces.*
Conservez dans un vase clos.

Nota. Cette décoction peut être employée pour les fomentations anti-septiques.

4. *Lavement Ordinaire*

Prenez espèces émollientes . . . . *une poignée.*
Faites bouillir dans eau commune . . . . *quant. suffisante.*

5. *Lavement Adoucissant.*

Prenez décoction légère de semence de lin . . . . *quant. suffisante.*
Ajoutez à la colature huile d'olive . . . . *une demi-once.*

6. *Lavement Laxatif.*

Prenez décoction émolliente. . . *quant. suffisante.*
Ajoutez sel cathartique . . . . *depuis quatre gros jusqu'à six.*

7. *Lavement de Tabac.*

Prenez feuilles de tabac . . . . . *demi-once.*
Faites bouillir légèrement dans eau commune . . . . *une livre.*

8. *Lavement Stibié.*

Prenez feuilles de séné . . . . *une demi-once.*
Sel cathartique . . . . *trois gros.*
Faites bouillir dans suffisante quantité d'eau, réduite à . . *une livre.*
Ajoutez dans la colature tartre stibié . . . . *depuis six jusqu'à douze grains.*

SECTION XIII.

EAUX ET VINS POUR L'USAGE EXTÉRIEUR.

1. *Eau Végéto-Minérale.*

Prenez eau commune . . . . . . *deux livres.*
Extrait de saturne. . . . . *depuis deux gros jusqu'à quatre.*

Mêlez, en agitant.

2. *Eau Anti-Psorique.*

Prenez feuilles de tabac séchées . *quatre livres.*
Faites bouillir légèrment dans eau commune. . . . . *trente-deux livres.*
Ajoutez, sur la fin, alkali de soude. . . . . *quatre onces.*
Passez et conservez pour l'usage.
La dose est de quatre onces pour chaque friction, qui peut être réitérée deux fois le jour.

3. *Eau Vulnéraire.*

Prenez espèces vulnéraires. . . . . *deux onces.*
Versez dessus eau-de-vie double *quatre livres.*
Mettez en digestion pendant huit jours, filtrez et conservez pour l'usage.

4. *Vin*

4. *Vin Aromatique.*

Prenez espècess aromatiques . . . *deux onces.*
Vin rouge. . . . . *quatre livres.*
Mettez en digestion pendant douze heures. Passez avec expression. Conservez pour l'usage.

SECTION XIV.

LINIMENS.

1. *Liniment Anodin.*

Prenez huile d'olives. . . . . *une once.*
Laudanum liquide . . . . *depuis une demi-dragme, jusqu'à une dragme.*
Mêlez en agitant.

2. *Liniment Savoneux.*

Prenez huile d'hypéricum . . . . *deux onces.*
Eau vulnéraire par infusion. . *une once.*
Savon officinal . . . . *deux dragmes.*
Mêlez en triturant.

3. *Liniment Volatil.*

Prenez huile d'olives. . . . . *une once.*
Alkali volatil . . . . *une dragme et demie.*
Agitez jusqu'à ce que ces substances soient bien mêlées.

4. *Liniment Camphré.*

Prenez camphre. . . . . , *deux dragmes.*
Huile d'olives . . . . *deux onces.*

SECTION

SECTION XV.

CATAPLASMES.

1. *Cataplasme de Mie-de-Pain.*

Prenez mie-de-pain . . . . *une livre.*
Faites cuire jusqu'à consistance, dans suffisante quantité de décoction d'espèces émollientes.

2. *Cataplasme Émollient.*

Prenez espèces émollientes en poudre . . . . *une once.*
Farine de graine de lin . . . . *une once.*
Faites cuire dans suffisante quantité d'eau, jusqu'à consistance de cataplasme.

3. *Cataplasme Résolutif.*

Prenez cataplasme émollient . . . *huit onces.*
Ajoutez en l'agitant, vinaigre de Saturne . . . . *une demi-once.*

4. *Cataplasme Vineux.*

Prenez mie-de-pain . . . . *une livre.*
Vin aromatique . . . . *quant. suffisante.*
Sel ammoniac . . . . *deux dragmes.*
Faites cuire jusqu'à consistance requise.

5. *Sinapisme.*

Prenez graine de moutarde en poudre . . . . *une once.*
Levain . . . . *deux onces.*
Fort vinaigre . . . . *quant. suffisante.*
Mêlez en agitant.

6. *Cataplasme Vésicatoire.*

Prenez levain . . . . *quant. suffisante.*
Delayez avec un peu de vinaigre.
Etendez sur un linge et saupoudrez avec une quantité suffisante de Canharides pulvérisées.

SECTION XVI.

ESPÈCES.

1. *Espèces Emollientes.*

Prenez feuilles seches de mauve		
de guimauve . .		*parties égales.*
de bouillon blanc.		
de violier		

Incisez, mêlez et conservez pour l'usage.

2. *Espèces Amères*

Prenez feuilles seches de chamædris . . .	
de chicorée sauvage.	*de chaque parties égales.*
de trèfle d'eau .	
de fumeterre . . .	

Sommités de petite centaurée	*de chaque une once par livre des feuilles*
Fleurs de camomille romaine	

Incisez, mêlez et conservez pour l'usage.

3. *Espèces Apéritives.*

Prenez racines seches d'oseille	*de chaque, parties égales.*
de chicorée sauvage	
d'arrête bœuf . .	
d'éryngium. . . .	

Coupez, mêlez et conservez pour l'usage.

4. *Espèces Pectorales.*

Prenez feuilles sechées de capillaire	*de chaque ; une livre.*
de scolopendre . .	
Fleurs sechées de guimauve . . .	*de chaque ; une once.*
de mauve	
de tussilage . . .	
de pied-de-chat .	

Mêlez et conservez.

5. *Espèces Aromatiques.*

Prenez feuilles sechées de sauge	*de chaque ; quantité suffisante.*
de mélisse	
de thym	
de serpolet	
d'hyssope	
Feuilles et fleurs d'origan . . .	
Fleurs de lavande	
Bayes de genièvre concassées . .	

Mêlez et conservez.

Nota La classe des plantes aromatiques est très-étendue ; et à défaut de l'une on prendra l'autre.

6. *Espèces Vulnéraires.*

Les meilleures sont celles qu'on nous apporte de Suisse ; elles doivent faire partie de l'approvisionnement des pharmacies militaires.

SECTION XVII.

ONGUENS ET EMPLATRES,

Usités dans les Hôpitaux Militaires.

Onguent AEgyptiac.
d'Arcœus.
Basilicum.
de la Mére.
Populeum.
de Styrax.
Napolitain.
Gris.
Cérat jaune.
Emplâtre d'André de la Croix, *ou* Aggultinatif.
de Ciguë.
Diapalme ou simple.
Gommé.
Mercuriel.
de Savon simple.
de Savon camphré.
Vésicatoire.

SECTION XVIII.

Addition de quelques Formules de Médicamens officinaux, dont l'exécution entraîne peu de difficultés.

Nota. Les compositions officinales dont il est fait mention dans le présent formulaire, seront envoyées de Paris, préparées d'après le codex ; on ne présentera donc ici que les formules qui peuvent presque par-tout être exécutées par les pharmaciens chargés en chef du service d'un hôpital, ainsi que celles qui ont paru susceptibles de modifications propres à en rendre la préparation, pour ainsi dire, extemporanée

1. *Eau de Chaux.*

Prenez chaux récente. . . . . *demi-livre.*
Mettez-la dans une terrine, et arrosez-la avec une petite quantité d'eau, afin de la faire fuser. Lorsque la chaux sera éteinte et réduite en poudre, ajoutez-y : eau commune . . . . *huit livres.*

Agitez le tout avec une spatule de bois, et introduisez ce lait de chaux dans une grande bouteille de verre de grès, que l'on bouchera avec soin. La chaux gagnera bientôt le fond du vase, et la liqueur ne tardera pas à s'éclaircir.

Toutes les fois que l'on aura besoin d'eau de chaux, l'on en décantera la quantité prescrite, et l'on ajoutera à l'instant la même quantité d'eau commune ; l'on agitera de nouveau, et on laissera déposer, comme il est dit ci-dessus. Par ce moyen on aura toujours de bonne eau de chaux sous la main.

2. *Laudanum Liquide.*

Prenez opium coupé en petites tranches	*deux onces.*
Safran incisé	*quatre gros.*
Canelle concassée	*deux gros.*
Cloux de gérofle concassés	*un gros.*
Bon vin muscat de France	*une livre.*
Mettez le tout dans un matras et faites digérer à froid pendant sept à huit jours, en agitant souvent le mélange; filtrez et conservez dans une bouteille fermant avec un bouchon de liège.	

Nota. A défaut du vin ci-dessus, on prendra quatorze onces de bon vin blanc et deux onces de bonne eau-de-vie.

3. *Diascordium.*

Prenez feuilles de scordium	*une livre et demie.*
Fleurs de roses de Provins	de chaque, une demi-livre.
Racines de bistorte	
de gentiane	
de tormentille.	
Ecorce de cassia lignea	
de canelle	
Feuilles de dictame de Crète . .	
Semences de berberis.	
Storax calamite, et, à son défaut, baume du Pérou sec	
Galbanum	
Gomme arabique.	
Bol d'Arménie préparé.	*deux livres.*
Extrait d'opium.	de chaque, quatre onces.
Poivre long	
Gingembre	
Miel rosat	*trente-deux livres.*
Bon vin muscat, quantité suffisante, pour donner à l'électuaire la consistance convenable.	

Nota. On est communément dans l'usage de pulvériser

l'extrait d'opium, mais il sera plus exact et beaucoup plus sûr de faire dissoudre cet extrait dans une chopine de vin, que l'on mêle ensuite avec la quantité de miel prescrit pour former l'électuaire.

La formule que l'on donne ici est tirée du codex de Paris, et elle s'éloigne peu de celle que Fracastor a consignée dans son ouvrage *De Contagio et morbis contagiosis.*

Quelques auteurs pharmacologues, tels que Sylvius, Hoffmann, Lemery, Charas, se sont permis d'y faire des changemens, dictés plutôt par l'arbitraire que par une saine critique. Baumé n'a pas cru devoir corriger la formule du codex; nous l'imitons, en observant seulement que, depuis plusieurs années, le vrai storax calamite ne se trouve que rarement dans le commerce, et que la résine qu'on expose en vente sous cette dénomination, n'est qu'une monstrueuse sophistication qui doit être rejettée avec horreur, et c'est ce qui a déterminé le conseil de santé à remplacer le storax par le baume du Pérou, autre résine très-odorante, très-pure, et que la cupidité ne paroît pas encore avoir essayé d'altérer.

4. *Acide du Tartre.*

Prenez chaux éteinte à l'air et passée à travers un tamis . . . . *deux livres.*

Crême de tartre en poudre . . . . *six livres.*

Eau de rivière . . . . *seize livres.*

Faites bouillir l'eau dans une chaudière de fer, mettez-y, par parties, la crême de tartre et la chaux éteinte, en agitant avec une spatule de bois.

Lorsque la combinaison sera faite, on retirera la chaudière du feu; on décantera la liqueur; on lavera avec de l'eau pure le sel insolube. (C'est du *tartrite calcaire*, sel résultant de l'union de l'acide du tartre avec la terre calcaire).

Le tartrite calcaire étant bien lavé, l'on en séparera l'acide tartareux de la manière suivante :

Mettez dans une terrine de grès le tartrite calcaire. D'une autre part, affoiblissez vingt-huit onces d'acide sulphurique avec quatorze livres d'eau pure. Versez cet acide affoibli sur le tartrite calcaire, et agitez le tout avec une spatule de bois.

L'on décantera ensuite la liqueur surnageante la partie insoluble (*sulfate de chaux*). On la lavera à plusieurs reprises; on réunira toutes les liqueurs, et on les fera évaporer dans des vaisseaux de grès ou de verre, jusqu'au point de Crystallisation. On obtiendra par ces moyens un sel acide, désigné sous le nom d'*Acide du Tartre.*

Remarquez que si l'on préparoit sur les lieux l'acide du tartre, il ne seroit pas nécessaire de le faire crystalliser, et alors la dose de l'*acide du tartre fluide* seroit déterminée par la dégustation.

5. *Terre Foliée de Tartre liquide.*

Prenez potasse purifiée . . . . *un scrupule.*
Versez dessus bon vinaigre, jusqu'au point de saturation.

Nota. La liqueur résultante de ce mélange contient environ trente grains de terre foliée de tartre. Le mode qu'on indique ici est de Bœrhave; il est commode, expéditif, et donne un médicament aussi efficace que la terre foliée faite avec le vinaigre distillé.

6. *Extrait de Saturne.*

Prenez litharge en poudre . . . . . *cinq livres.*
Vinaigre de très-bonne qualité . . *dix pintes.*
Faites bouillir légèrement dans un vase de cuivre jaune, en agitant continuellement avec une spatule de bois, jusqu'à ce que le vinaigre soit saturé.
Ensuite on filtrera la liqueur, et on la fera évaporer, à une douce chaleur, jusqu'à ce qu'elle ait acquis la consistance d'un syrop clair.

7. *Ouguent Napolitain.*

Prenez mercure très-pur . . . . } *de chaque,*
Axonge de porc préparée . . . . } *parties égales.*
Triturez exactement, jusqu'à ce que les globules de mercure ayent entièrement disparu.

8. *Onguent Gris.*

Prenez onguent napolitain . . . . . . *deux onces,*
Axonge de porc. . . . . *huit onces.*
Mêlez exactement.

9. *Onguent Anti-Psorique.*

Prenez soufre sublimé . . . . *quatre onces.*
Sel marin décrépité . . . . *deux onces.*
Graisse de porc. . . . . *une livre.*
Mêlez exactement.

La dose, pour chaque friction, sera de deux dragmes, une ou deux fois par jour.

A défaut de graisse de porc, on fera un mélange d'huile d'olives et de suif de bœuf ou de mouton, jusqu'à consistance convenable.

10. *Onguent Ægyptiac.*

Prenez miel blanc. . . . . *quatre onces.*
Vinaigre fort . . . . *sept onces.*
Verd-de-gris pulvérisé . . . . . . *cinq onces.*

Faites bouillir doucement dans une petite bassine de cuivre, en agitant, sans interruption, avec une spatule de bois ; jusqu'à ce que le mélange cesse de se gonfler, et qu'il ait acquis une couleur rouge. Retirez alors la bassine du feu, et mettez le mélange dans un pot.

Cette composition, improprement appellée onguent, de rouge qu'elle étoit, ne tarde pas à noircir à sa surface, parce que le cuivre n'adhérant que foiblement au miel, se précipite au fond du vase. Pour l'employer sous la couleur qui lui est propre, il convient, chaque fois, de l'agiter en tout sens, pour ramener le cuivre dans toutes les parties du miel.

11. *Onguent d'Arceus.*

Prenez suif de Mouton . . . . *deux livres.*
Térébenthine . . . . } *de chaque, une*
Résine élémi . . . . } *livre et demie.*
Graisse de porc. . . . . *une livre.*

On fait liquéfier ensemble toutes ces substances à une chaleur modérée; on passe à travers un linge, et on agite l'onguent jusqu'à ce qu'il soit entièrement réfroidi.

12. *Onguent de Styrax.*

Prenez huile de noix . . . . *onze onces.*
Colophone . . . . *quinze onces.*
Résine élémi . . . . } *sept onces et demie*
Cire jaune . . . . } *de chaque.*

Faites fondre à petit feu, et ajoutez sur la fin :

Styrax liquide . . . . *sept onces et demie.*

Passez et agitez jusqu'au réfroidissement.

13. *Onguent Basilicum.*

Prenez poix-noire . . . . }
Poix-résine . . . . } *de chaque,*
Cire jaune . . . . } *six onces.*
Huile d'olives. . . . . *une livre et demie.*

Faites fondre et bouillir légèrement ensemble ces substances, et passez par un linge.

Nota. On trouvera au fond de la bassine une matière noire, qui s'est séparée de la poix; c'est une sorte d'extracto-résine que l'huile ne dissout pas.

14. *Onguent Brun ou de la Mère.*

Prenez graisse de porc	*de chaque, huit onces.*
Beurre frais	
Cire jaune	
Suif de mouton	
Litharge en poudre fine	
Huile d'olives.	*une livre.*

On met toutes ces substances dans une grande bassine, à l'exception de la litharge ; on les fait chauffer jusqu'à ce qu'elles fument ; on ajoute alors, peu-à-peu, la litharge, on agite continuellement jusqu'à ce que cet oxide de plomb soit parfaitement dissout, et que l'onguent ait acquis une couleur d'un brun foncé.

15. *Emplâtre Agglutinatif, ou d'André de la Croix.*

Prenez poix-résine.	*une livre.*
Résine élémi.	*quatre onces.*
Térébenthine de Vénise	*deux onces.*
Graisse de porc	*deux onces.*

Faites fondre le tout sur un feu doux. Passez à travers un linge et conservez cet emplâtre dans un pot.

16. *Emplâtre Vésicatoire.*

Prenez poix blanche	*de chaque, six onces.*
Térébenthine	
Cire jaune.	*deux onces.*
Cantharides en poudre	*quatre onces et demie.*

Faites fondre, à feu doux, la cire,

la poix blanche et la térébenthine. La bassine étant retirée du feu et la matière un peu réfroidie, ajoutez-y la poudre de cantharides, en agitant jusqu'au réfroidissement.

17. *Emplâtre simple.*

Prenez litharge en poudre	*cinq livres.*
Huile d'olives	*dix livres.*
Eau pure	*quant. suffisante.*

Faites cuire à grande eau jusqu'à ce que la litharge soit parfaitement dissoute, et que la masse emplastique ne s'attache plus aux doigts.

18. *Emplâtre Gommé.*

Prenez emplâtre simple	*quatre livres.*
Cire jaune . . . . }	*trois onces de chaque.*
Poix-résine . . . . }	

Faites fondre le tout sur un petit feu. D'un autre côté,

Prenez galbanum . . . . }	*de chaque, trois onces.*
Gomme ammoniaque . . . . . }	
Sagapenum . . . . }	
Térébenthine. . . . . }	

Les gommes-résines préalablement dissoutes dans du vinaigre, passées épaissies à consistance requise, seront parfaitement délayées dans la térébenthine prescrite; puis elles seront ajoutées, avec les précautions usitées, à la masse qu'on aura laissé réfroidir à demi.

19. *Emplâtre Mercuriel.*

Prenez emplâtre simple . . . . *cinq livres.*
Cire jaune . . . . *dix onces.*
Mercure . . . . *une livre.*
Térébenthine . . . . } *trois onces de*
Styrax liquide purifié . . . . . . } *chaque.*

Eteignez exactement le mercure avec le styrax et la térébenthine. Incorporez le tout dans l'emplâtre qu'on aura fait liquéfier avec la cire, sur un feu très-doux.

20. *Emplâtre de Savon.*

Prenez emplâtre simple . . . . *une livre.*
Cire jaune . . . . *une once.*
Savon . . . . *deux onces.*

Faites liquéfier l'emplâtre et la cire; ajoutez le savon que vous aurez ratissé; agitez jusqu'au réfroidissement.

21. *Emplâtre de Savon Camphré.*

Prenez emplâtre de savon du numéro précédent . . . . . *la quantité que vous voudrez.*

Et ajoutez pour chaque once camphre . . . . *dix grains.*

DES EXTRAITS.

L'on ne détaillera point les diverses manipulations usitées dans la préparation des extraits, on se contentera de rappeller aux pharmaciens les précautions générales qui doivent être observées, pour donner à ces médicamens la perfection dont ils sont susceptibles.

1o. Lorsque l'on aura à traiter des plantes aqueuses, telles que la chicorée, le pissenlit, la fumeterre, le trefle-d'eau, ect., il conviendra de les piler, d'en tirer le suc, que l'on dépurera à une douce chaleur, qu'on passera au blanchet, et qu'on fera évaporer d'abord sur un feu doux, jusqu'à consistance d'un sirop clair, pour en achever l'évaporation au bain-marie.

2o. Les sucs des plantes mucilagineuses, telles que la bourrache, etc., doivent être clarifiés avec le blanc d'œuf.

3o. Les plantes peu succulentes, telles que le chamædris, la petite centaurée, doivent être pilées et soumises à une légère décoction avec une quantité d'eau suffisante; l'on passera ensuite la décoction avec expression, et après l'avoir clarifiée et filtrée au blanchet, on l'évaporera avec les précautions indiquées plus haut. Il y a de l'avantage à employer les mêmes plantes seches, elles fournissent une plus grande quantité d'extrait.

4o. Les racines, les bois, les écorces, et, en général, toutes les substances seches, doivent être pilées; on les fera ensuite macérer pendant quelque tems dans l'eau; on pourra même les faire bouillir légèrement, etc., et l'on apportera les précautions indiquées plus haut, dans l'évaporation de l'eau employée comme dissolvant de la partie extractive.

5o. Lorsque les extraits sont prêts d'être achevés, et avant de retirer l'évaporatoire du bain-*marie*, il convient d'y ajouter quelques cuillerées de bonne eau-de-vie, en agitant fortement le mélange; par ce moyen l'on obtient des extraits bien unis, et qui se conservent sans se moisir.

60. A l'égard de l'extrait de ciguë préparé à la manière de Storck, il faudra avoir l'attention de conserver la fécule verte, qui se sépare pendant la dépuration du suc, pour l'incorporer à l'extrait lorsqu'il aura acquis la consistance syrupeuse; on continuera de le tenir sur le bain-*marie*, jusqu'à ce qu'il soit parvenu à la consistance qu'exige cette sorte de médicament.

CATALOGUE.

CATALOGUE.

Des Médicamens simples et composés, à l'usage des Hôpitaux Militaires.

DU RÈGNE VÉGÉTAL.

Absynthe, (grande et petite), *feuilles et sommités.*
Adraganth, *gomme.*
Aigremoine, *feuilles,*
Aloès, *suc épaissi.*
Amandes douces, *fruit.*
Ammoniaque, *gomme-résine.*
Anis, *semences.*
Arnica des montagnes, *feuilles et fleurs.*
Arrête-bœuf, *racine.*
Asperge, *racine.*
Aunée, *racine.*

Bardane, *racine.*
Baume de Copahu.
du Pérou.
Bourrache, *feuilles, fleurs.*
Buglosse, *feuilles, fleurs.*

Chausse-trape, *racine.*
Camomile romaine, *fleurs.*
Camphre.
Canelle, *écorce.*
Capillaire de Canada, de France, } *feuilles.*
Chardon bénit, *feuilles et sommités.*
Charbon-rolland, *racine.*
Centaurée (petite), *sommités en fleurs.*
Cévadille, *semences.*
Chamædris, *feuilles, fleurs.*
Chicorée sauvage, *racine, feuilles.*
Chiendent, *racine.*
Ciguë (grande), *feuilles.*
Cire jaune.
Citronnier, *fruit et feuilles.*
Cochlearia, *feuilles récentes.*
Cognassier, *fruit, semence.*
Coriandre, *semence.*
Cresson de fontaine, *feuilles récentes.*

Douce-amère, *tiges.*

Elémi (résine).

Fenouil doux, *racine, semence et feuilles.*
Fenugrec, *semence.*
Fraisier, *racine.*
Fumeterre, *feuilles et tiges.*

Galbanum, (gomme-résine).
Garance, *racine.*
Garou, *écorce.*
Gayac, *bois.*
Gentiane, *racine.*
Genièvre, *bayes.*
Gérofle, *fruit.*
Gingembre, *racine.*
Gomme-arabique.
Guimauve, *racines, fleurs, feuilles.*

Helminthocorton, ou Coralline de Corse.
Houblon, *feuilles et fleurs.*
Hypericum, *sommités fleuries.*
Hyssope, *feuilles et fleurs.*

Jalap, *racine.*
Ipécacuanha, *racine.*
Iris de Florence, *racine.*

Kinkina, *écorce.*

Lavande, *fleurs.*
Laurier, *bayes et feuilles.*
Lierre terrestre, *feuilles.*
Lin, *semences.*

Marjolaine, *feuilles et fleurs.*
Manne.
Marrube blanc, *feuilles et fleurs.*
Mauve, *feuilles et fleurs.*
Mastich.
Mélilot, *feuilles et fleurs.*
Menthe des jardins, } *feuilles.*
Poivrée. }
Mercuriale, *feuilles.*
Miel.
Moutarde, *semence.*
Myrrhe.

Oliban.
Olivier, *huile.*
Opium.
Opopanax, (gomme-résine).
Origan, *sommités fleuries.*
Oranger, *feuilles, fleurs fruit et son écorce.*
Orge, *grain entier, grain mondé.*

Pariétaire, *feuilles.*
Patience, *racines.*
Pavot blanc, *têtes et semences.*
Pervenche, *feuilles et fleurs.*
Persil, *racine.*
Peuplier noir, *bourgeons.*
Pied-de-chat, *sommités fleuries.*
Pin, { *Poix de Bourgogne.*
Noire.
Résine.
Colophone.
Térébenthine.
Poivre noir, *bayes.*
Pouliot, *feuilles et fleurs.*
Pissenlit, *racines et feuilles.*
Pyrèthre, *racine.*

Raifort sauvage, *racine.*
Réglisse, *racine.*

Rhubarbe, *racine.*
Ris, *semence.*
Ronce, *feuilles.*
Rose rouge, *pétales.*
Roseau aromatique, *racine.*
Romarin, *feuilles et fleurs.*

Sagapenum, (Gomme-résine).
Sapin, *bourgeons, feuilles.*
Safran, *étamines des fleurs.*
Salsepareille, *racine.*
Santonic, *semences.* (Semen contra).
Sassafras, *bois, racine et écorce extérieure de l'un et de l'autre.*
Scammonée, (gomme-résine).
Scille, *oignon.*
Scolopendre, *feuilles.*
Scordium, *feuilles.*
Seigle, *semences.*
Séné d'Alexandrie, *feuilles.*
Serpentaire de Virginie, *racine.*
Serpolet, *feuilles et fleurs.*
Styrax calamite.
liquide.

Tabac, *feuilles.*
Tamarin, *fruit.*
Tanaisie. *feuilles et fleurs.*
Thym, *fleurs et feuilles.*
Tilleul, *fleurs.*
Tormentille, *racine.*
Tussilage, *feuilles et fleurs.*

Valeriane sauvage, *racine.*
Véronique, *feuilles et fleurs.*
Vigne. { *Vin.* / *Tartre purifié, vulgairement Crême de Tartre.* / *Vinaigre.* }
Violette, *feuilles et fleurs.*
Uva ursi, *feuilles.*

ESPÈCES.

Espèces Amères.
Apéritives.
Aromatiqnes.
Espèces Emollientes.
Pectorales.
Vulnéraires.

SYROPS ET MIELS.

Syrop de capillaire.
de coings.
diacode.
de guimauve.
de noirprun.
Syrop d'œillets.
Miel écumé.
de roses rouges.
Oxymel simple.
scillitique.

CONSERVES.

Conserve de cynorrhodon.
Conserve de roses rouges.

ÉLECTUAIRES.

Diascordium.

Thériaque.

EXTRAITS.

Extrait de chicorée sauvage.
de ciguë.
de fumeterre.

Extrait de genièvre.
de réglisse.
de trefle d'eau.
Rob de sureau.

TEINTURES.

Teinture d'aloès.
de canelle.
de jalap, ou eau-de-vie cathartique.

Teinture de kinkina.
de myrrhe.
d'opium, ou laudanum liquide.

EAUX DISTILLÉES ET ESPRITS ARDENS.

Eau de mélisse spiritueuse.
de fleurs d'orange.
de roses pâles.
vulnéraire par infusion.

Esprit de cochlearia.
de vin ou eau-de-vie.
camphré,
rectifié.

DU RÈGNE ANIMAL.

Axonge de porc.
Cantharides.
Corne de cerf (rapure de), calcinée.

Eponges préparées.
Graisse de mouton.
Lait.
OEufs.

DU RÈGNE MINÉRAL.

MÉDICAMENS CHIMIQUES.

Acide sulphurique, improprement appelé *Huile de vitriol.*

Aacide sulphurique, affoibli par addition d'eau, (*Esprit de vitriol*).

Affoibli par addition d'esprit-de-vin, *Eau de Rabel.*

Dulcifié par distillation, vulgairement *Liqueur minérale anodine, d'Hoffman.*

Acide nitrique, vulgairement *Esprit de nitre.*

Dulcifié par distillation, vulgairement *Esprit de nitre dulcifié.*

Potasse caustique, vulgairement *Pierre à cauterre*

Carbonate de potasse, autrefois *Alkali végétal.*

Nitrate de potasse, vulgairement *Nitre.*

Acetite de potasse, vulgairement *Terre foliée de tartre.*

Carbonate de soude, autrefois *Alkali minéral.*

Muriate de soude, vulgairement *Sel marin.*

Ammoniaque, vulgairement *Alkali volatil fluor.*

Muriate ammoniacal, vulgairement *Sel ammoniac.*

Sulfate d'alumine, vulgairement *Alun crystallisé.*

Le même, privé de son eau de crystallisation, vulgairement *Alun calciné.*

Carbonate de magnesie, ou magnesie blanche.

Sulfate de magnesie, vulgairement *Sel cathartique amer,* ou *de Sedlitz.*

Bol de France, appellé communément d'*Arménie.*

Chaux récente.

Dissolution de chaux, vulgairement *Eau de chaux.*

Savon officinal.

MÉDICAMENS TIRÉS DES MÉTAUX.

DE L'ANTIMOINE.

Sulphure d'antimoine, vulgairement *Antimoine.*

le même porphyrisé.

Muriate d'antimoine, vulgairement *Beurre d'antimoine.*

Oxyde d'antimoine, sulphuré rouge, vulgairement *Kermès minéral.*

Oxyde d'antimoine, sulphuré vitreux, vulgairement *Verre d'antimoine.*

Tartrite de potasse antimonié, vulgairement *Tartre émétique.*

DE L'ARGENT.

Feuilles d'argent.

Nitrate d'argent fondu, vulgairement *Pierre infernale.*

DU CUIVRE.

Acétite de cuivre, vulgairement *Verd-de-gris.*

Sulfate de cuivre, vulgairement *Vitriol bleu.*

DU FER.

Limaille de fer.

Oxide de fer, vulgairement *Safran de mars, de Lemery.*

Rouge non lavé, vulgairement *Colcothar.*

Tartrite de fer liquide, vulgairement *Teinture de mars tartarisée.*

Tartitre de fer desseché, vulgairement *Boule de Nancy.*

Sulfate de fer, vulgairement *Vitriol verd.*

DU MERCURE.

Mercure purifié.

Sulphure de mercure rouge, vulgairement *Cinnabre.*

Oxide de mercure sulphuré noir, vulgairement *Æthiops minéral.*

Muriate de mercure doux sublimé, vulgairement *Aquila alba, Calomelas*, ou *Panacée.*

Muriate de mercure corrosif, vulgairement *Sublimé corrosif.*

Nitrate de mercure en dissolution, vulgairement *Eau mercurielle.*

Oxide de mercure par l'acide nitrique, vulgairement *Précipité rouge.*

DU PLOMB.

Acétite de plomb, vulgairement *Sel de saturne.*

Oxide de plomb demi-vitreux, ou *Litharge.*

Oxide de plomb rouge, vulgairement *Minium.*

Oxide de plomb blanc par l'acide acéteux, ou *Blanc de céruse.*

DU ZINC.

Sulfate de zinc, vulgairement *Vitriol blanc.*

MODELE DE CAHIER DE VISITE.

Visite des (*Fiévreux* ou *Blessés*,) *du premier germinal de l'an deuxième de la République Française, une et indivisible.*

Salle (1ere.).

Nos. des LITS.	NOMS DES MALADES.	NOMBRE DE JOURS depuis l'invasion de la maladie.	NOMBRE DE JOURS depuis l'entrée à l'hôpital.	ALIMENS du Matin.	ALIMENS du Soir.	REMÈDES et Prescriptions.	*Observations.*
1.	LAFONT, troisième Régim. d'Infanterie, Comp. Charles.	3.	1.	D. 1 B.	D. 2. B.	Tisane pect. Miell. Saig. du bras, à 6 onces. Lav. le soir.	Peripneum. Douleur aiguë au côté droit.
2. du n° 37.	SIMON.	12.	12.	S. v.	S.	Tis. comm. nit.	
3.	DESCHAMPS, premier Régim. de Cavalerie, Comp. le Franc.	36.	33.	P.	P.	Sortie.	Fièvre tierce, guérie après sept accès, sans kinkina.
4.	FLEURY, deuxième Régim. de Cavalerie, Comp. Michel.	14.	1.	D.	D.	Eau de Ris. Bol de Thériaque, d'un demi-gros.	Dissenterie. Mort à dix heures du matin.
5.	MILLOT.	25.	18.	M. o. v.	R. L.	Tis. pector. miell. Julep. anod. le soir.	Crachats purulents.
6.	DUCHEMIN.	38.	30.	Q. v.	Q. v.	Infus. sassaf. pil. scillit. soir et matin.	La Paracenthèse sera faite demain.

Explication pour l'intelligence de ce modèle ce Cahier.

Les tableaux au lit des malades, n'ayant point rempli l'objet d'utilité auquel l'ordonnance de 1781 les avoit destinés, soit parce qu'on n'en avoit pas saisi l'esprit, soit parce que le soin de remplir ces feuilles avoit été abandonné à des hommes peu propres à ce genre de travail, ces tableaux seront suppléés d'une manière très-précise et même plus avantageuse, en ajoutant quelques colonnes au cahier de visite. L'une indiquera le quantième de la maladie; l'autre, le nombre des jours écoulés depuis que le malade est à l'hôpital; la dernière, sous le titre d'*observations*, servira au médecin et au chirurgien, à tracer, au moment même de la visite, la note des crises et des symptômes frappans dont il est essentiel qu'il se rappelle le lendemain où les jours suivans. Aucune méthode ne facilitera mieux la correspondance des officiers de santé, ordonnée par les articles 5 et 15 du titre XIII, 19 et 20 du titre XIV, 8, 9, et 10 du titre XVIII du réglement concernant les hôpitaux des armées.

1°. Pour que l'officier de santé faisant la visite, puisse voir d'un coup-d'œil le tems qu'a parcouru la maladie, et celui que le malade a passé à l'hôpital, le pharmacien aura soin d'ajouter, chaque jour avant la visite, une unité aux nombres mis le premier jour sur les colonnes respectives de l'*entrée* et de la *maladie*. L'explication des exemples suivans, ne peut laisser aucune équivoque.

Lafont, nº. 1, entré le premier germinal, au troisième jour de sa maladie, demande 3 à la colonne du jour de la *maladie*, 1 à celle d'*entrée*. Le 2 germinal, il se trouvera 4 à la première colonne, et 2 à la seconde.

Simon, entré le même jour de l'invasion de sa maladie, le 21 ventôse, a 12 aux deux colonnes le premier germinal; le 2, il y aura 13 à l'une et à l'autre.

2°. Le jour où le malade entrera, et le jour de sa sortie, son nom sera suivi du numéro de son régiment et du nom de sa compagnie, comme on le peut observer aux nos 1 et 3, *Lafont* et *Deschamps*. Il en sera usé de même le jour de la mort, et on en indiquera l'heure à la colonne d'observations. Voyez *Fleury*, n°. 4; on y ajoutera le nom de la maladie : *Dissenterie*.

3°. Le jour de l'entrée, on portera le principal symptôme sur la colonne d'observations, comme *Lafont*, n°. 1, *Peripneumonie, douleur aigue au côté droit*.

4°. Le jour de la sortie, on inscrira le nom de la maladie dont le sortant a été guéri. Exemple : *Deschamps*, n°. 3, *Fièvre tièrce, guéri après sept accès, sans kinkina*.

5°. Dans le cours d'une maladie, on fera mention d'un symptôme nouveau dont on ne se seroit pas encore apperçu. Exemple : *Millot*, no. 5, *Crachats purulens*.

6°. Lorsque le chirurgien en chef, aura été appellé par le médecin, et réciproquement, on inscrira brièvement la décision prise. Exemple : *Duchemin*, n°. 6. *La parencenthèse sera faite demain*.

7°. Le jour qu'un malade aura obtenu la permission de changer de lit, ou lorsqu'il viendra d'une autre salle, on en fera mention à la colonne des numéros des lits. Exemple : *Simon*, n°. 2. — *Du* n°. 37.

8°. Quoique les abréviations destinées à désigner les alimens, soient indifférentes en elles-mêmes, cependant il est résulté des abus de leur variété arbitraire, lorsqu'on a voulu établir des comparaisons relatives aux consommations et aux comptabilités. Ensuite ces différences peuvent donner lieu à des équivoques de la part des officiers de santé, en passant d'un hôpital à l'autre, lorsqu'un même signe seroit, comme on l'a remarqué, adopté dans l'un pour désigner la diète, dans l'autre un œuf, ici la portion, là des pruneaux, etc.

Conformément à l'article 3 du titre IX du réglement, toutes les abréviations cesseront d'être arbitraires, et les suivantes seront les seules dont il sera permis de se servir, lorsque les objets ne seront pas spécifiés nominativement.

P. Portion entière.
3 Q. Trois quarts.
M. Demi-portion.

Q. Quart.
S. Soupe.
D. 2. 3. 4. b. Diète. Deux, trois quatre bouillons.
R. g. Riz au gras.
R. L. Riz au lait.
L. Lait.
S. L. Soupe au lait.
Pr. Pruneaux.
BLe. Boullie.
Pan^{de}. Panade.
O. Un œuf.
2 O. Deux œufs.
V. Portion entière de vin.
V. $\frac{1}{2}$ Demi-portion de vin.
VB. Vin blanc, portion entière.
VB. $\frac{1}{2}$ Demi-portion de vin blanc.

La quantité de vin doit être désignée, pour chaque distribution, comme celle des alimens.

9°. A l'égard des remèdes, il est des abréviations usitées de tous temps dans les hôpitaux militaires, et dont l'usage peut être continué, autant que les officiers de santé qui y sont employés les adopteront; mais les quantités ne seront plus désignées par des caractères pharmaceutiques, ni les substances par des caractères chimiques. On ne se servira que d'abréviations communes, et qui ne soient susceptibles d'aucune sorte d'équivoque.

10°. Enfin, indépendamment de la date placée en tête de chaque visite, par le pharmacien qui la suit, le médecin et le chirurgien en chef qui l'auront faite, la dateront de leur main avant de signer, et après l'avoir fait collationner devant eux, par le pharmacien et le chirurgien qui l'auront suivie, afin de prévenir toute erreur dans le relevé des alimens que doit faire le chirurgien, pour le remettre au directeur, après l'avoir signé.

11°. On rappelle aux pharmaciens la disposition de l'article 7 du titre IX du réglement, qui leur enjoint d'écrire très-lisiblement les prescriptions, et d'entretenir les cahiers dans la plus exacte propreté. On les prévient que les cahiers seront examinés par les inspecteurs, et qu'ils seront souvent demandés par la commission de santé, pour juger s'ils sont tenus conformément au réglement.

Arrêté au conseil de santé, le 26 frimaire de l'an 2 de la République, une et indivisible.

Signés, Daignan, Bayen, Parmentier, Hego, Heurteloup, Lassis, Laubry, Pelletier, Théry, Noel, Chevalier, Dubois.

Biron, méd. secrétaire.

TABLE DES FORMULES.

INSTRUCTION

Sur les moyens d'entretenir la salubrité et de purifier l'air des salles dans les hôpitaux militaires de la République ;

RÉDIGÉE

Par le Conseil de Santé du Département de la Guerre.

En exécution du Décret de la Convention Nationale, du 14 pluviôse de l'an deuxième de la République, une et indivisible.

APPROUVÉE, le 7 Ventôse,

PAR LE CONSEIL EXÉCUTIF PROVISOIRE.

INSTRUCTION

Sur les moyens d'entretenir la salubrité, et de purifier l'air des salles dans les hôpitaux militaires de la République.

LE ministre de la guerre a demandé au conseil de santé, en exécution du décret de la Convention Nationale, du 14 pluviôse dernier, une instruction sur les *moyens méchaniques et chymiques de prévenir l'infection de l'air dans les hôpitaux, et de les purifier, soit du méphitisme, soit des miasmes putrides.*

Pour remplir ces vues, le conseil de santé indique les moyens suivans, dont quelques-uns sont déjà insérés dans le réglement concernant les hôpitaux militaires; mais il est des vérités qu'on ne peut trop souvent reproduire.

MOYENS DE PROPRETÉ.

La propreté, si essentielle dans toutes les circonstances de la vie, est le plus puissant correctif des vices locaux de salubrité. Elle doit donc faire l'objet principal de l'attention de tous les agens des hôpitaux. Les officiers de santé, chargés plus particulièrement d'en surveiller l'observance, s'attacheront à convaincre les malades de l'influence directe qu'a la propreté, sur leur entier et prompt rétablissement. La persuasion peut beaucoup sur les hommes, lorsqu'elle est fondée sur l'opinion de l'intérêt que l'on prend à leur santé et à leur conservation; mais que son effet est bien plus efficace encore, quand elle est inspirée par le patriotisme et la fraternité! Que nos braves défenseurs n'oublient jamais que la propreté fut toujours une vertu chez les républicains.

A l'arrivée des malades à l'hôpital, leurs mains et leurs pieds seront lavés à l'eau tiède.

Les vases destinés à leurs usages seront souvent nettoyés.

Le linge salle sera porté dans le lieu le plus aéré de l'édifice, et suspendu sur des perches solides, sans être entassé, jusqu'à l'époque où il doit être blanchi.

Celui qui aura servi au pansement, sera ramassé sur-le-champ dans des paniers, et mis à tremper dans l'eau jusqu'à ce qu'il puisse être lessivé.

Les capotes et les couvertures seront battues de tems en tems, vergetées, fumigées avec le souffre en combustion, et envoyées au moins une fois chaque année au foulon.

La laine des matelas sera rebattue et cardée, autant qu'il sera possible, tous les six mois.

Les toiles des matelas et des paillasses seront souvent et parfaitement lessivées.

La paille des lits sera souvent renouvellée.

Les baignoires en bois seront peintes et vernies intérieurement et au dehors.

Il y aura dans les salles des baquets d'eau qu'on renouvellera souvent.

Le vinaigre consommé inutilement en fumigation, sera mêlé à l'eau, et employé en gargarismes, ou à arroser le plancher des salles, avant de les balayer.

On blanchira au moins une fois l'année, les murs et les plafonds des salles, avec un lait de chaux.

Les bois de lits et les croisées, les tables, les planchers même, seront lavés avec de l'eau de chaux ou une forte lessive alkaline.

Les vêtemens, les capottes, et en général tous les objets désignés sous le nom collectif de fournitures, qui auront servi à un militaire affecté d'une maladie contagieuse, ne seront de nouveau employés, qu'après avoir été purifiés par les moyens détaillés plus bas.

Les malades auront des crachoirs, et les draps qui en tiendront lieu, seront changés tous les jours.

Les lampes seront pourvues chacune d'un conducteur pour favoriser l'issue de la fumée au-dehors.

On observera toujours entre les lits et le mur un intervalle de deux à trois pieds.

Le nombre des lits contenus dans chaque salle, sera

irrévocablement déterminé et inscrit au-dessus de la porte d'entrée.

Ce nombre sera fixé conformément au réglement, d'après l'étendue, la forme, l'élévation et la disposition de la salle ; de manière que dans une salle dont le plafond aura dix à onze pieds de hauteur, les lits seront placés à deux pieds au moins l'un de l'autre, en observant que cet intervalle soit de deux pieds et demi, si le plafond n'a que neuf pieds d'élévation.

Quelqu'étendue qu'ait une salle, il sera expressément défendu d'y établir des rangées de lits dans le milieu.

Il sera interdit aux malades de passer réciproquement dans les salles où règnent des affections contagieuses.

On ne laissera point dans le voisinage des salles ou de l'hôpital, des eaux stagnantes, des tas de fumier, ni aucunes matières végétales ou animales en décomposition.

Les chaises-percées seront toujours assez nombreuses pour pouvoir en substituer sur-le-champ à celles enlevées à mesure des besoins ; cependant il n'en sera placé qu'auprès des malades affectés gravement.

On aura soin de tenir toujours de l'eau dans ces chaises et d'en laver exactement le siège.

Elles seront recouvertes extérieurement et intérieurement d'une forte couche à l'huile siccative.

La position vicieuse des latrines est, dans la plûpart des hôpitaux, l'une des causes les plus directes de l'odeur désagréable dont les organes sont frappés en y entrant ; quoique dans plusieurs endroits on ait cherché à procurer leur nettoyement et l'écoulement des matières, au moyen d'une eau courante. Mais souvent l'eau n'a pas assez de chasse, ou son défaut ne permet pas de l'employer. Il est très-rare d'ailleurs de trouver derrière les portes des latrines, des poids qui les ferment d'elles-mêmes. Il est plus rare encore qu'on ait pratiqué entr'elles et les salles, un vestibule intermédiaire avec des fenêtres transversalles et correspondantes, propres à renouveller continuellement l'air et à intercepter la communication de l'odeur. Ces précautions sont cependant les plus propres à diminuer l'influence de l'infection qu'exhale le voisinage des latrines.

Ne seroit-il pas possible de parer à cet inconvénient en éloignant les fosses d'une toise au moins des murs, et en pratiquant d'étage en étage des cabinets dans lesquels les malades se rendroient par des galeries solides, mais légères, où ils trouveroient cinq ou six sièges placés circulairement au-dessus des fosses?

Le siège des privés sera lavé tous les jours, et on fera de cet article de propreté, une règle de police extrêmement sévère.

Moyens Méchaniques.

Le meilleur moyen de prévenir ou de corriger les mauvaises qualités que l'air contracte dans les salles des hôpitaux, c'est d'y en introduire de dehors en même tems qu'on donne une issue à celui qui a été altéré par la respiration et les émanations des malades, sur-tout lorsqu'ils sont rassemblés dans un espace trop circonscrit.

Les cheminées, lorsqu'on y fait du feu, produisent ce double effet : mais elles ne sauroient échaufer la totalité de la salle au gré des malades; et les localités ne permettant pas toujours l'emploi de ce moyen, on y a suppléé par les poëles. A la vérité on a gagné du côté de l'économie du combustible et de la distribution de la chaleur; mais on a perdu du côté du renouvellement de l'air ; et jamais les poëles, vu leur construction, ne sauroient déterminer un courant d'air aussi volumineux que celui établi par une cheminée.

En effet, l'ouverture par laquelle l'air s'introduit dans les poëles, n'ayant que trois à quatre pouces, ne peut attirer qu'une colonne d'air de cette dimension, ensorte qu'il n'y a véritablement que cette quantité de renouvellée dans les salles, tandis que l'air qui n'est point sur la route de ce courant, reflue vers les lits et les murs; et comme, dans les rivières qui ont le plus grand mouvement, l'eau du milieu de leur lit coule avec rapidité, tandis que celle des bords reste, pour ainsi dire, immobile ; de même aussi l'air mis en action par une cause quelconque, s'échappe à travers les issues qu'on lui offre, repousse, dans les parties lattérales des salles, les couches voisines qui, éprouvant un véritable refoulement, se renouvellent difficilement et conservent long-tems leur caractère mal-faisant. Aussi a-t-on remarqué que les malades placés dans ces endroits, sont exposés à des accidens plus graves et guérissent moins aisément. Il faut donc mettre en jeu sur les différens points des salles, un agent assez puissant pour embrasser et entraîner la totalité du volume d'air qui y est renfermé.

Un moyen proposé depuis peu au conseil de santé, et qui a mérité son attention, est d'appliquer aux tuyaux des poëles actuellement employés dans les hôpitaux, les aspirateurs imaginés par *Salmon*, chirurgien-major de l'hôpital militaire de Nancy. Ce sont des cônes de tôle, de treize pouces de longueur, formant une espèce de trompe, dont la grande ouverture a neuf pouces de diamètre, et se terminant par une autre ouverture de trois quarts de pouce. Cette dernière extrémité s'introduit dans le tuyau du poële d'environ un pouce et demi de bas en-haut, et y est fixée d'une manière solide. A mesure que l'on pousse la chaleur du poële, les extrémités des aspirateurs qui sont dans le tuyau s'échauffent davantage et attirent à proportion l'air atmosphérique de la salle, qui est toujours disposé à se mettre en équilibre avec le courant d'air plus chaud qui circule dans ce tuyau. Cette attraction se fait avec une grande célérité, et à proportion de la masse d'air devenue méphitique.

Ce moyen ingénieux, dont on trouvera la gravure à la fin de la présente instruction, a été couronné du succès le plus complet; sans doute le tems le perfectionnera encore. Il renouvelle l'air sans qu'il ait servi à la combustion, et il va rendre les poëles propres à la salubrité de l'air, tandis que jusqu'à présent ils ont tant servi à le rendre mal-faisant.

Pour en favoriser l'effet, on placera des vases remplis d'eau fraîche sur les poëles, particulièrement sur ceux chauffés avec le charbon de terre.

Cependant quelque précieux que soit le moyen dont il s'agit, il ne peut opérer le renouvellement de l'air que pendant l'hiver; il faut dont chercher à le remplacer pour les autres saisons.

Le feu nous offre encore le même secours. C'est le fourneau ventilateur employé dans les mines de charbon de terre depuis plusieurs siècles; mais au lieu de le placer sur le comble du bâtiment, ne pourroit-on pas lui trouver une situation moins dangereuse et plus facilement praticable ?

Quand l'atmosphère est dans un calme parfait, le courant d'air est trop foible pour favoriser la sortie de celui de l'intérieur. Alors *Maret*, médecin de Dijon, a proposé de suspendre dans le milieu de la fenêtre située le plus favorablement, un brâsier allumé qui, raréfiant l'air en ce point, y détermineroit un courant assez rapide pour traverser la salle et entraîner une partie de l'air infect.

Il ne faut pas omettre non plus d'ouvrir chaque matin, toujours du côté opposé à celui d'où le vent souffle, les portes et les fenêtres des salles, de multiplier autant qu'il sera possible ces issues, d'en pratiquer de correspondantes pour donner un libre accès à la circulation de l'air, sur-tout pendant qu'on fait les lits et qu'on balaye les salles.

On déterminera encore le renouvellement de l'air, en pratiquant à la partie inférieure des fenêtres correspondantes, des guichets ou *vasistas* qui s'ouvriront à bascule, de manière à comprimer l'air qui, acquérant plus de force, donnera du mouvement à celui qu'il renouvellera, le déplacera et empêchera que les malades ne soient exposés trop immédiatement aux impressions du froid.

Comme il ne s'agit pas de bâtir des hôpiteux sur des meilleurs principes, on n'en a pas le temps, mais d'y approprier les maisons nationales destinées momentanément à cet usage, on ne sauroit donc trop accumuler les moyens supplétifs d'y renouveller l'air, et de diminuer les causes d'insalubrité.

En voici un bien simple, dont l'expérience journalière des galeries à mine a démontré les bons effets : c'est de pratiquer dans les murs, et sur-tout dans les angles des salles, des trous correspondans de bas en haut, en ouvrant successivement un du bas, un du haut opposé, en observant que les autres soient fermés ; par ce moyen on établit un courant qui balaye l'air stagnant.

L'expérience prouve que l'eau la plus vaseuse devient potable, et l'air le plus mal-sain propre à la respiration, au moyen du mouvement qu'on leur imprime ; dans l'un et l'autre cas. c'est toujours l'air qui a contracté de mauvaises qualités, qu'on expulse et qu'on remplace par un air plus pur. Or, cet avantage ne s'obtient que par l'agitation de ces deux fluides si essentiels à la vie; ce seroit donc une indifférence coupable, que de négliger rien de ce qui peut donner de la mobilité à l'air, et le renouveller.

On fera bien encore d'établir des ventouses dans les diverses parties des salles, et de les multiplier à raison de leur capacité, en se servant, par exemple, d'une tremie renversée avec un tuyau qui s'élève d'un plancher à l'autre, et une soupape qui s'ouvriroit et se fermeroit à volonté par une corde et une poulie. Car il ne faut pas se lasser de le répéter, les habitations dans lesquelles l'air se trouve stagnant, sont aussi préjudiciables à la santé que le sont les pays marécageux.

Pendant l'été, quand l'atmosphère est étouffante, on pourroit établir dans chaque salle un grand éventail qui, mis en mouvement à l'aide d'une corde, agiteroit l'air qu'il forceroit à sortir, et porteroit sur les malades une fraicheur salutaire.

L'usage des thermomètres sera adopté dans les hôpitaux; on fera en sorte que la température des salles n'excède jamais quinze à seize dégrés.

Lorsqu'il régnera des chaleurs excessives, on arrosera souvent le devant des salles, on distribuera çà et là, dans leur intérieur, des branches d'arbres récemment coupées, pour obtenir le rafraichissement tant désiré et si nécessaire.

Autant qu'il sera possible, on entretiendra des arbres, des arbustes et des plantes inodores, en pleine végétation, dans le voisinage de l'hôpital.

Moyens Chimiques.

Il ne suffit pas d'avoir empêché que l'air, par sa stagnation et le défaut de communication avec celui du dehors, contracte une disposition malfaisante; il faut encore attaquer ces particules morbifiques, qui exercent des effets funestes, même dans le milieu duquel on vient de parler.

On sait qu'il existe des maladies d'où résultent, peu

dent toute leur durée, des émanations d'autant plus terribles dans leurs effets, que la constitution de l'air qui les reçoit est vicieuse, que les plafonds des salles sont peu élevés, et qu'il s'y trouve un plus grand nombre d'hommes réunis. Ces émanations, ces germes même vivans après la destruction de leurs foyers, s'attachent et se fixent aux murs, au plancher, aux draps, aux couvertures, aux vêtemens, aux bois de lit : elles ont la dangereuse faculté de conserver long-tems la qualité *délétère*, comme aussi d'empoisonner continuellement l'air. Alors tous les moyens exposés précédemment deviennent insuffisans pour opérer la désinfection. Il faut le concours d'agens plus puissans.

Les parfums, de quelqu'espèce qu'ils soient, sont bien éloignés de posséder les propriétés merveilleuses qu'on leur a attribuées ; ils ne donnent, à cet égard, qu'une sécurité perfide. Pendant leur ignition dans un endroit circonscrit, ils consomment la portion d'air vital ou pur qu'ils soutirent de la masse atmosphérique. Quand ils ne font que se charbonner, la vapeur plus ou moins aromatique qui s'en exhale, est bien-tôt confondue dans l'air qu'elle vicie ; inspirée en masse par les malades qui en reçoivent les premières impressions, elle peut donner lieu à des désordres dans l'économie animale. Cette vapeur ne fournit point de nouvel air : étrangère à celui auquel elle se mêle, elle ne fait réellement que masquer les mauvaises odeurs, sans les anéantir. Hâtons-nous donc de proscrire les parfums.

Cette opinion sur les fumigations aromatiques, ne sauroit contrarier celle des anciens. Les forêts qu'ils ont consumées dans la vue de purifier l'air des contrées infectes, les grands bûchers composés de bois odoriférans, dont la flamme étoit dirigée sur les villes où régnoit une contagion, n'étoient autre chose que de grands feux employés à dessein de donner à l'air plus de mobilité, et de lui rendre, par le renouvellement, la pureté et l'élasticité qu'une cause quelconque lui avoit enlevée, toujours dans la supposition que ce fluide étoit le véhicule de tous les fléaux pestilentiels.

Dans plusieurs hôpitaux, le vinaigre a obtenu la préférence sur les substances aromatiques ; jetté sur une pèle rouge, il est journellement employé pour chasser les odeurs infectes et neutraliser les miasmes putrides disséminés dans l'atmosphère. Mais c'est encore une erreur de croire que, décomposé et réduit ainsi en vapeurs, il possède une pareille propriété; il ne fait, comme les parfums, que surcharger l'air, diminuer son ressort, et rendre encore plus sensible l'odeur infecte qu'on avoit voulu corriger.

Ce n'est point que le vinaigre, mis en expansion dans une bouteille à large orifice, ne puisse, comme tous les acides dans l'état de gaz, former des combinaisons avec les miasmes ammoniacaux putrides, les détruire et rendre à l'air dans lequel ils étoient comme dissous, sa pureté et son élasticité; mais son efficacité en pareilles circonstances, sur laquelle se réunissent toutes les opinions, ne sauroit être comparable à celle du vinaigre radical, et ce dernier est encore inférieur à l'agent dont il va être question.

Au nombre des moyens que la chimie a employés avec un succès qui tient du prodige, pour opérer cette dépuration, nous citerons le procédé que *Guiton*, représentant du peuple, a mis en usage en 1773, dans la ci-devant cathédrale de Dijon, infectée par des exhumations, au point qu'on fut obligé de l'abandonner.

Ce moyen consiste à répandre dans l'atmosphère, de l'acide muriatique (acide marin) en état de gaz, dégagé par l'intermède de l'acide sulphurique (huile de vitriol). Voici le procédé pour désinfecter une salle de 40 à 50 lits.

Après avoir évacué les malades sur une des salles de rechange, disposez dans le milieu de la salle vuide, dont les fenêtres et les portes seront fermées, un fourneau garni d'une petite chaudière ou capsule de fer à demi remplie de cendre tamisée sur laquelle on posera une capsule de verre, de grès, de fayance même, chargée de neuf onces de muriate de soude (sel marin) légèrement humecté, avec une demi-once au plus d'eau commune.

Le feu étant allumé et la capsule échauffée, on versera sur le sel marin quatre onces d'acide sulphurique, ou huile de vitriol du commerce. En un instant l'acide sulphurique agira sur le sel marin, dont l'acide se mettra en expansion. L'opérateur qui sera le pharmacien en chef, ou un de ses aides versé dans le manuel des opérations chimiques, se retirera en fermant la porte sur lui et emportant la clef.

Douze heures après on entrera dans la salle; on ouvrira portes et fenêtres pour établir des courans d'air et évacuer celui qui pourroit être encore chargé d'acide.

On donnera une plus grande latitude d'utilité à ce procédé en l'appliquant aux salles même remplies de malades, toutes les fois que les officiers de santé le jugeront nécessaire; ainsi, lorsqu'on aura reconnu que l'air d'une salle est surchargé de miasmes animaux, et a besoin de cet excellent purificateur, il suffira de faire le tiers du mélange ci-dessus et même moins, et de la parcourir plus ou moins lentement et dans tous les points, le réchaud à la main, au moment où le gaz se met en expansion. Lorsque la alle sera jugée suffisamment remplie de gaz acide muriatique, on transportera l'appareil dans les latrines, afin que les dernières portions gazeuses que le mélange pourra continuer de fournir, servent à neutraliser les gaz ammoniacaux putrides qui se développent continuellement dans les privés.

Cette opération, qui n'occasionne aucune sensation désagréable ni incommode, suffira néanmoins pour sanifier une salle, et on pourra l'employer tous les jours, et même plus souvent, d'une manière partielle, dans les salles où un ou plusieurs malades affectés de gangrene ou de quelqu'autre maladie putride, répandroient des miasmes dangereux. Dans un cas d'urgence, s'il se trouve dans la pharmacie de l'acide muriatique concentré (acide marin fumant) on obtiendra le même effet en portant dans les salles la bouteille ouverte, et si cet acide n'est pas assez concentré, on le chauffera pour le réduire en état de gaz. Enfin, on répetera ces différens procédés toutes les fois qu'il sera jugé nécessaire par les officiers de santé, ainsi que cela se pratiquoit pour les inutiles et même dangereuses fumigations aromatiques.

Il sera prudent qu'avant l'opération, les officiers de santé en chef se réunissent pour prendre une connoissance positive de l'état des malades, et que quand l'atmosphère de la salle se trouvera remplie de gaz muriatique, ils puissent observer avec plus de certitude si les individus qui y seront exposés, éprouvent quelques changemens qu'il soit possible d'attribuer directement ou indirectement à l'action de ce destructeur des miasmes putrides : cette précaution servira à augmenter la confiance de tous, et peut-être à perfectionner l'application du moyen.

Les chirurgiens sont prévenus de ne pas laisser leurs instrumens dans la salle où le gaz muriatique sera en expansion, vû qu'il se porte sur le fer et le rouille en un instant. De leur côté, les pharmaciens, pour ne rien perdre, réuniront tous les résidus des divers mélanges, et ils en retireront un produit qui est le sulfate de soude.

On conçoit que quand il s'agit de répandre une grande quantité de gaz muriatique, le dégagement ne doit s'opérer dans les salles qu'on veut desinfecter avec leurs fournitures qu'au préalable les malades n'en soient évacués. L'unique moyen pour y parvenir, c'est d'avoir toujours dans chaque hôpital, une salle de rechange pour recevoir les malades de la salle qu'on aura jugé nécessaire de désinfecter. Cette salle, sous quelque prétexte que ce soit, ne pourra être consacrée qu'à cet usage salutaire ; et dans les grands hôpitaux il en sera réservé deux pour cette opération.

La salle ainsi sanifiée, servira à son tour de salle de rechange, et ainsi successivement jusqu'à ce que toutes les salles soient purifiées, et que les miasmes disséminés à la surface et dans l'atmosphère de l'hôpital se trouvent neutralisés et détruits, qu'en un mot l'air en soit renouvellé en entier.

Dans la salle où s'exécutera l'opération en grand, on exposera à l'action du gaz muriatique les couvertures, les matelats, les vêtemens et généralement tous les tissus de laine qui auront servi dans certaines maladies, de manière que la vapeur puisse atteindre toutes les surfaces des matières qui recéleroient quelques miasmes putrides. On en fera autant dans les corridors et dans toutes les avenues qui conduisent aux salles.

L'acide muriatique oxigène ayant encore plus d'énergie, comme l'a observé *Fourcroy*, représentant du peuple, sera préféré pour cette opération; ainsi lorsqu'on pourra se procurer aisément de l'oxide de Manganèse, on en ajoutera une petite quantité au mélange ci-dessus. A cet effet on fera entrer cet oxide métallique dans les approvisionnemens des pharmacies.

On a employé dans les mêmes vues, et avec succès la combustion du souffre, mais le gaz sulfureux qui s'en dégage n'est pas aussi facile à manier; d'ailleurs il ne s'élève point avec autant de facilité jusque dans les hautes régions. Il ne sauroit donc remplacer aussi avantageusement les vapeurs de l'acide muriatique qui, par leur extrême expansibilité, se répandent promptement dans les couches supérieures et inférieures; s'emparent avec avidité des miasmes putrides qui s'y trouvent condensés, miasmes dont la nature paroît tenir de l'ammoniac (l'alkali volatil), et que l'acide muriatique va saisir par-tout où il peut exister. Cependant il convient de ne pas négliger la combustion du soufre.

Les moyens d'explosion et de déflagration employés jusqu'à présent pour purifier une salle, tels que le nitre enflammé, la poudre à canon, la commotion imprimée par une arme à feu; tous ces moyens n'agissent que par l'effet méchanique, ne font que déplacer et changer l'air pour l'instant; et on ne peut compter longtems sur leur efficacité; d'ailleurs il ne s'en dégage que du gaz azote et du gaz acide carbonique. Le lait de chaux lui-même, qui absorbe l'acide carbonique, ne paroît pas anéantir les miasmes morbifiques.

Il n'y a point jusqu'à ces ventilateurs compliqués, tant prônés, qui appréciés à leur juste valeur, n'aient encore qu'un médiocre avantage. Ils ne font qu'embarrasser par l'espace qu'ils occupent dans les salles, et sont plutôt un obstacle à la libre circulation de l'air, qu'un moyen assuré de le renouveller en entier.

Aujourd'hui que l'on a fait des connoissances chimiques, une heureuse application à nos premiers besoins, qu'il est aussi facile d'analyser l'air que les autres fluides, qu'on peut, en un instant, constater sa nature et lui restituer les qualités spécifiques dont il a besoin pour servir à l'entretien de la vie, on ne sauroit trop inviter les officiers de santé en chef de chaque hôpital, à mettre au nombre de leurs fonctions les plus essentielles, celles de s'assurer*, de temps en temps, de la constitution de l'air des salles pris dans les angles et vers le chevet des lits des malades.

L'expérience est simple : Elle consiste à entrer dans la salle, muni de deux bouteilles de verre blanc, l'une remplie d'eau pure jusqu'à l'orifice, et l'autre d'eau de chaux. On vuide la première dans l'endroit dont on desire de connoître la qualité de l'air; on y ajoute à l'instant la moitié de l'eau de chaux de la seconde bouteille; on bouche le vase exactement et on l'agite. La quantité du précipité et la promptitude avec laquelle il s'opère, serviront à déterminer la nécessité et l'urgence du gaz muriatique; car il paroît vraisemblable, d'après les nouvelles connoissances sur la nature de gaz, que dans les salles suspectées d'insalubrité, les miasmes putrides sont toujours accompagnés d'une assez grande quantité d'acide carbonique.

L'eau de chaux offrant le moyen le plus économique et le plus efficace de purger l'air du gaz acide carbonique qu'y porte nécessairement la respiration d'un grand nombre d'individus rassemblés, et cet acide étant d'autant plus dangereux que sa pesanteur le retient dans la région inférieure, on pourroit remplir d'eau de chaux des écuelles et en laisser dans chaque salle. La promptitude avec laquelle la pellicule se forme, est le meilleur eudiomêtre pour reconnoître la présence du gaz acide carbonique; car ceux de Fontana, de Volta et de Scheele n'indiquent guère que l'air épuisé d'air vital.

CONCLUSION.

De ce procédé, il résulte que la propreté ayant une influence marquée sur la salubrité des hôpitaux, son observance dans toutes les parties rendra l'emploi des moyens méchaniques et chimiques indiqués, ou moins fréquemment nécessaires, ou plus efficaces dans leurs effets. Ainsi, pour renouveller l'air des salles, et détruire le méphitisme qui y règne ordinairement, on observera :

1°. Qu'il ne séjourne dans les hôpitaux aucun foyer d'infection; que les malades n'y soient pas entassés; que ës vases destinés à tous leurs usage soient parfaitement nettoyés; que les vêtemens, les capotes et les couvertures soient exposés à l'action de l'acide muriatique ou du gaz slufureux, quand ils auront servi à des militaires affectés de maladies contagieuses; que le linge de corps, de lit et de service, soit parfaitement lavé, les murs et les planchers journellement balayés;

2°. Que le feu bien dirigé étant le moyen le plus assuré pour prévenir la stagnation de l'air, établir de grands courans, augmenter son mouvement et le renouveller, il convient de multiplier ces courans, à raison de l'étendue et de la forme du local, de leur donner toujours une direction telle, qu'ils balayent de tous les points de la salle l'air infect qui s'y trouve; que les aspirateurs fixés aux tuyaux des poëles sont jusqu'à présent, l'instrument le plus propre à opérer cet effet; qu'on ne doit en aucun temps négliger d'ouvrir les issues pratiquées aux portes, aux fenêtres, aux angles des murs; que la végétation dont la nature se sert pour entretenir et rétablir la salubrité de l'air, doit être comprise au nombre des moyens employés pour obtenir la salubrité dans les hôpitaux.

3o. Qu'enfin les moyens de propreté et les moyens méchaniques destinés à produire les effets indiqués, sont quelquefois impuissans contre les miasmes ammoniacaux putrides, que certaines maladies versent dans l'atmosphère; que le gaz muriatique ordinaire, et le gaz muriatique oxigèné possèdent éminemment l'avantage de saisir ces miasmes par-tout où ils se sont accrochés, de les décomposer et de les neutraliser; que cette opération doit s'exécuter en grand, et successivement dans toutes les salles de l'hôpital, au moyen d'une salle vuide que l'on appellera *salle de rechange*, toujours réservée exclusivement à recevoir les malades de la salle qu'on purifiera, et à la faveur de laquelle la totalité de l'hôpital pourra être complettement sanifiée et délivrée d'un principe aussi meurtrier; mais comme la chaux a la propriété d'absorber promptement le gaz acide carbonique, on disposera dans les encoignures des salles des baquets dans lesquels on tiendra du lait de chaux, que l'on agitera de temps en temps, et que l'on aura soin de renouveller.

Le

Le conseil de santé n'ayant pas voulu indiquer à ses collaborateurs un procédé qui pourra être nouveau pour plusieurs d'entr'eux, sans s'être assuré en même tems de son efficacité dans les établissemens militaires qui sont à sa portée, a chargé des commissaires pris dans son sein, de se rendre aux hôpitaux de Saint-Cyr, de Franciade et du Gros-caillou, pour en faire l'épreuve.

Le résultat de leurs expériences prouve incontestablement que le moyen proposé pour désinfecter les salles des hôpitaux, par le gaz acide muriaque, peut-être exécuté sans inconvénient et avec le plus grand avantage, dans les salles habitées comme dans celles qui ne le sont pas, en observant toute-fois de dégager, dans les premières une moindre quantité de gaz.

Sans doute il peut exister d'autres moyens médicaux propres à combattre avec succès les vices de localité et d'encombrement que les circonstances de la guerre ont presque rendu inévitables; on s'en rapporte entièrement au zèle, aux lumières et au dévouement civique des officiers de santé, pour n'en négliger aucun. *Daignan*, l'un des membres du conseil de santé, a depuis long-tems consacré un ouvrage à cet objet d'un intérêt majeur, sous ce titre : *Ordre du service des hôpitaux militaires etc.* On trouvera aussi dans les auteurs qui ont traité des maladies des armées et des fièvres contagieuses en général, des pratiques plus ou moins efficaces contre l'infection.

Mais ce n'est pas seulement dans les hôpitaux militaires, que les conseils proposés seront utiles : les hôpitaux civils, les cazernes, les maisons d'arrêt et de détention, et en général tous ces aziles où sont rassemblés beaucoup d'hommes, et principalement d'hommes affectés physiquement ou moralement, peuvent être également infectés par un air vicié, et exiger l'emploi des mêmes précautions, pour prévenir ou éteindre cette source d'exhalaisons toujours pernicieuses.

Nous ne pouvons d'ailleurs nous dispenser de faire remarquer, avant de finir, qu'en présentant un grand nombre de moyens pour prévenir l'infection de l'air dans les hôpitaux, et pour les purifier, soit du méphitisme, soit des miasmes putrides, nous avons eu en vue de les rendre supplétifs les uns des autres. Sans doute ils n'ont pas tous la même énergie, mais tous ont des effets analogues ; et on ne sauroit réunir trop d'armes victorieuses contre un pareil ennemi. Leur emploi mettra en état d'en apprécier encore mieux le mérite, et le plus ou le moins d'attention que chacun d'eux peut exiger, à raison des circonstances locales. Telle est notre réponse à quiconque seroit tenté de regarder ce surcroit de préservatif comme une superfluité.

L'amour de la patrie et de l'humanité, la reconnoissance due à nos généreux défenseurs, le civisme des officiers de santé et des employés des hôpitaux militaires, répondent à la république qu'ils s'empresseront de concourir, chacun en ce qui le concerne, à opérer le bien qu'on doit attendre de l'adoption et de l'exécution des moyens qui leur sont offerts.

A ces puissantes considérations, se réunit leur propre intérêt : vivant, pour ainsi dire, au milieu du foyer des émanations morbifiques, ils deviennent journellement, par l'oubli des précautions qui peuvent les garantir, victimes eux-mêmes du fléau dont le préservatif et le remède sont l'objet de la présente instruction.

Fait au Conseil de Santé le cinq Ventose, l'an second de la République Françoise, une et indivisible.

Les membres du Conseil de Santé.

Signé DAIGNAN, BAYEN, PARMENTIER, HEGO, HEURTELOUP, LASSIS, PELLTIER, THERY, CHEVALIER, ANT. DUBOIS, BIRON, *Méd. - Secrétaire.*

Le ministre de la guerre ordonne aux commissaires ordonnateurs en chef des armées, à ceux employés dans les divisions militaires, aux commissaires des guerres, officiers de santé et employés des hôpitaux militaires, chacun en ce qui le concerne et sous leur responsabilité respective, d'exécuter et faire exécuter les procédés indiqués dans la présente instruction.

L'Adjoint au ministre de la guerre, pour la deuxième division.

Signé GAUTIER.

Explication de la Planche.

A. Poële.

B. Tuyau du poële.

CC. Aspirateurs en tôle, décrivant un cône, ayant treize pouces de longueur. Le pavillon de cette espèce de trompe a neuf pouces de diamètre, et se termine par une ouverture de trois quarts de pouce : cette dernière extrémité est introduite dans le tuyau du poële d'un pouce et demi de bas en haut, et y est fixée solidement.

TABLE FRANÇOISE,

Des Matières contenues dans le Tome deuxième.

A

B

C

Craye

D.

E

F

G

H

I

K

L

M

N

O

P

d'éponge

Q

R

S

T

V

Y

Z

TABLE LATINE

Des Médicamens simples dont il est parlé dans ce Volume.

A

B.

C.

D.

E.

F.

G.

H.

I.

K.

L.

M.

N.

Nephreticum

O.

P.

Q.

R.

S.

T.

V.

Z.

ERRATA.

Page 1 ligne 4 d'en bas, souffrent, *lisez* souffre.
3 26 tapissent, *lis.* tapisse.
27 6 qu'on, *lis.* ce qu'on.
43 24 au puissant, *lis.* un puissant.
44 24 proptement, *lis.* promptement.
56 17 enhallans, *lis.* exhalans.
59 8 *officinis*, lis. *officinalis*.
68 6 clématile, *lis.* clématite.
84 19 unis, *lis.* mis.
99 4 d'en bas *scandeus*, lis. *scandens*.
100 8 *Sambueus*, lis. *Sambucus*.
105 *pénultième*, fomentions, *lis.* fomentations.
114 *pénultième*, virulens, *lis.* violens.
120 *dernière*, onédulcoré, *lis.* édulcoré.
127 *dernière*, fomentions, *lis.* fomentations.
134 11 fomentions, *lis.* fomentations.
135 10 *Menthastrune*, lis. *Menthastrum*.
147 17 Coquelicocq, *lis.* Coquelicot.
152 6 *Pencedani*, lis. *Peucedani*.
157 4 bûrlante, *lis.* brûlante.
ibid. 7 et 8 d'épispatique, *lis.* d'épispastique.
ibid. 10 *Rarhani*, lis. *Raphani*.
159 4 fougeuse, *lis.* fongueuse.
161 *tinetorum*, lis. *tinctorum*.
163 14 *Salvae*, lis. *Salviae*.
166 11 et 12 Sarsepareille, *lis.* Salsepareille.
169 7 et 8 *Germandrée*, ajoutez *d'eau*.
171 1 *viri*, lis. *vivi*.
182 14 fleurs, *lis.* feuilles.
193 22 de ses fruits te, *lis.* de ces fruits et.
200 25 fougeuse, *lis* fongueuse.
202 17 légèremet, *lis.* légèrement.
215 6 *cathartic*, lis. *cathartici*.
224 pénultième *Fraugulae*, lis. *Frangulae*.

Page 226	anti-pénultième *Simaronba*; lis. *Simarouba.*
230	17 *tinctite campaheusi*, lis. *tinctile campahensi.*
238	25 *Asa*, lis. *Assa.*
234	26 *fundeus*, lis. *fundens.*
244	anti-pénultième *frutesceus*, lis. *frutescens.*
249	9 *effacéz* un.
263	15 rend, *lis.* rendent.
265	dernière ês, *lis.* espèce.
272	23 *teniore*, lis. *tenuiore.*
277	8 fige, *lis.* fixe.
293	3 *d'en bas* répose, *lis.* dépose.
313	3 diuphorétique, *lis.* diaphorétique.
ibid	8 l'asclepiat, *lis.* l'asclepias.
ibid.	note ligne 4 moyes, *lis.* moyens.
321	8 psillum, *lis.* psillium.
328	15 sepcifiques, *lis.* spécifiques.
329	1 4o., *lis.* 5o.

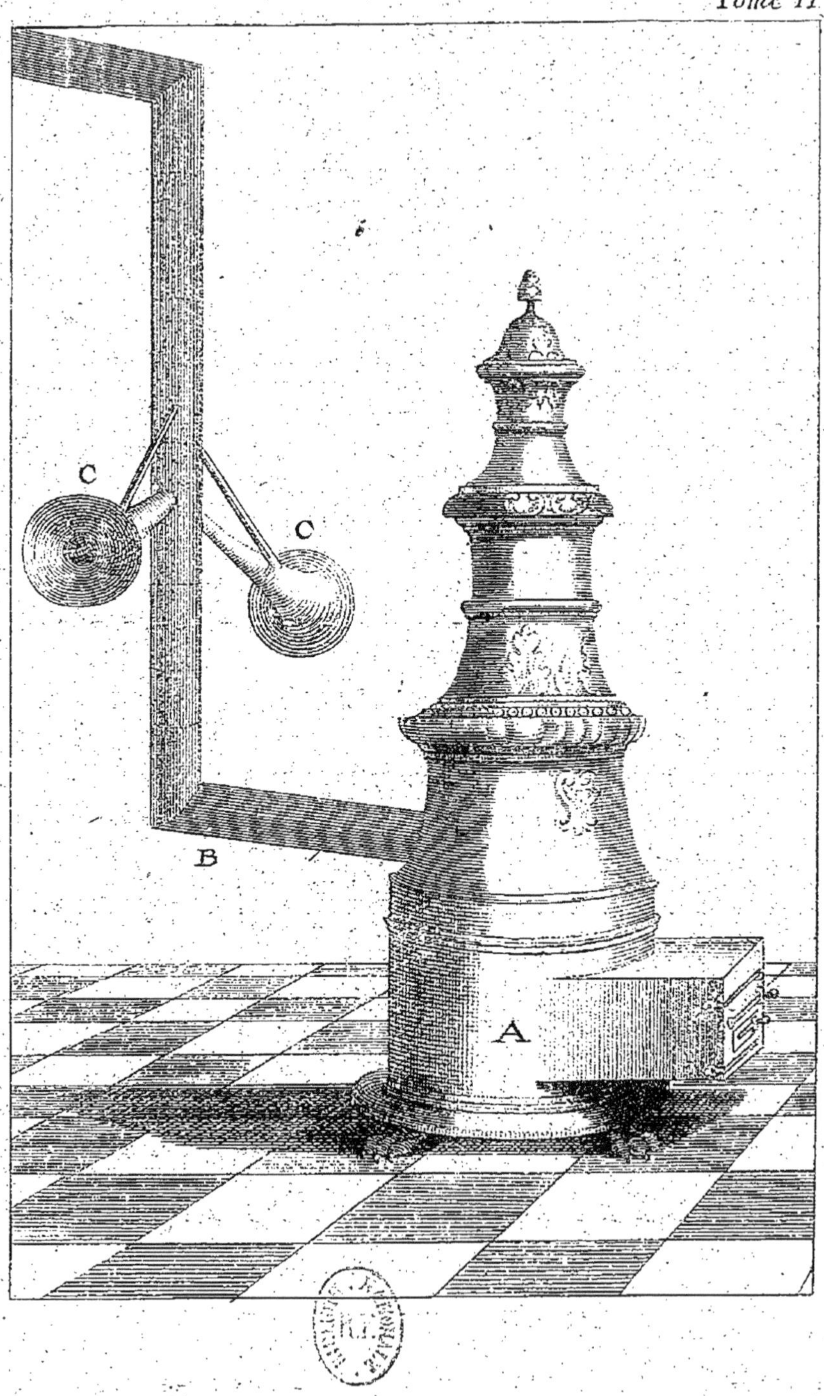
C
C
B
A

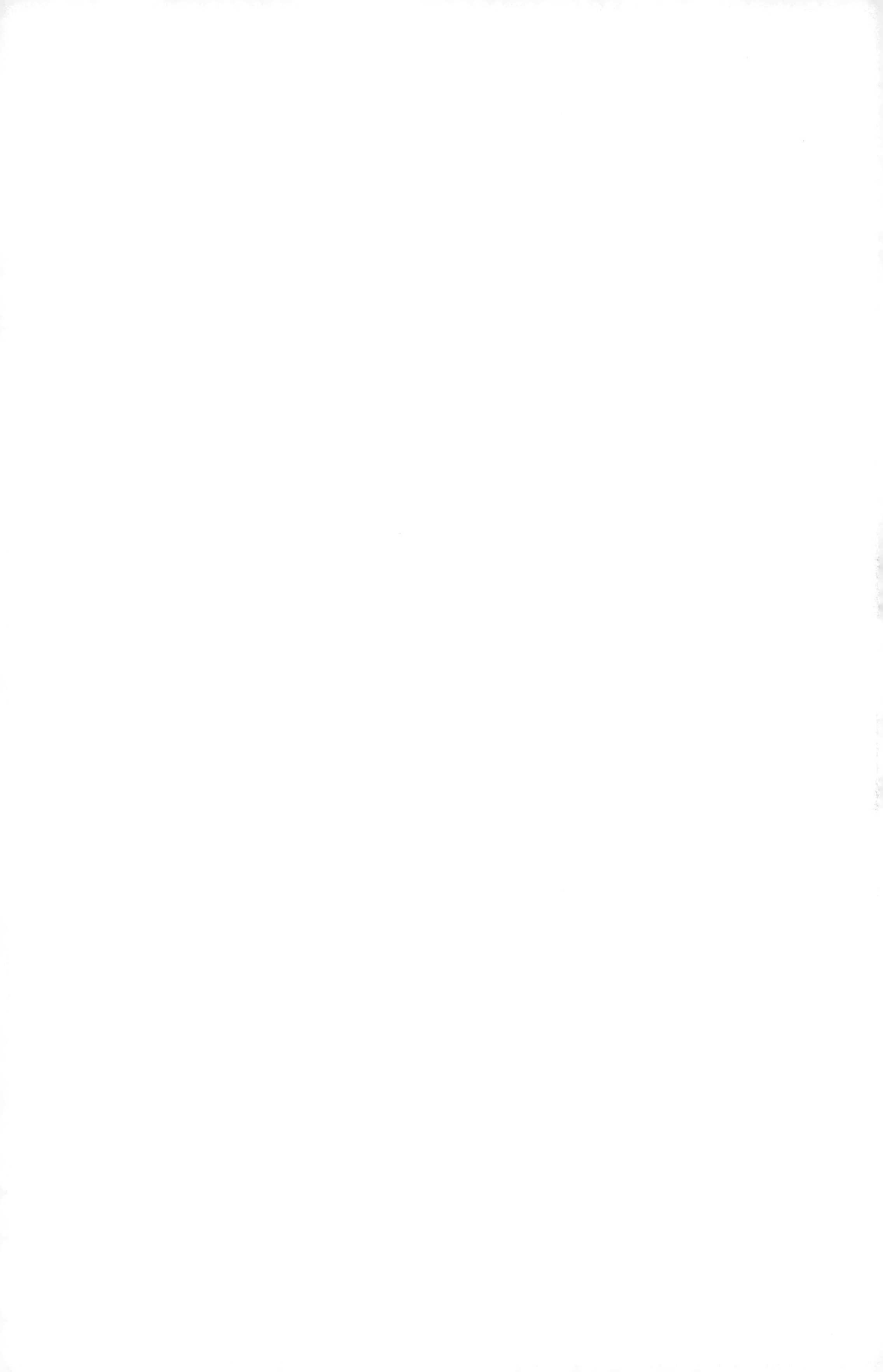

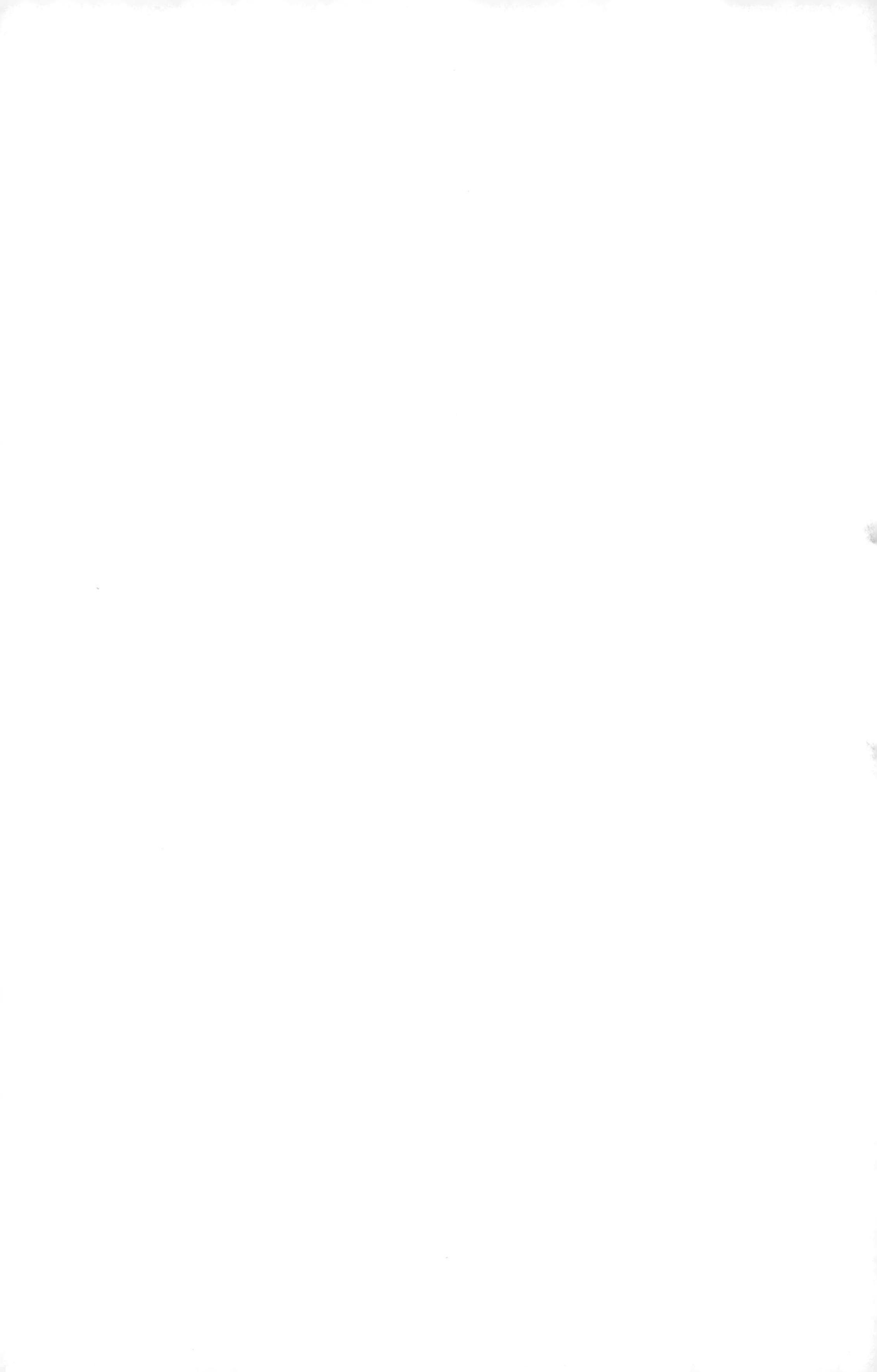

www.ingramcontent.com/pod-product-compliance
Ingram Content Group UK Ltd.
Pitfield, Milton Keynes, MK11 3LW, UK
UKHW012003240726
13965UKWH00001B/122